国内名院、名科、知名专家临床诊疗思维系列丛书

泌尿外科疾病临床诊疗思维

主　编　李　虹　王建业

副主编　魏　强　王坤杰

编　委　（按姓氏笔画排序）

王　伟	首都医科大学附属北京同仁医院	沈　宏	四川大学华西医院
王　佳	四川大学华西医院	沈朋飞	四川大学华西医院
王　莉	四川大学华西医院	张　朋	四川大学华西医院
王坤杰	四川大学华西医院	陈　山	首都医科大学附属北京同仁医院
王建业	北京医院	陈志文	第三军医大学西南医院
王建松	昆明医科大学第二附属医院	范天勇	四川大学华西医院
王显丁	四川大学华西医院	林　涛	四川大学华西医院
石　明	四川大学华西医院	金　涛	四川大学华西医院
卢一平	四川大学华西医院	柳良仁	四川大学华西医院
朱育春	四川大学华西医院	贺大林	西安交通大学医学院附属第一医院
刘　丹	首都医科大学附属北京同仁医院	黄中力	四川大学华西医院
刘志洪	四川大学华西医院	黄鲁刚	四川大学华西医院
刘振华	四川大学华西医院	董　强	四川大学华西医院
刘嘉铭	四川大学华西医院	程　跃	宁波医学院附属第一医院
李　珂	第三军医大学大坪医院	曾　莉	四川大学华西医院
李　虹	四川大学华西医院	曾　浩	四川大学华西医院
李　响	四川大学华西医院	廖邦华	四川大学华西医院
李彦锋	第三军医大学大坪医院	魏　强	四川大学华西医院
杨　璐	四川大学华西医院	魏　鑫	四川大学华西医院
杨童欣	四川大学华西医院	魏武然	四川大学华西医院

人民卫生出版社

图书在版编目（CIP）数据

泌尿外科疾病临床诊疗思维 / 李虹，王建业主编. —北京：人民卫生出版社，2014

（国内名院、名科、知名专家临床诊疗思维系列丛书）

ISBN 978-7-117-19750-2

Ⅰ. ①泌…　Ⅱ. ①李…②王…　Ⅲ. ①泌尿系统疾病－外科学－诊疗　Ⅳ. ①R699

中国版本图书馆 CIP 数据核字（2014）第 242946 号

| 人卫社官网 | www.pmph.com | 出版物查询，在线购书 |
| 人卫医学网 | www.ipmph.com | 医学考试辅导，医学数据库服务，医学教育资源，大众健康资讯 |

泌尿外科疾病临床诊疗思维

主　　编：李　虹　王建业
出版发行：人民卫生出版社（中继线 010-59780011）
地　　址：北京市朝阳区潘家园南里 19 号
邮　　编：100021
E - mail：pmph @ pmph.com
购书热线：010-59787592　010-59787584　010-65264830
印　　刷：北京汇林印务有限公司
经　　销：新华书店
开　　本：787×1092　1/16　印张：17　插页：4
字　　数：435 千字
版　　次：2015 年 3 月第 1 版　2017 年 5 月第 1 版第 2 次印刷
标准书号：ISBN 978-7-117-19750-2/R · 19751
定　　价：59.00 元

打击盗版举报电话：010-59787491　E-mail：WQ @ pmph.com
（凡属印装质量问题请与本社市场营销中心联系退换）

"如果我们将学过的东西忘得一干二净时，最后剩下的东西就是教育的本质了。"最后剩下的东西可以称为"学习力"或"悟性"。而对于一名临床医学生来说，科学缜密的临床诊疗思维是这种"学习力"或"悟性"的重要组成部分。就目前的国内医学教育（包括长学制学生和五年制学生等）而言，前期课堂教学阶段主要是基本知识、基本理论和基本技能的培养。而临床实践阶段则需要注重学生临床诊疗主动思维能力和创造能力的培养，为了更好地引导医学生或低年资医师建立起主动的临床诊疗思维，人民卫生出版社邀请了国内名院、名科的知名专家（主编大多来自中华医学会或医师协会各专业分会的主任委员或副主任委员，编委大多来自国家重点学科的学科带头人）编写了这套临床诊疗思维系列丛书。

该套书以各学科临床常见病、多发病病例为基础，围绕"接诊时病人的主诉；根据病人的主诉进一步询问（为什么询问这方面的内容）；初步的体格检查（为什么选择做这些体检，目的是什么）；进一步的实验室或特殊检查（为什么选择这些检查，这些检查与其他相关检查相比的优缺点）；初步诊断；初步的治疗方案（理论依据，常见药物的选择）；治疗过程中遇到的新问题，围绕出现的新问题需要做哪些进一步的检查（为什么）；治疗过程中治疗方案的调整（为什么）；治疗过程中需要注意的问题（为什么）；疗程结束后需要哪些方面的随访（为什么）；对于治疗失败的病例，教训和经验的总结"等展开内容。侧重点不仅仅是对病史、体格检查、辅助检查结果的分析，还着重为读者展现了作者逐步获取这些诊疗信息的思维过程。

国内名院、名科、知名专家临床诊疗思维系列丛书目录

前　言

　　《泌尿外科疾病临床诊疗思维》采用了一种区别于以往教科书的形式，每个泌尿外科常见病种以2～5例具有代表性的病例的形式表现其诊疗过程，并将在诊疗过程中临床医师的思维过程一并呈现于读者。这种独特形式的安排，不但可以巩固已有一定理论及临床实践水平的临床医学五年制、七年制、八年制高年级学生、泌尿外科研究生、住院医师及进修医师的理论知识，而且可再现每种疾病由病例资料收集、检验及检查结果分析并作出诊断、治疗的过程，这对于培养其临床主动思维能力与创造能力非常重要。

　　本书所选病例为四川大学华西医院、第三军医大学、西安交通大学、首都医科大学北京同仁医院等的真实病例，每个病例均为编者悉心收集，且大部分病例为本人亲自诊治。每个疾病病种参与编写者均采用高级技术职称医师与高年资的中级职称医师的搭配，该形式不仅可展现低年资医师在疾病诊疗中可能遇到的问题及可能走入的误区，警示读者在未来的临床工作中规避同样的错误，同时也可体现高年资医师在疾病诊疗中科学缜密的临床诊疗思维。由于诊治时条件或业务水平所限，有的病例可能不尽完善，敬候读者批评指正。

目 录

病例1　发热2日,加重伴意识恍惚1日

患者女性,58岁,于2010年2月24日急诊入院

一、主诉

发热2日,加重伴意识恍惚1日

二、病史询问

> **思维提示**:患者主要表现为高热合并意识恍惚,首先考虑感染性疾病。常见感染部位包括呼吸道感染、泌尿系感染、消化系统感染,患者意识改变也不排除脑膜炎或感染性休克。因此问诊主要围绕患者既往病史、疾病诱因、发病时主要症状及特点、伴随症状、是否曾抗感染治疗及效果如何等问题展开,并兼顾重要鉴别疾病的临床表现,了解既往相关病史。

（一）问诊主要内容及目的

1.患者发热之前是否着凉、感冒或饮酒?

明确有无诱因,呼吸道感染或肺炎患者常有一定的诱发因素,醉酒后的误吸可导致吸入性肺炎。

2.提问患者发热之前是否有寒战,体温最高多少,体温是否有波动,变化有什么规律?

有助于了解是否为细菌感染,分析热型有助于疾病的诊断。

3.是否伴有流涕、咳嗽咳痰、呼吸困难,是否有尿频尿急尿痛、腰痛,是否有腹痛腹泻,是否伴有头晕头痛、恶心呕吐?

明确感染部位。

4.采取哪些治疗措施,转归如何?

有助于诊断及指导进一步治疗。

5.既往病史:糖尿病? 高血压? 慢性感染病史? 手术外伤史? 药物过敏史?

某些慢性呼吸系统疾病发病可能是隐匿性的,但可在过程中急性加重,如肺结核等;慢性泌尿系感染,在一些诱因下急性发作;泌尿系、胆囊结石病史,急性梗阻可有寒战高热;是否有糖尿病史;是否有近期手术外伤史,有助于疾病诊断及治疗。

（二）问诊结果及思维提示

问诊结果:患者2天前着凉后出现发热,伴头昏乏力(提示:上呼吸道感染? 需进一步提问有无呼吸道症状),腰部酸胀感,尿频,每次小便后不足1小时又产生尿意,尿道灼烧感,尤以排尿时为甚(提示:泌尿系感染?),体温最高达40℃,伴寒战(提示可能存在细菌感染),并出现呕吐2次,呕吐为非喷射性,呕吐物为胃内容物,无咖啡样物质(提示:消化系统疾病?),无咳嗽咳痰,无胸痛胸闷,无腹痛腹泻,不伴血尿,无头痛,无意识障碍及二便失禁。自服退热药物效果不佳,体温进行性升高。入院前一天出现意识恍惚,呼之可睁眼,不能应答,极度烦躁(出现意识障碍),来我院就诊,查血压60/40mmHg,血氧饱和度下降(出现休克),给予抗休克治疗,气管插管呼吸机辅助通气,患者生命体征趋于平稳,收入急诊内科ICU病房。既

往：2 型糖尿病史 10 余年，使用胰岛素血糖控制不佳（糖尿病血糖控制不佳可能成为易感因素）；高血压 4 年；双肾结石半年，2 个月前行左侧经皮肾镜碎石取石术，术后恢复良好（有泌尿系统感染易感因素）；否认外伤史；对青霉素过敏。

> **思维提示**：患者着凉后出现高热，来急诊时血氧饱和度下降，不排除呼吸道感染；有尿频及尿道灼烧感，有肾结石病史、并有手术史，不排除泌尿系感染；患者寒战高热，意识恍惚，并出现休克表现，考虑感染性休克可能比较大，病情危重，需要严密监测生命体征；意识恍惚，并有呕吐，不排除脑膜炎等中枢系统感染。患者既往糖尿病史，血糖控制不佳，成为感染的易感因素，应严格控制血糖。

三、初步的体格检查

> **思维提示**：患者病情危重，首先检查生命体征，意识状态。重点：观察患者呼吸运动，肺部听诊有无啰音；注意腹部查体，有无包块，有无压痛、反跳痛、肌紧张，肠鸣音；肾区有无叩痛；四肢血运及神经反射情况。

1. 生命体征　体温 36℃，心率 105 次 / 分，呼吸 30 次 / 分，血压 110/60mmHg。神志：药物镇静状态。

2. 肺　呼吸急促，叩诊清音，双肺散在干湿啰音。

3. 腹部　外形膨隆，触压无痛苦表情，无肌紧张，移动性浊音（–），肠鸣音 3 次 / 分。

4. 肾区　未及明显包块，肾区叩击痛及输尿管走行区压痛检查不能配合。

5. 神经系统　四肢肌力可、双下肢不肿，生理反射正常，病理反射（–）。

根据结果进一步考虑到的可能疾病为：患者经抗休克治疗，目前血压尚可，体温正常，心率、呼吸频率快，双肺散在干湿啰音，肺部感染可能大，应继续呼吸机辅助通气，进一步完善辅助检查；因患者气管插管，药物镇静中，泌尿系查体无法明确，应行相关辅助检查进一步明确。

四、进一步的检查

血常规 +C 反应蛋白（明确感染情况），血糖 + 糖化血红蛋白（明确血糖情况），尿常规、尿培养 + 药敏（明确有无泌尿系感染，指导药物治疗），便常规 +OB+ 球 / 杆，痰涂片、痰培养 + 药敏，肺 CT，24 小时痰找结核分枝杆菌（明确有无呼吸道感染，指导药物治疗），上腹 CT，头 CT（排除脑部病变）。

1. 血常规　WBC 13.24×10^9/L，N 88.8%，Hb 96g/L（图 1-1～图 1-3）。

2. 肾功能　肌酐：126μmol/L。

3. 血气分析　PH 7.29，PCO$_2$ 32.5mmHg，PO$_2$ 33.7mmHg，SaO$_2$ 52.8%。

4. 便常规　WBC（–），RBC（–），OB（–），球杆比：1：7。

5. 尿常规　WBC 10～15/HP，RBC 1～2/HP，可见大量细菌（患者就诊时应关注是否已放置导尿管，若已导尿，则该结果意义不大；若就诊后因患者昏迷需导尿则应在放置尿管时立即取尿液送检）。

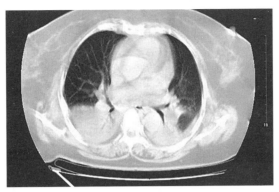

图1-1 肺CT双侧胸腔中等量积液,双肺上叶后段及下叶背段,后基底段膨胀不全,伴炎症可能性大

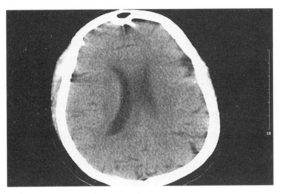

图1-2 头颅CT双侧额顶颞叶脑组织明显肿大

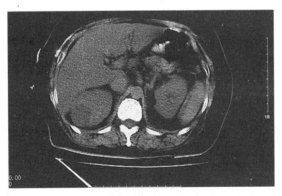

图1-3 上腹CT左侧肾脏边缘欠光滑,肾周脂肪间隙欠清晰,肾前筋膜可见增厚,右肾后部实质内可见类圆形低密度影,肾周脂肪间隙清晰,肾前筋膜未见增厚

思维提示:肺CT可见多发片状影,伴中等量胸腔积液;上腹CT双肾未见明显异常,右肾低密度影考虑肾囊肿可能大,或扩张的肾盂;头颅CT:双侧额顶颞叶脑组织明显肿大。尿常规:WBC 10~15/HP,RBC 1~2/HP,可见大量细菌。结合临床表现,考虑可能泌尿系或者呼吸道感染,后血行播散至全身,并可能进而播散至中枢神经系统,引起脑干功能障碍,并出现高热,呼吸障碍,意识障碍,循环障碍。

五、初步诊断

感染中毒性休克

急性肾盂肾炎

双侧肺炎

急性呼吸窘迫综合征?

双侧胸腔积液

2 型糖尿病

糖尿病肾病Ⅲ期

高血压病 2 级

双肾结石

> **思维提示**:患者因发热就诊,入院即有休克表现,结合辅助检查初步诊断泌尿系感染及呼吸道感染,感染性休克,但仍需与以下疾病相鉴别:低血容量休克(有进食差,失血等病史);心源性休克(有冠心病、心梗等基础心脏病史);过敏性休克(突发起病,在接触过敏源后发病)。

六、初步治疗方案

> **思维提示**:抗感染,扩容,营养支持,监控血糖,呼吸机辅助通气对症治疗。

患者入急诊内科 ICU 病房后仍有寒战高热,在未使用退热药物情况下降至正常,伴出汗明显,考虑引起脓毒血症的原因有局灶脓肿的可能性,患者全身皮肤未见明显脓肿,CT 检查未见明显肝、肺、肾脓肿;血压波动较大,需要使用血管活性药物。痰培养:鲍曼不动杆菌。血培养:金黄色葡萄球菌。抗感染用药:美罗培南 1.0g,静脉滴注,每 8 小时一次,莫西沙星 0.4g,静脉滴注,每日一次。入院后查 B 超:双侧肾盂均轻度扩张,左侧 1.0cm,右侧 1.5cm。3 天后复查泌尿系 B 超:左侧肾盂分离约 1.1cm,右侧肾盂肾盏分离,最宽约 2.6cm,右侧输尿管近全程扩张,内径约 0.9cm,下段腔内可见 1.8cm×0.6cm 强回声伴声影。泌尿科会诊,考虑右侧输尿管结石,右肾积水,急诊行膀胱镜下右侧输尿管支架管置入术。术中置入双 J 管即见脓性液体喷出。术后继续美罗培南 1.0g,静脉滴注,每 8 小时一次,4 天后体温恢复正常,停用抗生素。之后行输尿管镜碎石取石,术后患者恢复良好,顺利出院。

七、随访内容和下一步的治疗计划

术后 1 个月门诊取出双 J 管。

> **思维提示**:术后留置双 J 管目的:输尿管黏膜水肿,双 J 管起到支撑、引流的作用。

八、出院医嘱

术后 1 个月门诊取出双 J 管，定期复查。

思维提示：患者因发热、休克、精神恍惚入院，有呼吸衰竭，近期出现尿频尿急尿痛症状。首先考虑呼吸道感染或泌尿系感染。追问既往双侧肾结石病史。查体：双肺有干湿啰音，因患者气管插管药物镇静中，腹部肾区查体无法得到满意结果。因此仍不能明确原发感染部位，应完善相关辅助检查，同时积极抗休克治疗，采用广谱抗生素抗感染治疗，并留取血培养、分泌物培养加药敏以便选用敏感抗生素。患者入院后超声提示双侧肾盂轻度扩张，考虑到既往肾结石病史，严密监测，复查 B 超见右侧肾盂积水，输尿管扩张，证实存在输尿管结石，应尽早引流，如果双 J 管置管失败应行肾造瘘。充分引流后体温逐渐恢复正常。术后留置双 J 管应告知患者定期拔除(告知书应有患者及家属签字)，以免长期留置诱发感染，或导管周围形成结石造成梗阻及取管困难。

患者就诊时根据症状及泌尿系结石手术史，应高度怀疑泌尿系感染可能。彩超是检查诱发尿路感染的结石及梗阻最简便，较准确的手段，应在急诊时优先采用，或可使患者获得更及时有效的诊治。

病例2　尿道灼热感伴脓性分泌物3天

患者男性,24岁,于2013年1月11日入院

一、主诉

尿道灼热感伴脓性分泌物3天

二、病史询问

> **思维提示**：尿道灼热感和尿道口黏膜红肿、发痒、刺痛常提示尿道炎的可能性,初期仅发生在尿道口,随病情发展,黏膜红肿可延伸到整个前尿道。若起病较急同时伴有尿道脓性分泌物,需警惕淋菌性尿道炎。该病主要通过性接触直接传播,偶尔也由带淋病奈瑟菌的物体间接传播。因此,问诊主要围绕患者是否有不洁性接触史、感染后潜伏期(性接触后到发病的时间)、伴随症状等问题展开。

(一)问诊主要内容及目的

1. 既往是否有不洁性接触史?

淋菌性尿道炎属性传播疾病,主要通过性接触传播,偶尔通过带淋病奈瑟菌的毛巾、浴盆、衣裤等间接传播,因此有必要明确是否有不洁性接触史。

2. 感染后潜伏期

了解患者不洁性接触后到发病的时间。淋病奈瑟菌急性感染后,一般经过2~5日发病,以此与非淋菌性尿道炎鉴别(1~5周)。

3. 尿道分泌物性状

了解患者尿道分泌物性状。起病初期尿道分泌物可能为稀薄黏液,但随着疾病的进展,分泌物逐渐黏稠,脓液可呈深黄色或黄绿色。如在排尿后或便后有白色分泌物自尿道口流出,可能为慢性细菌性前列腺炎,俗称"尿道口滴白";非淋菌性尿道炎也可表现为尿道口分泌白色稀薄液体。

4. 是否有伴随的全身症状和其他泌尿生殖系统症状?

了解患者是否有发热、寒战、尿频、尿急、尿痛、血尿、血精、会阴部疼痛不适等症状。

5. 是否有泌尿生殖系统以外的其他部位症状?

泌尿生殖系统以外的症状多见于非阴道性交(如口交、肛交),了解患者是否有咽痛、咽干不适、里急后重、脓血便等症状。虽然此类症状少见且无特异性,但追问病史后,可支持淋病的诊断。

(二)问诊结果及思维提示

患者3天前无明显诱因出现排尿灼热感,伴尿道口红肿、尿道大量深黄色脓性分泌物,无发热、尿频、尿急、尿痛、血尿、血精,院外未行相关检查,自服抗生素阿莫西林治疗3天,效果不佳。既往身体健康,5天前有不洁性接触史。

思维提示：患者有明确的不洁性接触史，2 天后出现尿道灼热感伴尿道口红肿、尿道脓性分泌物，且自服抗生素治疗效果不佳。综上考虑尿道炎的可能性。下一步应在查体时注意分泌物性状、泌尿生殖系统情况，并通过实验室检查寻找病原体以支持淋菌性尿道炎的诊断。此病需与非淋菌性尿道炎、慢性前列腺炎鉴别。

三、体格检查

（一）重点检查内容和目的

考虑淋菌性尿道炎的可能性，查体时除了检查尿道局部情况以外，还需关注生殖系统、局部淋巴结病变（如触诊双侧睾丸、附睾、前列腺、腹股沟淋巴结），查看阴茎与包皮是否存在皮损，全面评估感染范围、程度。如有咽炎或肛门分泌物，需检查相应部位。

（二）体格检查结果及思维提示

T 36.5℃，P 85 次 / 分，R 20 次 / 分，BP 130/75mmHg。尿道口稍红肿，挤压尿道可见尿道口有黄色脓液流出；双侧腹股沟未触及肿大淋巴结；双侧睾丸、附睾未触及异常；前列腺大小、质地正常。

思维提示：结合患者病史和体格检查，临床诊断考虑淋菌性尿道炎。双侧睾丸、附睾、腹股沟、前列腺未触及异常，提示病变尚未波及生殖系统、腹股沟淋巴结，故暂不行生殖系统彩超。下一步实验室检查主要是尿道分泌物涂片、培养，其目的是明确病原学，为治疗提供依据。

四、实验室检查

（一）初步检查内容及目的

1. 尿常规　明确尿路感染及严重程度。
2. 尿道分泌物涂片、培养，淋病奈瑟菌 DNA 检测　明确病原体。

（二）检查结果及思维提示

1. 尿常规　WBC（++），BLD（-）。
2. 尿道分泌物涂片、培养，淋病奈瑟菌 DNA 检测　细菌涂片查见 G- 双球菌，沙眼衣原体（-），解脲支原体（-），淋病奈瑟菌 DNA 实时荧光检测（+）。

思维提示：尿道分泌物涂片、革兰染色镜检、淋病奈瑟菌 DNA 实时染色镜检及培养是确诊淋菌性尿道炎的重要检查。根据患者的病史，结合实验室结果其中一项为阳性，即可按淋菌性尿道炎进行处理：①禁止性生活，污染物彻底消毒，防止交叉感染；②及时、规律、足量的抗感染治疗，避免病情迁延不愈；③配偶同时治疗。

五、治疗方案及理由

1. 方案　头孢曲松 250mg，立即肌内注射；头孢地尼 0.1g，口服，每日三次，疗程 7 天，7 天后复诊。

2. 理由 患者初步诊断为淋菌性尿道炎,结合体格检查与实验室检查,未发现合并生殖系统和其他部位感染,且沙眼衣原体、解脲支原体均(−)。治疗上暂给予头孢曲松单次肌注,随后口服头孢地尼抗感染治疗,疗程一般为7~14天。

六、治疗效果及思维提示

经头孢曲松肌注＋头孢地尼口服治疗1周后门诊复查,患者尿道灼热感消失,查体:尿道口无红肿,尿道分泌物减少、稀薄。复查尿常规正常,尿道分泌物细菌涂片(−),淋病奈瑟菌DNA检测(−)。

> **思维提示**:患者初诊时诊断为淋菌性尿道炎,未合并生殖系统或其他部位感染,未合并非淋菌性尿道炎。由于近年来我国淋病奈瑟菌分离株对青霉素的耐药性较为普遍,而对第三代头孢菌素敏感性较高,因此对于该病例的治疗方案是在单次肌注头孢曲松的基础上,给予头孢地尼口服治疗。若病情较重,或合并生殖系统、其他部位感染,应适当延长抗菌药物的疗程,必要时可能需要外科干预。

七、对本病例的思考

1. 淋病是性传播疾病的主要病种之一,通常是以泌尿生殖系统的化脓性炎症为首发表现,其潜伏期短、传染性强,如不及时治愈,可出现严重的并发症和严重长段尿道狭窄等后遗症,导致感染者生理上和心理上的不良后果。

2. 淋病治疗期间应禁止性生活,污染物彻底消毒,防止交叉感染,配偶需同时治疗。

3. 淋菌性尿道炎与非淋菌性尿道炎可以在同一患者、同一时期中发生双重感染,且症状相似,临床上应仔细鉴别,如不能排除非淋菌性尿道炎,需同时使用抗沙眼衣原体或支原体药物。

4. 淋菌性尿道炎的抗感染治疗应做到及时、足量、规则,防止继发生殖系感染或使疾病慢性化,避免病情迁延不愈。

病例3 尿频、尿急、尿痛5天

患者男性,29岁,于2013年2月10日入院

一、主诉

尿频、尿急、尿痛5天

二、病史询问

> **思维提示**:尿频、尿急、尿痛(膀胱刺激征)是泌尿系感染的典型症状,泌尿系统任何部位感染都可能引起膀胱感染及膀胱刺激征,所谓"膀胱是泌尿系统的代言人"。问诊时需重点了解感染部位(上尿路、下尿路)、感染途径(血行感染、上行感染)、有无诱因(梗阻、医源性、机体抵抗力下降)、是否伴随全身症状、既往治疗情况等问题。

(一)问诊主要内容及目的

1．尿频、尿急、尿痛出现的时间及程度?

膀胱炎时尿痛多出现在尿中及尿后期。了解患者尿频、尿急、尿痛是同时出现,还是顺序出现,如起病缓慢且先有尿频,再出现尿急、尿痛,需警惕泌尿系结核的可能性;症状的严重程度对提示病变部位有一定意义,如尿道炎症状不如膀胱炎明显。

2．是否有血尿?

了解患者发病时有无血尿、血尿的程度(镜下血尿、肉眼血尿)、血尿出现在排尿过程中的不同阶段(初始或终末血尿提示出血在后尿道,全程血尿提示出血部位可能在膀胱或上尿路)。

3．是否有发热、寒战、腰痛、恶心、呕吐等全身症状?

了解患者是否伴有全身症状。如起病后伴突发的全身症状,常提示上行性感染,考虑急性肾盂肾炎的可能性,此时常伴有膀胱炎;如细菌由潜在感染灶血行播散至泌尿生殖器官,初期常出现发热等全身症状,而后出现膀胱刺激症状,有时膀胱刺激症状甚至不明显。单纯膀胱感染一般无发热症状。

4．是否有结石、梗阻等诱因?

如患者由相关诱因导致尿路感染,需在应用抗菌药物的同时,处理诱发尿路感染的病因,必要时需手术纠正。若诱因持续存在,则不易治愈,甚至产生耐药性菌株。

5．是否有尿道分泌物?

若急性尿频、尿急、尿痛同时出现尿道分泌物,应排除急性尿道炎的可能。

6．既往是否患过其他系统的结核?

泌尿系统结核早期常表现为尿频、尿急、尿痛,尿频往往最早出现,随着病情进展,可出现终末血尿。如果患者有肺结核或其他部位结核的病史,则需警惕泌尿系统结核的可能性。

7．既往是否应用抗生素?

了解患者既往是否应用抗生素,以及抗生素的种类、疗程、疗效。

8.既往是否有不洁性接触?

有不洁性接触可能导致泌尿系淋病奈瑟菌或支原体/衣原体等特殊感染,产生上述症状。

(二)问诊结果及思维提示

患者5天前无明显诱因相继出现尿频、尿急、尿痛,每日排尿约15次(夜间排尿5~6次),每次尿量约50~100ml,无高热、寒战、腰痛、血尿、腰骶部不适、性功能减退。入院前未使用抗生素治疗。既往身体健康,无不洁性接触,无泌尿系结石、糖尿病、肺结核以及长期服用免疫抑制剂史。

> **思维提示**:患者无明显诱因出现尿频、尿急、尿痛,无高热、寒战、腰痛、血尿、腰骶部不适、性功能减退。诊断应考虑下尿路感染,急性膀胱炎可能性大。查体时注意检查肾区有无叩痛、膀胱区有无压痛、尿道有无分泌物。下一步实验室检查目的是寻找尿路感染的证据。患者为青年男性,需注意排除细菌性或非细菌性尿道炎、慢性前列腺炎等可能。患者伴有明显发热及会阴部疼痛者应排除急性前列腺炎。

三、体格检查

(一)重点检查内容和目的

泌尿系统查体主要检查肾区有无叩痛、双侧输尿管走行区有无压痛、膀胱区有无压痛、尿道有无分泌物,同时需检查男性生殖系统(如睾丸、附睾、前列腺),排除尿道炎、睾丸附睾炎、前列腺炎。

(二)体格检查结果及思维提示

T 36.2℃,P 80次/分,R 20次/分,BP 125/75mmHg。双肾区无叩痛,双侧输尿管走行区无压痛,耻骨上膀胱区轻微压痛,尿道口无异常分泌物,双侧睾丸、附睾、前列腺未触及异常。

> **思维提示**:结合病史及体格检查,进一步提示急性膀胱炎的可能。尿道口无异常分泌物,双侧睾丸、附睾、前列腺未触及异常,提示未伴发尿道炎、睾丸附睾炎、前列腺炎。下一步实验室和影像学检查的主要目的是明确诊断,寻找诱因及病原学证据,为治疗方案提供依据。

四、实验室和影像学检查

(一)初步检查内容及目的

1.血常规、尿常规 明确有无感染。

2.泌尿系彩超。

3.尿细菌培养 明确病原菌。

(二)检查结果及思维提示

1.血常规 正常。

2.尿常规 WBC(+++),BLD(+)。

3.泌尿系彩超 膀胱壁呈弥漫性增厚。

4.尿细菌培养大肠埃希菌,菌落计数≥10^5CFU/ml。

> **思维提示**：治疗前的中段尿标本培养是诊断尿路感染最可靠的指标，结合病史和实验室检查结果，支持急性细菌性膀胱炎的诊断。因此，处理原则是：①多饮水、勤排尿；②口服碳酸氢钠碱化尿液；③口服抗生素治疗。

五、治疗方案及理由

1．方案　左氧氟沙星 0.5g，口服，每日一次，碳酸氢钠片 0.5g，口服，每日三次，疗程 7 天。

2．理由　患者初步诊断为急性单纯性膀胱炎，可给予喹诺酮类口服治疗，对于男性单纯性急性细菌性膀胱炎，疗程一般为 7 天。

六、治疗效果及思维提示

经口服左氧氟沙星治疗 1 周后门诊复查，患者尿频、尿急、尿痛症状消失，复查尿常规正常，进一步证实急性细菌性膀胱炎的诊断。

> **思维提示**：对于急性单纯性尿路感染的男性患者，可给予口服二代、三代头孢或喹诺酮类药物治疗，疗程一般为 7 天。若治疗后症状没有缓解或症状缓解后短期内复发，应当行尿液培养及药物敏感试验，了解是否为病原菌耐药，必要时行泌尿系统 B 超或 CT 检查，以排除先天性泌尿系统解剖异常和其他影响药物疗效的因素。

七、对本病例的思考

1．泌尿系感染是泌尿外科门诊常见疾病，其典型症状为尿频、尿急、尿痛，伴或不伴有血尿，尿常规、尿培养可明确尿路感染的诊断。其治疗原则包括一般对症治疗、抗感染治疗。

2．青年男性的急性膀胱炎需与前列腺炎引起的下尿路症状相鉴别。

3．对于单纯性急性细菌性膀胱炎患者，若治疗后症状没有缓解或症状缓解后短期内复发，需警惕是否存在病原菌耐药，梗阻及特殊感染等。

病例4　尿频、尿急、尿痛2年,左侧腰痛3个月

患者男性,28岁,于2012年3月1日入院

一、主诉

尿频、尿急、尿痛2年,左侧腰痛3个月

二、病史询问

> **思维提示**:尿频、尿急、尿痛是泌尿系感染的典型症状,但是症状持续时间较长,且普通抗生素治疗效果不佳时就应考虑到泌尿系结核、结石、梗阻的可能。因此,问诊的目的主要围绕患者是否有结核等相关病史,伴随症状,既往抗生素治疗效果等问题展开。

（一）问诊主要内容及目的

1. 既往是否患过其他系统的结核?

泌尿系统结核可能来自其他系统结核的播散,如果患者有肺结核、骨结核等病史,则患泌尿系统结核的可能性增加。

2. 尿频、尿急、尿痛的程度?

明确患者尿频、尿急、尿痛的程度和性质,尤其是明确患者是憋尿时疼痛还是排尿时或排尿后疼痛。

3. 是否有血尿、血块?

了解患者发病时有无血尿,血尿的程度,初始、终末还是全程血尿,是否有血块,血块的大小、形状。

4. 是否有发热、腰痛?

明确发病时是否发热,是否有低热未引起注意,体温如何降低?是否有腰痛,哪一侧腰痛,具体部位,疼痛的性质、程度、持续时间,如何缓解。

5. 全身症状。

了解有无午后低热、盗汗、乏力等全身症状。

6. 入院前是否应用了抗生素?什么药?效果如何?

这一点非常重要。常见的泌尿系感染通过大量饮水,应用抗生素后症状很快就能得到控制;如果症状长期存在,应用抗生素治疗效果不佳,则应考虑到泌尿系结核的可能。

（二）问诊结果及思维提示

患者2年前无明显诱因出现尿频,尿急,尿痛,每次量少,偶有淡红色洗肉水样全程血尿,伴颗粒状小血块,在外院多次诊断为泌尿系感染,予以口服抗生素治疗,效果不佳。现夜尿2~3次,日间排尿12~16次。3月前出现左侧腰部隐痛,间断出现,无剧烈绞痛。自诉无明显诱因,可自行缓解。自感无发热,无乏力盗汗等。既往身体健康,无肺结核病史。

思维提示：通过问诊可明确，患者无明显诱因出现尿频，尿急，尿痛，偶伴血尿及血块，多次以"泌尿系感染"予以抗生素治疗效果不佳，且疾病逐渐加重，并出现左侧腰痛。诊断上应考虑泌尿系结核、膀胱结石的可能，左肾结核可能性大。应在查体时注意肾区是否有叩痛，膀胱区是否有压痛，并通过实验室检查和影像学检查寻找结核的证据。患者青年男性，血尿伴尿频尿痛，泌尿系肿瘤的可能性不大。

三、体格检查

（一）重点检查内容和目的

结合病史，已经考虑到泌尿系结核的可能。因此，在查体的时候除了泌尿系统的查体外，还要注意肺部的查体以及男生殖系统的检查。因为泌尿系结核可来自肺部的血源播散，而泌尿系结核可以继续播散至男生殖系统。泌尿系统的查体，以检查肾区叩痛以及膀胱区压痛为主；肺部查体，应注意是否有肺结核的证据；男生殖系统的查体，应注意前列腺、睾丸、附睾以及输精管的触诊。

（二）体格检查结果及思维提示

T 36.3℃，P 70 次 / 分，R 15 次 / 分，BP 120/70mmHg。神志清楚，自动体位。胸廓对称，双侧呼吸动度一致，触觉语颤相等，双肺叩诊清音，听诊双肺呼吸音清，未闻及干湿啰音；左肾区叩痛阳性，右肾区无叩痛；双侧睾丸、附睾、输精管未触及异常。腹部、四肢、神经等系统检查未见异常。

思维提示：体格检查与问诊结果初步考虑泌尿系结核。左肾区叩痛阳性，提示左肾结核可能；肺部查体无明显异常，提示此患者泌尿系结核可能并非来源于肺部；双侧睾丸、附睾及输精管未触及异常，提示泌尿系结核尚未波及男性生殖系统。进一步实验室和影像学检查的主要目的是明确病变部位、病原学，为治疗方案提供依据。

四、实验室和影像学检查

（一）初步检查内容及目的

1．血常规、尿常规　进一步证实感染性疾病。

2．胸部 X 线照片　了解有无肺结核表现。

3．结核菌素试验　明确有无结核感染史。

4．尿沉渣涂片抗酸染色镜检及 TB-DNA 检测。

5．尿细菌培养、尿结核分枝杆菌培养　明确病原菌。

6．泌尿系 B 超、IVP 或 CTU　了解泌尿系统有无病变及其部位、范围及特点。

（二）检查结果及思维提示

1．血常规　正常。

2．尿常规　WBC 2+，BLD 1+。

3．结核菌素试验　PPD（+++）。

4．尿细菌培养、尿结核分枝杆菌培养　尿细菌培养（-），尿结核分枝杆菌培养结果暂未回报。

13

5．胸部正位片　未见明显异常。

6．泌尿系B超　左输尿管上段扩张并左肾积水,有左肾结核可能。

7．双肾CT　左肾结核,左输尿管上段扩张合并左肾积水,肾结核CT特征性表现为:肾实质内围绕肾盂排列的多个囊状低密度区域,呈"虫蚀样"改变,相邻肾皮质变薄(图4-1)。

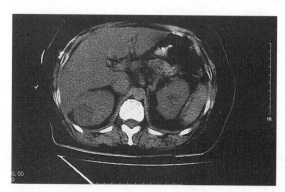

图4-1　入院时的双肾CT所见

> **思维提示**:重要的检查结果有四项:①结核菌素试验强阳性;②尿常规提示WBC 2+,BLD 1+;③尿普通细菌培养(-);④泌尿系B超及双肾CT:左肾积水及左输尿管上段扩张。患者结核菌素试验强阳性,提示体内可能存在结核感染;尿常规提示感染,但是普通细菌培养结果阴性,提示并非常见细菌导致的泌尿系感染;影像学检查证实左肾积水,而且存在着典型的"虫蚀样"改变,提示病变位于左肾;结合患者的病史和体格检查结果,进一步支持泌尿系结核尤其是左肾结核的诊断。尿结核分枝杆菌培养是明确诊断的重要步骤,但是,结核分枝杆菌培养需时较长,通常需要4~6周的时间,因此,在上述四项重要检查结果基础上,进一步的处理应是立即进行规律联合足够疗程的抗结核治疗。

五、治疗方案及理由

1．方案　异烟肼300mg,利福平600mg,吡嗪酰胺1.0g,乙胺丁醇600mg,睡前顿服的四联治疗。同时加服维生素B₆ 60mg,可以有效防止异烟肼引起的副作用。治疗4周后重新入院,行术前常规检查及分肾功能检查提示无手术禁忌,在全麻下行左肾切除术,术后继续用抗结核药物短程化疗,即上述四联强化治疗2个月后,随后4个月仅利福平和异烟肼二联化疗,服药时每月复查肝功能。

2．理由　患者左肾结核病变已经超过2个肾盏,且左输尿管上端扩张伴左肾积水,应考虑到手术治疗。为了防止手术造成的结核分枝杆菌播散,手术前必须用抗结核药物,一般用药2~4周;手术后应继续用抗结核药物短程化疗,达到根治的目的。

六、治疗效果及思维提示

经四联抗结核治疗4周后门诊复查,患者尿频、尿急、尿痛症状有改善,但左侧腰痛未缓解,考虑手术治疗。治疗前尿结核分枝杆菌培养结果回报(+)。复查尿常规:BLD(+),行同位素肾图测量分肾功能,提示右肾 GFR＝80ml/min,左肾 GFR＝32ml/min。完善术前检查无手术禁忌,在全麻下行左肾切除术,术后继续用抗结核药物短程化疗。术后6个月门诊复查,患者恢复良好,尿频、尿急、尿痛及左腰部疼痛等症状均消失,复查尿常规正常。

> **思维提示**:患者诊断为左肾结核,经规律抗结核治疗后症状有缓解,提示治疗正确,但患者腰痛仍然存在,考虑单纯药物治疗并不能有效治疗左肾结核。此时尿结核分枝杆菌培养结果回报,证实了我们之前的左肾结核诊断。因此,诊断泌尿系结核时取得病原学证据很重要,但是需要较长时间才能取得结果,因此在取得病原学证据之前,可以根据病史,查体,实验室以及影像学检查的结果,给予经验治疗,缓解患者的痛苦,同时等待病原学结果。患者左肾广泛破坏,且肾结核伴输尿管梗阻,应考虑外科手术治疗。手术前除了一般的术前检查外,一定要①进行至少2周的抗结核治疗,防止手术促成结核分枝杆菌播散;②了解分侧肾功能,切除一侧肾脏在术前一定要了解对侧肾脏的功能是否正常,避免引起严重后果。此外,外科手术的指征还包括:①经6～9个月内科治疗无效;②肾结核破坏严重者;③肾结核合并大出血;④钙化的无功能肾结核。应在药物治疗的配合下行手术治疗。

七、对本病例的思考

1. 泌尿系感染是泌尿外科门诊常见疾病,其典型症状为尿频、尿急、尿痛。通过大量饮水,结合抗生素治疗,一般的泌尿系感染症状很容易得到控制。但是,当患者长期存在尿频、尿急、尿痛,而且普通抗生素治疗效果不佳时,则应考虑到泌尿系结核的可能。普通抗生素对泌尿系结核的治疗效果不佳。

2. 泌尿系结核的诊断　一旦考虑到泌尿系结核的可能,诊断就比较容易。除了常规的尿常规,尿细菌培养,B超外,结核菌素试验,尿结核分枝杆菌培养,双肾CT等都可以协助诊断。需要指出的是,在尿结核分枝杆菌培养结果出来之前,为了减少患者的痛苦,可以尽早采取经验治疗。

3. 泌尿系结核的治疗早期、规律、全程、足量、联合的抗结核治疗手段已经非常成熟。在治疗过程中需要定期检测肝功能,出现问题及时处理。如果内科治疗得到很好的疗效,则进一步证实诊断的正确性;如果内科治疗效果不佳,则需要考虑:①诊断是否正确;②是否内科治疗无效,需要外科干预。

4. 要掌握好外科治疗的指征　外科治疗前至少抗结核治疗2周,手术后仍需继续抗结核药物短程化疗6个月。手术前除常规术前检查外,一定要了解对侧健肾功能是否正常,防止发生严重的后果。

病例 5　尿频、尿急、尿痛伴肉眼血尿 4 天，排尿中断 1 天

患者男性，43 岁，于 2013 年 3 月 29 日入院

一、主诉

尿频、尿急、尿痛伴肉眼血尿 4 天，排尿中断 1 天

二、病史询问

> **思维提示**：患者中年男性，前列腺增生症引起尿潴留可能性相对较小，尿路感染出现排尿中断的情况较少发生。这是较为典型的下尿路结石的症状，诊断相对较为容易。问诊需注意患者尿潴留的时间，以决定是否需紧急解除尿潴留。另外，少数膀胱结石患者在影像学表现上会与膀胱肿瘤钙化类似，需注意鉴别。

（一）问诊主要内容及目的

1. 排尿中断的表现及时间？

部分患者会出现间歇性排尿中断，变换体位后又能继续排尿，否则可能为膀胱结石排入尿道。部分患者排尿困难用力排尿时可使尿粪同时排出，甚至可引起直肠脱垂或疝。排尿时间较长的患者需尽快解除尿潴留。

2. 尿痛的表现形式？

膀胱结石引起的疼痛常为下腹部和会阴部钝痛，亦可为明显或剧烈疼痛，常因活动和强烈运动而诱发或加剧。结石刺激膀胱底部黏膜引起的疼痛常伴有尿频、尿急，排尿终末时疼痛加剧，患者常欲卧位以求疼痛缓解。小儿患者，常疼痛难忍，大汗淋漓，大声哭叫，用手牵拉或搓揉阴茎或手抓会阴部，并变换各种体位以减轻痛苦。疼痛有时可放射至背部和髋部，甚至可放射至足跟和足底。

3. 有无发热？

伴有发热的患者往往为结石合并尿路感染，需应用敏感抗生素抗感染治疗，若体温较高则不适宜紧急手术处理结石。

4. 既往有无下尿路梗阻？

下尿路梗阻（尿道狭窄、先天畸形、前列腺增生、膀胱颈梗阻、膀胱膨出、膀胱憩室、肿瘤等）可使小结石和尿盐结晶沉积于膀胱而形成结石。

5. 既往史？

反复尿路感染、膀胱异物、女性妇科手术等是膀胱结石的高危因素，既往有上尿路结石病史的患者可因结石下行而出现膀胱结石。小儿膀胱结石与营养状况有一定的关系。追问既往病史对诊断有一定的帮助。

（二）问诊结果及思维提示

患者中年男性，短期内出现膀胱刺激症和排尿中断，且排尿中断可在改变体位后解除。患者入院时诉下腹部胀痛，近半日小便呈滴沥状。患者血尿颜色淡红，无发热。既往体健，无前列腺增生症等下尿路梗阻性疾病，亦无手术外伤史。

> **思维提示**：通过问诊可了解到，患者既往无尿路梗阻的情况，前列腺增生引起排尿障碍可能性小，无发热，膀胱炎、急性前列腺炎等亦基本可排除。本病症状符合典型膀胱结石，通过影像学检查可进一步明确。

三、体格检查

（一）重点检查内容和目的

体格检查对于膀胱结石的诊断意义不是特别大。一些较大的膀胱结石，有时在排空膀胱后经双合诊可触到。通过检查膀胱浊音界，可了解到患者尿潴留的严重程度。

（二）体格检查结果及思维提示

T 37.0℃，R 18 次 / 分，P 76 次 / 分，BP 134/86mmHg。神志清楚，呼吸平稳，自动体位。双侧腹股沟淋巴未及肿大，心肺检查无特殊。腹部检查发现膀胱浊音界位于耻骨上 3 横指。四肢、神经等系统检查未见异常。

> **思维提示**：体格检查发现患者尿潴留较为严重，下腹部胀痛与此有关，需尽快解除梗阻。影像学检查的主要目的是确诊疾病，且可提供结石大小、数目、形状和位置等信息，为治疗方案的拟定提供依据。

四、实验室和影像学检查

（一）初步检查内容及目的

1. 尿常规　明确结石有无合并感染。

2. 血常规、CRP　有无急性感染的依据。

3. 泌尿系彩超　超声检查对膀胱结石的诊断很有价值，可发现膀胱内强回声光团随着体位改变而移动。

4. X 线检查　是诊断膀胱结石的可靠手段。因为结石可为多发，必须同时检查上尿路。X 线检查发现的膀胱结石需与盆部静脉石、输尿管壁段结石、膀胱肿瘤钙化、肠道肿瘤及子宫肿瘤相鉴别。CT 较 KUB 更为直观确切。

5. 膀胱镜检查　是诊断膀胱结石最可靠的方法。不论结石是否透 X 线均可明确，且不仅可查清结石的具体特征，并可发现有无前列腺增生、膀胱憩室、炎症改变、肿瘤等情况。对于较小的膀胱结石，可直接经膀胱镜取出。

（二）检查结果及思维提示

1. 尿常规　患者经导尿后尿常规提示：白细胞阴性，红细胞 +++。

2. 血常规、CRP　正常范围

3. 泌尿系 CT 平扫　确诊膀胱结石。

泌尿系 CT 平扫：膀胱结石（图 5-1）。

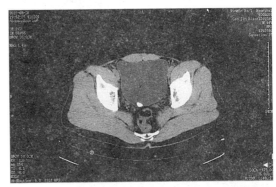

图 5-1　膀胱结石

思维提示：患者尿常规提示结石未合并感染。此例患者未行超声检查，泌尿系CT平扫确诊膀胱结石。患者入院尿潴留较为严重，已予留置导尿，进一步需行膀胱结石碎石取石术。

五、治疗方案及理由

患者入院后行经尿道膀胱结石钬激光碎石取石术。对于此结石，直接取出因结石略为偏大，需碎石后取出或自行排出。但对于合并下尿路梗阻的患者，因自行排石较为困难，强烈建议取出或冲洗出碎石。手术碎石的方法有很多，有特制的碎石钳，亦可用超声、液电、激光等设备。体外冲击波碎石对于膀胱结石效率较差，临床很少应用。对于特别大的结石，可考虑行膀胱切开取石术。

碎石手术后需应用抗生素治疗。对于结石小碎片或粉末较多的患者，可考虑膀胱持续冲洗。

六、治疗效果及思维提示

手术当中将患者膀胱结石碎除后冲洗出全部碎片，留置导尿1天后出院，尿痛、血尿、排尿困难等症状消失。

思维提示：此例患者因为病情较为单纯，在取出膀胱结石后治疗已取得成功。对于下尿路梗阻引起的继发性膀胱结石，在取出结石的同时，需治疗病因，如前列腺增生症患者需同时行前列腺电切术。

七、预防和随访

泌尿系结石极易复发，积极地预防同样是治疗的重要内容。膀胱结石的预防与泌尿系结石的预防一样在此不做赘述。随访的主要内容是患者有无上尿路结石的发生、有无引起膀胱结石高危因素的出现，一旦发现，需采取针对性治疗方案。

八、对本病例的思考

1. 病因的治疗　膀胱结石的病因治疗在很多时候比结石本身的处理更为重要。膀胱结石往往好发于男性儿童和老年人较为常见，与儿童的先天畸形、老年人的前列腺增生症等下尿路梗阻疾病有关。因此，对于膀胱结石的患者，临床医生在"治标"的同时更需要"治本"。

2. 取石需彻底　膀胱结石碎石后原则上碎片可自行排出，但对于有下尿路梗阻、有残余尿的患者，排石有时会较为困难。因此，在条件允许的情况下，尽量冲洗出所有碎片。

病例 6 反复左腰部疼痛 2 年余，加重伴肉眼血尿 1 周

患者男性，36 岁，于 2013 年 2 月 15 日入院

一、主诉

反复左腰部疼痛 2 年余，加重伴肉眼血尿 1 周

二、病史询问

> **思维提示**：患者系中青年男性，以"反复出现左侧腰部疼痛 2 年余，加重伴肉眼血尿 1 周"为主诉。由于患者存在的主要症状为左腰部疼痛和肉眼血尿，则问诊的关键需了解上述症状的特点，进而为诊断及鉴别诊断提供信息。因此，问诊应了解病人疼痛的性质、程度及其伴随症状，了解血尿的特点及其与疼痛的关系，筛查腰痛及肉眼血尿的常见病因。

（一）问诊主要内容及目的

1. 左腰部疼痛的特点　①起病急缓，有无诱因，疼痛部位及性质，持续性疼痛还是间歇性疼痛，有无规律；②休息后是否能够缓解，活动后是加重还是减轻；③是否伴有全身症状，如：发热、乏力、消瘦等；④既往有无类似发作，是否做过检查和治疗；⑤有无类似疾病的家族史。

导致腰背部疼痛的原因众多，既可以是腰背部组织的直接病变所导致的，也可以是邻近组织器官病变所引起的。根据病变的部位及性质不同，所导致的腰背部疼痛的性质亦不同。因此，通过问诊进一步了解疼痛的部位、性质等特点进而筛查腰背部疼痛的原因，鉴别疼痛的病因。

2. 肉眼血尿的特点　①鉴别假性血尿和真性血尿，筛查血尿与饮食、药物、阴道或直肠出血污染等因素是否有关；②肉眼血尿出现的时间，是否有排尿初始、中间或结束时血尿加重及尿中有血凝块等；③是否伴有其他部位的出血；④是否存在肾脏、泌尿道及前列腺病史，包括高血压、水肿、蛋白尿及肾脏功能障碍等；⑤是否伴有尿路刺激症状、尿中断、肾绞痛和尿量异常；⑥是否有长期使用抗凝药、解热镇痛药、磺胺药及抗癌药等病史；⑦是否曾有剧烈运动、腹部或腰部外伤或泌尿道有创检查病史；⑧有无类似疾病的家族史。

血尿是泌尿系统疾病的常见症状，包括镜下血尿、肉眼血尿等。引起血尿的原因较多，包括了泌尿系统疾病、泌尿系邻近器官疾病、全身性疾病、理化因素及药物等。根据尿中血液来源的不同，分为了肾实质性血尿和非肾实质性血尿。同时，血尿根据其排尿先后又分为了初始血尿、终末血尿和全程血尿。其中初始血尿多以尿道病变为主，终末血尿多见于膀胱颈、三角区或后尿道疾病，全程血尿则多见于上尿路或膀胱疾病。不同原因的血尿会出现相应的临床症状。因此，通过问诊进一步明确血尿的特点，了解其伴随症状及可能的原因，进而对疾病的诊断及鉴别诊断提供有用信息。

3. 左腰部疼痛与肉眼血尿的关系　血尿伴疼痛是泌尿系结石的基本特征。通常情况下，肾结石多以腰部胀痛为主；输尿管结石则以绞痛为主，且向下腹部及会阴部放射；膀胱及尿道结石多伴有排尿困难及排尿中断现象，常伴有尿频、尿急、尿痛等下尿路刺激症状。然而，泌

尿系肿瘤、肾结核及肾盂肾炎在出现肉眼血尿的同时也可能伴有疼痛。

4．患者职业　腰部疼痛、肉眼血尿等症状与泌尿系肿瘤、结石均存在一定的相关性。患者的生活及工作环境对泌尿系肿瘤、结石的发病有一定的影响，因此需了解患者是否有化学药品的暴露史、高温作业等因素。

（二）问诊结果及思维提示

通过问诊了解如下信息：患者为中青年男性，既往体健，职业为农民，无肺结核病史及血尿等相关疾病家族史。2年余前，患者曾体检发现左肾结石，未进行特殊处理。其腰痛从2年余前开始反复发作，呈间歇性胀痛、无放射痛；其肉眼血尿于1周前在腰痛加重后开始出现，表现为全程血尿，呈淡血性，晨起较重，多饮水后明显减轻，不伴有发热、恶心、头痛等症状，尿量无明显减少。同时患者无长期服用药物、活动受限等病史。

> **思维提示**：通过问诊初步筛查了患者出现腰背部疼痛及肉眼血尿的原因。由于患者既往无肺结核病史、药物服用病史等，且存在左肾结石病史，加之肉眼血尿伴腰背部疼痛是泌尿系结石的基本特征，因此患者的初步诊断以泌尿系结石为主。因此，下一步的处理则应结合体格检查进一步明确是否存在泌尿系结石的相应体征。通过腰部进行叩诊、输尿管压痛点触诊等体格检查，进一步明确有无结石梗阻、感染的体征。

三、体格检查

（一）重点检查内容和目的

考虑患者左腰部疼痛及肉眼血尿多系泌尿系结石所致，因此对患者进行系统而全面的体格检查时，应重点注意测量患者的体温、叩诊肾区、触诊输尿管压痛点，了解有无结石梗阻、泌尿系感染的体征。

（二）体格检查结果及思维提示

T 36.8℃、P 74次/分、R 18次/分、BP 115/78mmHg；神志清楚，无病容，皮肤巩膜无黄染，全身浅表淋巴结未见肿大；颈静脉正常，心界正常，心律齐，各瓣膜区未闻及杂音；胸廓未见异常，双肺叩诊呈清音，双肺呼吸音清，未闻及干湿啰音及胸膜摩擦音；腹部外形正常，全腹柔软，无压痛及反跳痛，腹部未触及包块，肝、脾肋下未触及；双下肢无水肿；双肾区无叩痛，双侧输尿管走行区无深压痛及叩击痛，外生殖器发育正常。

> **思维提示**：体格检查无任何阳性发现，患者体温正常，左肾区无叩痛、左输尿管压痛点无压痛。因此，需进一步完善辅助检查，进而为明确诊断和制订治疗方案提供参考。对泌尿系结石的诊断，常规选择的辅助检查包括了彩超、泌尿系平片、平扫CT等影像学检查。

四、实验室和影像学检查

（一）初步检查内容及目的

1．血常规、小便常规、尿培养　明确是否存在泌尿系感染，排除内科性疾病的可能。

2．肾功能　明确总体肾功能。

3．泌尿系彩超　了解泌尿系结石的部位、大小，明确输尿管、肾盂积水程度。

4．腹部平片、全腹部平扫 CT　了解结石所在的部位、大小，了解肾实质及集合系统的情况。

5．利尿肾图或核素肾显像　了解上尿路有无梗阻，明确分肾的肾小球滤过率等。

（二）检查结果及思维提示

1．血常规　WBC 6.54×10^9/L；S 53.3%，L 33.9%，M 6.6%，RBC 4.22×10^{12}/L；HGB 143g/L；PLT 200×10^9/L。

2．小便常规　白细胞 21 个 /HP、红细胞 132 个 /HP、脓细胞（－）；尿蛋白（－）。

3．尿培养　无细菌生长。

4．彩超　左肾大小正常，左肾集合系统分离 1.8cm，内见多个强回声伴声影，最大约 2.1cm。

5．腹部平片　左肾结石，大小约 2.1cm×1.2cm（图 6-1）。

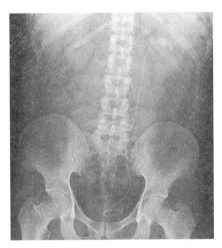

图 6-1　腹部平片（泌尿系）

6．全腹部平扫 CT　右肾正常；左肾积水，左肾结石，大小约 2.2cm×1.5cm（图 6-2）。

7．核素肾显像　双侧上尿路引流通畅，右肾功能轻度受损（GFR＝39.6ml/min）、左肾功能正常（GFR＝52.6ml/min）（文末彩图 6-3）。

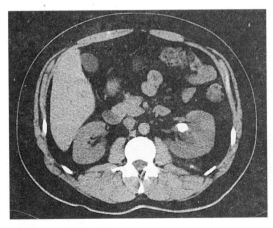
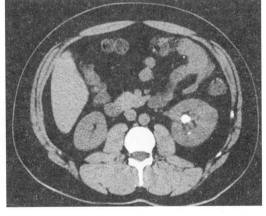

图 6-2　全腹部平扫 CT

思维提示：彩超、腹部平片及全腹部平扫CT均提示左肾结石伴积水，因此左肾结石伴积水诊断明确。小便常规提示血尿，有白细胞升高，但尿培养无细菌生长。同时，核素肾显像提示左肾功能正常。因此，结合患者情况，左肾结石直径约2.1cm，且伴有肉眼血尿与左肾积水，需考虑外科手术治疗。

五、治疗方案及理由

1．方案 左肾结石输尿管软镜联合钬激光碎石术。

2．理由 目前对于肾结石的外科治疗方案包括了体外震波碎石(ESWL)、经皮肾镜碎石术(PCNL)、输尿管软镜碎石术、腹腔镜肾盂切开取石术等。其中肾盂切开取石术由于创伤大、恢复慢，同时结石清除率相对较低，已不是外科治疗上尿路结石的首选治疗方案。随着微创技术的提高，经皮肾镜碎石术、输尿管软镜碎石术等微创治疗手段已成为目前治疗肾结石的重要手段。针对上尿路结石的部位、大小不同，外科手术治疗方案的选择亦有所不同。

中国尿石症诊断治疗指南(2011版)、欧洲泌尿系结石治疗指南均推荐经皮肾镜碎石作为处理直径大于2cm的肾结石的首选治疗方案。然而，随着输尿管软镜技术的发展，以及临床研究的深入，输尿管软镜对直径在2cm以上的肾结石的治疗效果得到显著提升。Aboumarzouk等则系统评价了输尿管软镜治疗>2cm输尿管上段及肾结石的临床疗效及安全性，发现平均结石清除率可高达93.7%(77%～96.7%)、其中2～3cm结石的结石清除率可高达95.7%，>3cm结石的结石清除率达84.6%。因此患者可选择的手术治疗方案包括了经皮肾镜碎石术和输尿管软镜碎石术。同时，输尿管软镜手术相比于经皮肾镜手术具有创伤小、恢复快、住院时间短等特点。此外，经皮肾镜碎石术建立通道后，利用碎石器械击碎结石后取出；输尿管软镜碎石术则击碎结石后需待结石自行排出。因此，在告知患者上述治疗方案的利弊、风险等因素后，患者自行选择了输尿管软镜联合钬激光碎石术处理左肾结石。

六、治疗效果及思维提示

为提高输尿管软镜置入肾盂的成功率，予以留置左侧输尿管支架2周后再施行输尿管软镜联合钬激光碎石术。患者留置左侧输尿管支架2周后施行了左肾结石经输尿管软镜联合钬激光碎石术，术中见：结石位于左肾肾盂、大小约2.1cm×1.5cm，呈黄褐色、质硬，肾盂及肾盏黏膜光滑，予以完全击碎左肾结石，留置左侧输尿管支架。术后1天复查腹部平片见左肾结石碎石满意、左侧输尿管支架在位(图6-4)，遂予以出院，待术后3周复查排石情况。

思维提示：患者左肾结石诊断明确，根据结石的部位、大小，结合治疗指南可以明确相应的治疗方案。此病例中患者可选择的治疗方案包括了经皮肾镜和输尿管软镜碎石术。在不同治疗方案均具有相当的疗效和安全性的情况下，对于不同手术方案的取舍则主要取决于病人自身需求。因此，需反复向患者告知不同治疗方案的利弊、风险等因素后，充分尊重患者的决定和选择。

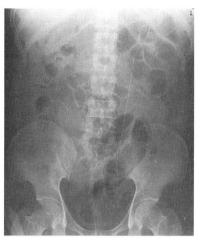

图 6-4　输尿管软镜联合钬激光左肾
结石碎石后 1 天腹部平片

七、复查与思维提示

术后 3 周，患者于门诊复查腹部平片发现左肾残石均已排至左输尿管上段，并形成"石街"(图 6-5)。考虑患者输尿管上段石街自行排出较为困难，遂予以行体外震波碎石辅助排石。体外震波碎石术后嘱患者大量饮水 (>3000ml/ 天)，口服 α 受体阻断药 (如坦索罗辛等)，适当活动，促进结石排出，3 周后复查结石已排尽 (图 6-6)，遂予以拔除左侧输尿管支架。

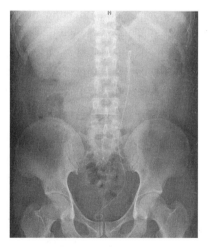

图 6-5　术后 3 周腹部平片：输尿管
上段石街形成

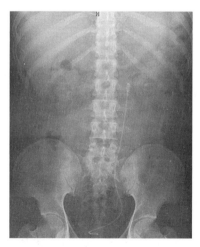

图 6-6　体外震波碎石术后 3 周腹部
平片：结石已排尽

思维提示：患者行输尿管软镜联合钬激光左肾结石碎石术，碎石满意，但在排石过程中击碎的小结石堆积于左侧输尿管上段形成石街。对于术后石街形成的病人可考虑体外震波碎石、观察等待方案。对于方案的选择主要取决于残石的大小、"石街"的部位等因素。结合该病人的情况，考虑石街位于输尿管上段、且碎石过程中发现结石粉碎明显，因此可予以行体外震波碎石术震松"石街"帮助排石。

八、对本病案的思考

1. 血尿伴腰背部疼痛的诊断与鉴别诊断 血尿、腰背部疼痛是泌尿系统疾病常见的症状。血尿伴疼痛是泌尿系结石的基本特征。通常情况下，肾结石多以腰部胀痛为主；输尿管结石则以绞痛为主，且向下腹部及会阴部放射；膀胱及尿道结石多伴有排尿困难及排尿中断现象，常伴有尿频、尿急、尿痛等下尿路刺激症状。然而，泌尿系肿瘤、肾结核及肾盂肾炎在出现肉眼血尿的同时也可能伴有疼痛。因此，通过问诊、查体以及小便常规、彩超等辅助检查进行诊断和鉴别诊断是非常必要的。在了解腰痛及肉眼血尿特点的同时，完善的影像学检查（如CT、彩超等）即可筛查出其病因，进一步明确诊断。

2. 泌尿系结石的影像学检查 泌尿系结石导致的症状不典型，多伴有腰痛、血尿，偶伴有恶心、呕吐、发热等症状。泌尿系结石的诊断依据主要依靠病史、体格检查以及恰当的影像学检查。其中，病史、体格检查的结果往往不具有特异性，因此影像学检查对泌尿系结石的诊断和治疗方案的选择具有重要价值。具体的影像学检查包括如下几种：

（1）泌尿系彩超：超声检查是泌尿系结石的首选检查方法，具有安全、经济、可重复等特点。超声检查能够明确泌尿系结石的部位、大小，以及上尿路积水的情况。对 >5mm 的结石，超声检查的敏感性是 96%，特异性接近 100%。

（2）腹部平片（KUB）：腹部平片（KUB）是泌尿系结石的常用检查方法，可发现 90% 左右 X 线阳性结石，能够初步确定结石的位置、形态和大小等，其敏感性和特异性分别为 44%～77% 和 80%～87%。

（3）静脉肾盂造影（IVP）：静脉肾盂造影可了解尿路的解剖，确定结石位置，能够发现腹部平片上不能显示的 X 线阴性结石。同时，静脉肾盂造影还进一步评估分侧肾脏功能，确定肾积水程度。但在肾绞痛急性发作的患者中，由于急性尿路梗阻往往会导致尿路不显影或显影不良，因此静脉肾盂造影不能进行诊断。

（4）CT：CT 包括了平扫 CT 和增强 CT，而泌尿系结石的诊断通常选用平扫 CT。CT 能够明确结石的位置、大小和形态，能够初步评估结石的密度；同时，能够评估集合系统、输尿管等尿路系统的解剖。相比于泌尿系平片、静脉肾盂造影等检查，CT 诊断结石的敏感性及特异性均较高，分别为 94%～100% 和 92%～100%。目前，平扫 CT 已取代静脉肾盂造影成为急性肾绞痛患者的首选检查方法。增强 CT 可以评价肾实质的厚度、肾积水的程度，同时可以通过三维重建了解集合系统的解剖，此外还可测量结石的密度和皮肤至结石的距离，对结石的诊断、治疗具有重要作用。

（5）其他检查：除上述主要的检查以外，逆行或经皮肾穿刺造影、磁共振水成像、放射性核素检查等具有一定的临床价值和意义。在部分特殊患者中可以适当地选择上述特殊检查，为疾病的诊断与鉴别诊断提供参考。

3. 肾结石治疗方案的选择 肾结石的治疗包括了内科治疗和外科手术治疗，若具有如下情况则需考虑行外科手术治疗：结石进行性增大、具有结石形成的高危因素、结石导致梗阻、伴有感染、具有腰痛或血尿等症状、结石 >1.5cm、结石存在时间在 2～3 年以上、患者要求或患者职业需要等。根据肾结石的部位、大小不同，肾结石的外科手术治疗方案亦有所不同，主要包括了体外震波碎石、经皮肾镜手术、输尿管软镜手术和腹腔镜下肾盂切开取石等手段。随着微创技术的发展，肾盂切开取石等创伤较大的手术方案已逐渐被体外震波碎石、经皮肾镜和输尿管软镜等微创治疗手段所取代。其中，体外震波碎石与输尿管软镜碎石的结石清除率与结石的大小成反比，而经皮肾镜碎石的结石清除率则受结石大小的影响相对较小。

（1）体外震波碎石术（ESWL）：体外震波碎石术主要针对结石直径在2cm以下的肾结石，其结石清除率主要与结石大小、部位、成分以及解剖结构有关。结石直径越大需再次碎石的可能性就越大。同时，肾盂结石相对于其他部位结石容易粉碎，肾中盏、上盏结石碎石效果也明显好于下盏结石。此外，碎石后结石排出受下盏漏斗部与肾盂之间的夹角、漏斗部长度和宽度等影响明显，夹角越小、漏斗部长度越长或宽度越宽，体外震波碎石术后结石排出的难度就越大。对于马蹄肾、异位肾和移植肾结石等肾脏集合系统的畸形同样对结石碎片的排出具有影响。

（2）经皮肾镜碎石术（PCNL）：经皮肾镜碎石术是肾结石的主要微创治疗手段，其治疗效果及安全性均较高。经皮肾镜碎石术处理肾结石的适应证如下：①完全性和不完全性鹿角结石、≥2cm的肾结石、有症状的肾盏或憩室内结石、体外冲击波难以粉碎及治疗失败的结石；②输尿管上段L4以上、梗阻较重或长径>1.5cm的大结石；或因息肉包裹及输尿管迂曲、ESWL无效或输尿管置镜失败的输尿管结石；③特殊类型的肾结石，包括小儿肾结石梗阻明显、肥胖患者的肾结石、肾结石合并肾盂输尿管连结部梗阻或输尿管狭窄、孤立肾合并结石梗阻、马蹄肾并结石梗阻、移植肾合并结石梗阻以及无积水的肾结石等。

（3）输尿管软镜碎石术（flex URS）：输尿管软镜联合钬激光治疗肾结石具有良好的效果，其适应证如下：①ESWL定位困难的、X线阴性肾结石（<2cm）；②ESWL术后残留的肾下盏结石；③嵌顿性肾下盏结石，ESWL治疗的效果不好；④极度肥胖、严重脊柱畸形，建立PNL通道困难；⑤伴盏颈狭窄的肾盏憩室内结石等。虽然各地区的泌尿系结石指南推荐输尿管软镜作为≤1.5cm肾结石可选择的治疗方案，但随着软镜技术的改进和临床研究的深入，目前输尿管软镜对于1.5～3cm的肾结石的治疗效果得到明显改善。Aboumarzouk等则系统地评价了输尿管软镜治疗>2cm输尿管上段及肾结石的临床疗效及安全性，发现平均结石清除率可高达93.7%（77%～96.7%），其中2～3cm结石的结石清除率可高达95.7%，>3cm结石的结石清除率达84.6%。加之具有创伤小、恢复快等特点，输尿管软镜在肾结石的治疗当中将扮演越来越重要的角色，将被更多的患者所选择。

4．术后石街的处理　石街是体外震波碎石术、输尿管软镜碎石术的常见术后并发症。根据石街的部位、残石的大小、梗阻的程度等因素不同，对术后排石过程中形成的输尿管石街的处理亦有所不同。残石小、石街位于输尿管下段主要以药物辅助、适当活动及多饮水等方式促进残石的排出；残石大、石街长且位于输尿管上段则可行体外震波碎石甚至输尿管镜手术解除梗阻促进排石。

参 考 文 献

1．叶章群．中国泌尿外科疾病诊断指南：尿石症诊断治疗指南．中国人民卫生出版社，2011年．

2．C. Türk（chairman），T. Knoll（vice-chairman），A. Petrik，et al. Guidelines on Urolithiasis. European Association of Urology 2012. http://www.uroweb.org/guidelines/online-guidelines/.

3．Aboumarzouk OM, Monga M, Kata SG, et al. Flexible ureteroscopy and laser lithotripsy for stones >2cm: a systematic review and meta-analysis. J Endourol. 2012, 26（10）: 1257-1263.

4．Varma G, Nair N, Salim A, et al. Investigations for recognizing urinary stone. Urol Res. 2009, 37（6）: 349-352.

5．Heidenreich A, Desgrandschamps F, Terrier F. Modern approach of diagnosis and management of acute flank pain: review of all imaging modalities. Eur Urol. 2002, 41（4）: 351-362.

6. Sourtzis S, Thibeau JF, Damry N, et al. Radiologic investigation of renal colic: unenhanced helical Ctcompared with excretory urography. AJR Am J Roentgenol. 1999, 172 (6): 1491-1494.

7. Miller OF, Rineer SK, Reichard SR, et al. Prospective comparison of unenhanced spiral computedtomography and intravenous urogram in the evaluation of acute flank pain. Urology. 1998, 52 (6): 982-987.

8. Yilmaz S, Sindel T, Arslan G, et al. Renal colic: comparison of spiral CT, US and IVU in the detection ofureteral calculi. Eur Radiol. 1998, 8 (2): 212-217.

9. Niall O, Russell J, MacGregor R, et al. A comparison of noncontrast computerized tomography withexcretory urography in the assessment of acute flank pain. J Urol. 1999, 161 (2): 534-537.

10. Wang JH, Shen SH, Huang SS, et al. Prospective comparison of unenhanced spiral computed tomography and intravenous urography in the evaluation of acute renal colic. J Chin Med Assoc. 2008, 71 (1): 30-36.

11. Srisubat A, Potisat S, Lojanapiwat B, et al. Extracorporeal shock wave lithotripsy (ESWL) versuspercutaneous nephrolithotomy (PCNL) or retrograde intrarenal surgery (RIRS) for kidney stones. Cochrane Database Syst Rev. 2009, 7 (4): CD007044.

病例7 体检发现右肾结石4年余

患者男性，38岁，于2013年3月10日入院

一、主诉

体检发现右肾结石4年余

二、病史询问

> **思维提示**：患者系中青年男性，以"4年前体检发现右肾结石"为主诉。患者右肾结石诊断明确，问诊需了解有无腰痛、肉眼血尿等症状，有无自行排石病史，既往是否进行过相应的治疗及治疗效果，了解患者近期有无发热、尿量减少等症状，为右肾结石治疗方案的选择提供依据。

（一）问诊主要内容及目的

1. 体检发现结石时结石的部位及大小？

泌尿系结石的部位、大小直接影响结石治疗方案的选择，同时通过前后检查结果的比较明确结石是否进行性长大，为选择合适的治疗方案提供依据。

2. 是否存在腰痛、肉眼血尿等症状？

泌尿系结石往往存在腰痛、肉眼血尿等症状，明确是否存在上述症状可评估泌尿系结石的危害，同时对诊断和治疗均具有一定的价值。

3. 是否有发热等症状？

了解是否具有发热的症状及体征，以评估是否伴有尿路感染，以确定治疗结石前是否需要进行抗感染治疗。

4. 患者近期尿量情况有无明显减少？

尿量是反映肾脏功能的重要指标。部分患者因结石导致梗阻可能发生急性肾功能不全或急性肾衰竭而导致尿量减少，因此需了解患者24小时尿量情况。

5. 既往有无排石病史？

6. 既往是否进行治疗，治疗手段及疗效？

了解既往是否进行治疗，具体的治疗手段是什么、疗效如何，便于此次选择合适的治疗方案。

7. 患者的家族史及职业？

饮食结构、工作环境等因素可能与泌尿系结石的发病具有一定的相关性，筛查患者有无发生泌尿系结石的高危因素，对结石的预防和治疗具有重要意义。

（二）问诊结果及思维提示

患者为公务员，既往体健，其父母、兄弟、妻子及子女均无泌尿系结石病史。患者以伏案工作为主，缺乏运动，平素饮水量少。4年前，例行体检行彩超发现右肾结石、大小约0.5cm，当时伴有间歇性腰部隐痛，口服"肾石通"等排石药物后未行复查。4年间，患者反复出现腰部隐痛不适，无肉眼血尿、尿频、尿急等症状，排尿时均未见结石排出，未予特殊处理。1个月前,患者再次体检发现右肾结石大小约 1.5cm。近期患者无发热、腰痛、肉眼血尿等症状,尿量亦未见明显减少。

> **思维提示**:通过问诊进一步明确患者过去 4 年间均存在腰痛等症状,且未见结石排出。期间仅口服排石药物进行排石而未行任何外科手段进行治疗。由于患者长期伏案工作,且饮水量少、缺乏运动,因此存在罹患结石的危险因素。在体格检查时应对腰部进行叩诊、输尿管压痛点进行触诊,进一步明确有无结石梗阻、感染的体征,为治疗手段的选择提供依据。

三、体格检查

（一）重点检查内容和目的

患者右肾结石诊断明确,因此对患者进行系统而全面的体格检查时,应重点注意测量患者的体温、叩诊肾区、触诊输尿管压痛点,了解有无结石梗阻、泌尿系感染的体征。

（二）体格检查结果及思维提示

T 36.2℃、P 76 次 / 分、R 20 次 / 分、BP 127/86mmHg；神志清楚,无病容,皮肤巩膜无黄染,全身浅表淋巴结未见肿大；颈静脉正常,心界正常,心律齐,各瓣膜区未闻及杂音；胸廓未见异常,双肺叩诊呈清音,双肺呼吸音清,未闻及干湿啰音及胸膜摩擦音；腹部外形正常,全腹柔软,无压痛及反跳痛,腹部未触及包块,肝、脾肋下未触及；双下肢无水肿；右肾区叩痛明显,双侧输尿管走行区无深压痛及叩击痛,外生殖器发育正常。

> **思维提示**:体格检查发现患者体温正常,右肾区叩痛明显、双侧输尿管压痛点无压痛,其他查体也无阳性发现。因此,需完善小便常规、彩超、泌尿系平片、CT 等实验室检查和影像学检查进一步明确有无泌尿系感染、明确结石的部位和大小,为治疗方案的选择提供依据。

四、实验室和影像学检查

（一）初步检查内容及目的

1. 血常规、小便常规、尿培养 明确是否存在泌尿系感染。

2. 肾功能及电解质 明确总体肾功能及电解质水平。

3. 彩超 明确输尿管及肾盂是否存在积水以及积水的程度。

4. 腹部平片、CT 明确结石所在的部位、大小,了解肾实质的情况。

5. 利尿肾图或核素肾显像 了解上尿路有无梗阻,明确分肾功能情况。

（二）检查结果及思维提示

1. 血常规 WBC 10.54×10^9/L；S 83.4%, L 13.8%, M 1.6%, RBC 5.24×10^{12}/L；HGB 123g/L；PLT 200×10^9/L。

2. 小便常规 白细胞 221 个 /HP、红细胞 7 个 /HP、脓细胞 (+)。

3. 尿培养 大肠埃希氏菌 (哌拉西林 / 他唑巴坦敏感)。

4. 彩超 右肾大小正常,集合系统分离 1.1cm,集合系统见一大小约 1.5cm 的强回声团伴声影。

5. 腹部平片　右肾结石，大小约1.5cm×0.8cm（图7-1）。

6. 全腹部平扫CT　右肾下盏结石、大小约1.5cm×1.1cm；右肾中份小囊肿、直径约1cm（图7-2）。

7. 利尿肾图　双肾功能正常；右侧上尿路引流缓慢，左侧上尿路引流通畅。

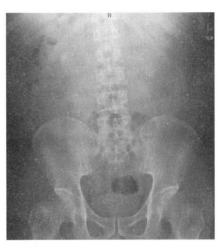

图7-1　腹部平片（泌尿系）

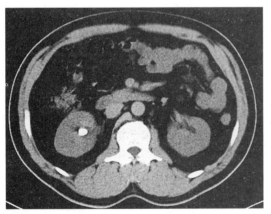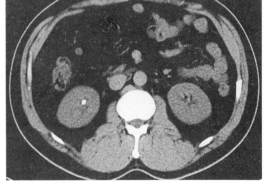

图7-2　全腹部平扫CT

> **思维提示**：结合患者病史、体检检查及辅助检查结果，患者右肾结石伴积水、尿路感染的诊断明确。目前，患者肾功能正常、小便常规检查发现白细胞升高明显、尿培养结果阳性，利尿肾图提示双肾功能正常。因此，结合患者情况，患者需首先治疗尿路感染，待感染控制后需考虑外科手术治疗右肾结石。

五、治疗方案及理由

1. 方案　①哌拉西林/他唑巴坦4.5g每8小时一次，治疗尿路感染；②予以抗感染治疗1周后，复查小便常规查见白细胞7个/HP、红细胞9个/HP、脓细胞（−）、尿培养未见细菌生长，遂予以行输尿管软镜联合钬激光碎石术治疗右肾结石。

2. 理由　①由于患者尿路感染确切，因此外科手术治疗肾结石之前需积极控制尿路感染，以减低术中、术后发生感染性休克、败血症等严重并发症的几率。同时，尿培养证实哌拉西林/他唑巴坦是敏感抗生素，因此予以哌拉西林/他唑巴坦治疗尿路感染，治疗后复查小便常规及尿培养，需待感染控制后再考虑手术治疗；②目前对于上尿路结石的处理方案包括了体外震波碎石、经皮肾镜碎石术、输尿管软镜碎石术、肾盂或输尿管切开取石术。其中肾盂或输尿管切开取石术由于创伤大、恢复慢，同时结石清除率相对较低，现已不是手术治疗上尿路结石的首选治疗方案。随着微创技术的提高，经皮肾镜碎石术、输尿管软镜碎石术现已成为目前治疗上尿路结石的重要手段。针对上尿路结石的部位及大小不同，治疗方案亦有所不同。由于患者结石位于右肾下盏，大小约 1.5cm 左右，体外震波碎石、输尿管软镜碎石术均是其可选择的治疗手段。然而体外震波碎石对下盏结石的治疗效果相对中盏及上盏较差，术后结石的排出较为困难；同时患者存在尿路感染，体外震波碎石后再发感染的几率高，具有较大的风险。而输尿管软镜具有损伤小、恢复快等特点，同时国内外指南均推荐输尿管软镜作为 1.5cm 肾结石，尤其是下盏结石的一线治疗手段。因此，患者最终选择了输尿管软镜碎石术处理其右肾结石。

六、治疗效果及思维提示

为提高输尿管软镜置入肾盂的成功率，予以留置右侧输尿管支架 2 周后再施行输尿管软镜联合钬激光碎石术。患者留置右侧输尿管支架 2 周后施行了经输尿管软镜联合钬激光右肾结石碎石术，术中见：结石位于右肾下盏、大小约 1.5cm×1.2cm，呈黄色、质脆，肾盂及肾盏黏膜光滑，予以完全击碎右肾结石，留置右侧输尿管支架。术后 1 天复查腹部平片见右肾结石碎石满意、右侧输尿管支架在位(图 7-3)，遂予以出院待术后 3 周复查排石情况。

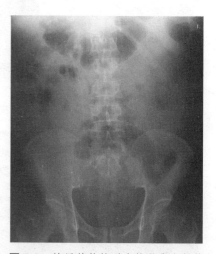

图 7-3　输尿管软镜联合钬激光左肾结石碎石后 1 天腹部平片

> 思维提示：患者右肾结石诊断明确，结石的部位、大小均已通过影像学检查确定，而患者伴有尿路感染。因此在处理结石之前应该首先控制尿路感染，从而提高手术治疗结石的安全性。对于不同手术方案具有相当疗效时，治疗方案的取舍则主要取决于病人自身需求，最终的选择权仍在患者手中。因此，需反复向患者告知不同治疗方案的利弊、风险等因素后，由患者自行决定和选择。

七、复查与思维提示

术后 3 周，患者于门诊复查腹部平片发现右肾残石均已排尽(图 7-4)，遂予以拔除右侧输尿管支架。

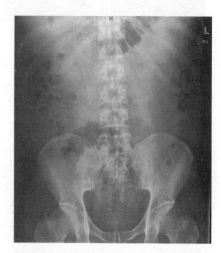

图 7-4　体外震波碎石术后 3 周腹部平片：结石已排尽

思维提示：患者行经输尿管软镜联合钬激光右肾结石碎石术，碎石满意，术中、术后均无感染、出血、石街等并发症发生，术后 3 周结石已排尽，因此可拔除右侧输尿管支架。虽然患者的治疗结束，但因泌尿系结石的复发率高，此后应多饮水、适当活动、调整饮食结构、定期复查，做好泌尿系结石的预防及早期发现与处理。

八、对本病案的思考

1. 泌尿系结石伴尿路感染的治疗　由于泌尿系结石往往伴随有尿路感染，那么究竟应何时进行手术治疗是讨论的焦点。因为大多数微创治疗泌尿系结石的手段均需进行生理盐水灌注，将增加集合系统的压力，进而促进细菌入血。同时，若结石导致梗阻将进一步加重尿路感染，因此梗阻合并尿路感染的患者应通过安置输尿管支架或经皮肾穿刺造瘘进行充分引流，以尽快的控制感染。术中、术后感染是手术治疗泌尿系结石的常见并发症。术前对感染的筛查及控制可进一步降低术后感染发生的几率。尿培养将有助于敏感抗生素的选择，因此术前常规进行尿培养将有助于提高尿路感染的治疗效果。对于存在明显严重的尿路感染的结石患者，首先积极的抗感染治疗，待感染控制后方能进行有创的手术治疗。

2. 泌尿系结石的预防　由于泌尿系结石的复发率高，因此其预防显得尤为重要。由于泌尿系结石的发生与饮食习惯、运动量及工作环境等因素具有一定的相关性。现认为大量饮水（＞3000ml/ 天）、适当运动、均衡饮食对结石的预防具有一定的帮助。因此，泌尿系结石患者需注意大量饮水（＞3000ml/ 天）、保证 24 小时尿量在 2000ml～2500ml，同时饮水应昼夜相对均衡，多以中性饮品为主，适当饮用富含柠檬酸的饮品，对结石的预防具有重要作用。同时，均衡饮食，适当地摄入钙、钠、蛋白质，少量食用富含草酸钙、尿酸的食物，适量食用富含维生素 C 的食物，将在一定程度上预防结石的形成。此外，进行适当的锻炼，养成良好的生活习惯，避免体重过重将进一步降低结石形成的几率。同时，定期（6～12 个月）复查泌尿系彩超监测结石复发情况，以期早发现早处理。

病例8 反复腰背部疼痛6月余，加重伴肉眼血尿1周

患者男性，55岁，于2013年4月7日入院

一、主诉

反复腰背部胀痛6月余

二、病史询问

> **思维提示**：患者系中年男性，自诉6个月前开始出现腰背部间歇性胀痛，问诊需了解腰背部疼痛的特点，了解有无肉眼血尿，了解患者近期有无发热、尿量减少等症状，既往是否进行过相应的治疗及治疗的手段和效果，为此次诊疗提供参考。

（一）问诊主要内容及目的

1. 腰背部疼痛的特点　①起病急缓，有无诱因，疼痛部位及性质，持续性疼痛还是间歇性疼痛，有无规律；②休息后是否能够缓解，活动后是加重还是减轻；③是否伴有全身症状，如：发热、乏力、消瘦等；④既往有无类似发作，是否做过检查和治疗；⑤有无类似疾病的家族史。

导致腰背部疼痛的原因众多，既可以是腰背部组织的直接病变所导致的，也可以是邻近组织器官病变所引起的。根据病变的部位及性质不同，所导致的腰背部疼痛的性质亦不同。因此，通过问诊进一步了解疼痛的部位、性质等特点进而筛查腰背部疼痛的原因，鉴别疼痛的病因。

2. 是否有发热等症状？

了解是否具有发热的症状及体征，以评估是否伴有尿路感染，以确定治疗结石前是否需要进行抗感染治疗。

3. 患者近期尿量情况有无明显减少？

尿量是反映肾脏功能的重要指标。部分患者因结石导致梗阻可能发生急性肾功能不全或急性肾衰竭而导致尿量减少，因此需了解患者24小时尿量情况。

4. 既往是否进行治疗，治疗手段及疗效？

了解既往是否进行治疗，具体的治疗手段是什么、疗效如何，便于此次选择合适的治疗方案。

5. 患者的家族史及职业？

饮食结构、工作环境等因素可能与泌尿系结石的发病具有一定的相关性，筛查患者有无发生泌尿系结石的高危因素，对结石的预防和治疗具有重要意义。

（二）问诊结果及思维提示

患者为农民，既往体健，其父母、兄弟、妻子及子女均无泌尿系结石病史。患者在家务农，平素活动量大、饮水量多。6个月前，无明显诱因出现腰背部胀痛，呈间歇性，无发热、恶心、呕吐，无尿频、尿急、尿痛，无肉眼血尿等症状，于当地医院行彩超提示"双肾结石"行"左肾结石体外震波碎石、因"右肾囊肿"而未处理"右肾结石"，术后有排石。此后，患者右侧腰背部胀痛无明显缓解，呈进行性加重。1周前，患者右腰部胀痛加重明显，遂行CT（图8-1）提

示"右肾结石,右肾积水,右肾萎缩,右侧输尿管下段膀胱入口处结石影"。近期患者无发热、肉眼血尿等症状,尿量亦未见明显减少。

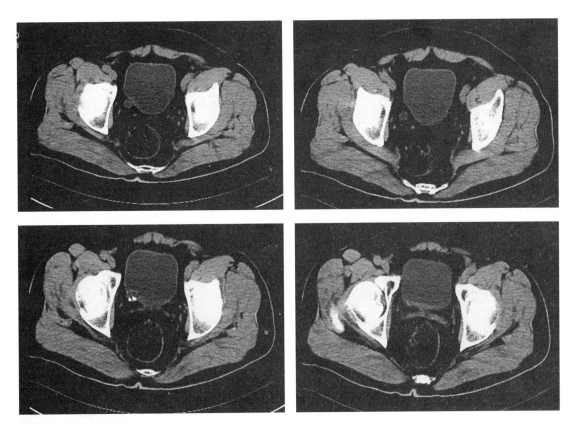

图 8-1 全腹部平扫 CT

思维提示:通过问诊进一步明确患者 6 个月前曾行彩超发现双肾结石、右肾囊肿,故仅行体外震波碎石术处理左肾结石,术后有结石排出。但由于患者存在右肾囊肿而未处理右肾结石。1+周前,患者行 CT 提示"右肾结石、右肾萎缩、右侧输尿管下段膀胱入口处结石影"。那么体格检查时应对腰部进行叩诊、输尿管压痛点进行触诊,进一步明确有无结石梗阻、感染的体征,为治疗手段的选择提供依据。

三、体格检查

（一）重点检查内容和目的

考虑患者彩超及 CT 均提示右肾结石、右侧输尿管下段膀胱入口处结石,因此对患者进行系统而全面的体格检查时,应重点注意测量患者的体温,叩诊肾区,触诊输尿管压痛点,了解有无结石梗阻、泌尿系感染的体征。

（二）体格检查结果及思维提示

T 36.8℃、P 80 次 / 分、R 20 次 / 分、BP 149/98mmHg;神志清楚,无病容,皮肤巩膜无黄染,全身浅表淋巴结未见肿大;颈静脉正常,心界正常,心律齐,各瓣膜区未闻及杂音;胸廓未见异常，双肺叩诊呈清音，双肺呼吸音清，未闻及干湿啰音及胸膜摩擦音；腹部外形正常，全腹柔软，无压痛及反跳痛，腹部未触及包块，肝、脾肋下未触及；双下肢无水肿；双肾区无叩痛，双侧输尿管走行区无深压痛及叩击痛，外生殖器发育正常。

> **思维提示：** 体格检查发现患者体温正常，肾区无叩痛、双侧输尿管压痛点无压痛，其他查体也无阳性发现。同时，由于患者入院前已完善了彩超、CT等检查。因此，仅需进一步完善小便常规、尿培养、泌尿系平片和核素肾显像等检查进一步明确诊断，了解有无泌尿系感染、结石的部位和大小、分肾功能情况，为治疗方案的制订提供依据。

四、实验室和影像学检查

（一）初步检查内容及目的

1. **血常规、小便常规、尿培养** 进一步明确是否存在泌尿系感染、镜下血尿等。

2. **肾功能** 进一步明确总体肾功能。

3. **腹部平片** 明确结石所在的部位、大小，了解肾实质的情况。

4. **核素肾显像** 了解上尿路有无梗阻，明确分肾功能情况。

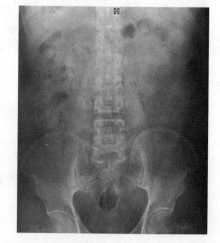

图8-2 腹部平片

（二）检查结果及思维提示

1. **血常规** WBC $5.15 \times 10^9/L$；S 44%，L 42.9%，M 4.3%，RBC $5.05 \times 10^{12}/L$；HGB 154g/L；PLT $117 \times 10^9/L$。

2. **小便常规** 白细胞2个/HP、红细胞1个/HP、脓细胞(−)。

3. **尿培养** 无细菌生长。

4. **腹部平片** 右肾结石，右侧输尿管下段结石(图8-2)。

5. **核素肾显像** 左肾功能轻度受损($GFR = 38.2ml/min$)；右肾功能重度受损($GFR = 19.4ml/min$)(文末彩图8-3)。

> **思维提示：** 仔细阅读患者CT发现右肾结石具有随体位改变而改变的特点，多位于低位，多系小结石堆积所致，因此右肾结石多为继发结石。那么，导致右肾结石形成的原因究竟是什么呢？再次阅读CT发现右侧输尿管下段近输尿管膀胱开口处的结石周围有一圈低密度囊性组织包裹，与常见的输尿管下段结石有所不同，因此不能排除右侧输尿管开口囊肿伴结石的可能。目前，患者肾功能正常、小便常规及尿培养结果均正常，核素肾显像提示左肾功能轻度受损、右肾功能重度受损。因此，结合患者情况，需首先明确是否存在输尿管开口囊肿，同时伺机处理右肾结石。那么选择何种治疗方式是下一步需要思考的问题。

五、治疗方案及理由

1. 方案　经尿道膀胱镜窥察术，必要时行右侧输尿管镜 + 钬激光碎石术或行右侧输尿管开口囊肿切开术 + 右肾结石输尿管软镜联合钬激光碎石术。

2. 理由　①由于患者右肾结石形态随体位改变而改变，多为多发小结石，同时输尿管全程扩张明显，输尿管下段近开口处可见结石影像，因此考虑系右侧输尿管下段梗阻所致上述表现。然而，右侧输尿管下段结石周围有囊性包裹，因此不能排除右侧输尿管开口处存在囊肿的可能，因此需首先考虑窥察以明确是否存在右侧输尿管开口囊肿；②若患者存在右侧输尿管开口处囊肿，则需在电切镜下行右侧输尿管开口囊肿切开，同时处理结石；若未能发现右侧输尿管开口处囊肿，则需行输尿管镜窥察，窥见输尿管结石则行钬激光碎石术；同时，由于患者右侧输尿管全程扩张，右侧输尿管下段结石处理后可以尝试右侧输尿管软镜逆行至肾盂，行钬激光碎石处理右肾结石。

六、治疗效果及思维提示

经过窥察，发现右侧输尿管开口处存在囊肿，予以电刀切开该囊肿后见一大小约 0.6cm×0.4cm 结石、形态不规则、呈黄褐色、质硬，予以冲出该结石。处理右侧输尿管开口囊肿后，在超滑导丝引导下顺利置入输尿管软镜引导鞘后输尿管软镜顺利置入右侧肾盂，窥见右侧肾盂中下盏内见大量直径约 0.2～0.4cm 左右结石堆积，予以钬激光粉碎右肾结石，留置右侧输尿管支架。术后 1 天复查腹部平片见右肾结石碎石满意、右侧输尿管支架在位（图 8-4），遂予以出院，待术后 3 周复查排石情况，术后 18 天后腹部平片见图 8-5。

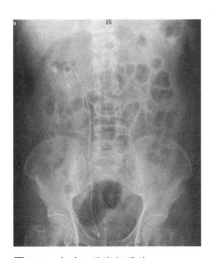

图 8-4　术后 1 天腹部平片

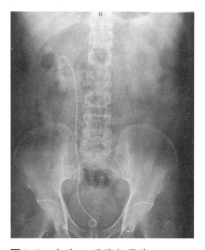

图 8-5　术后 18 天腹部平片

思维提示：由于患者术前的影像资料均为间接证据，且难以确定患者右侧输尿管开口处是否存在囊肿，需要手术窥察进一步明确诊断。窥察后发现右侧输尿管开口处囊肿确切，因此患者右侧上尿路的梗阻多系右侧输尿管开口囊肿所导致，继而发生右肾结石、右侧输尿管全程扩张、右肾功能受损等，因此解除该梗阻是治疗的关键。同时，由于患者长期梗阻，右侧输尿管全程扩张，因此可以同期行输尿管软镜手术处理右肾结石。

七、对本病案的思考

泌尿系结石的治疗主要取决于结石的部位、大小等因素。然而，对有明确继发因素的泌尿系结石的治疗首先仍应以处理原发疾病或控制高危因素为主。输尿管开口囊肿将影响上尿路尿液的引流，进而发生梗阻，导致结石形成。处理此类结石应首先处理输尿管开口囊肿，以去除结石形成的因素，继而处理结石，以防止结石的复发。此外，对于存在高钙血症、甲状旁腺功能亢进、高尿酸血症等代谢性疾病的患者，泌尿系结石的发生率较高，泌尿系结石的治疗固然重要，但控制原发疾病更为重要。因此，在明确泌尿系结石诊断的同时，应积极筛查泌尿系结石形成的高危因素，从而降低结石的复发几率，充分地预防泌尿系结石的形成尤为关键。

病例9　体检发现双肾结石6年余

患者男性,38岁,于2013年5月8日入院

一、主诉

体检发现双肾结石6年余

二、病史询问

> **思维提示**:患者系中青年男性,6年前体检时发现双肾结石,发现肾结石后并未诉说其他症状及体征。因此,问诊应详细了解患者到底有无其他症状及体征,如有无疼痛、血尿等;还应了解有无不良饮食习惯,家族史及职业;既往疾病史等。

（一）问诊主要内容及目的

1. 有无疼痛及疼痛特点?是否出现腰部疼痛?疼痛是钝性疼痛还是锐性疼痛?疼痛时持续性还是间歇性?是否有放射痛或牵涉痛?

泌尿系结石常常引起腰部疼痛,结石导致急性梗阻所引起的疼痛多为绞痛,为持续性或间歇性,可为局部疼痛或放射至会阴部疼痛。而结石慢性梗阻所引起肾积水后的疼痛多为胀痛不适。了解有无疼痛及疼痛的特点有助于泌尿系结石的诊断及鉴别诊断。

2. 有无血尿?血尿的程度、时间,及其与疼痛的关系如何?

引起血尿的原因较多,包括了泌尿系肿瘤、损伤、结石、结核和泌尿系感染等。明确血尿的程度以决定是否需要急诊处理血尿,了解肉眼血尿为全程血尿、排尿前血尿还是终末期血尿有助于鉴别血尿来源的部位及原因。全程血尿多为上尿路来源,包括了肾脏内科疾病、肾脏或输尿管肿瘤及结石等;终末期血尿多为膀胱结核等;排尿前血尿多为尿道来源,如损伤、炎症等。

泌尿系结石常引起血尿,可为肉眼血尿及镜下血尿;部分血尿表现为疼痛后肉眼血尿,为上尿路结石发病的典型特点。

3. 有无下尿路症状,如尿频、尿急、尿痛等?

泌尿系结石可引起下尿路刺激症状,尤其是合并感染时更容易产生这些症状,了解有无下尿路症状,有助于判断结石对泌尿系的影响及感染的严重程度。

4. 发病时是否有发热等症状?

泌尿系结石常合并感染,了解患者是否具有感染的症状及体征,同时对明确疼痛和肉眼血尿的原因有一定的鉴别作用。

5. 患者腰痛加重后尿量情况如何?

尿量是反映肾脏功能的重要指标。部分患者因结石导致梗阻可能发生急性肾功能不全或急性肾衰竭而导致尿量减少,因此需了解患者24小时尿量情况。而且双侧上尿路结石导致的尿路梗阻,更容易导致尿量减少,甚至急性肾衰竭。

6. 患者的家族史及职业?

患者亲属是否有泌尿系结核、结石、肾囊肿及肾肿瘤等疾病史。高温作业等因素可能与泌尿系结石的发病具有一定的相关性。

7. 既往疾病史？

既往有肾脏疾病，如输尿管狭窄等梗阻性肾病及下尿路梗阻均可能引起泌尿系结石的形成；甲状旁腺功能异常及肠道吸收功能异常也可能引起钙磷代谢异常，从而产生泌尿系结石，对于双侧上尿路结石更应关注代谢性疾病的发生。通过了解有无既往泌尿系疾病史及其他系统影响钙磷代谢的疾病史有助于诊断结石及其原因。

（二）问诊结果及思维提示

患者为工人，主要从事一般工厂劳动。既往身体健康，无泌尿系及全身其他疾病史。6 年前发病时无明确诱因，系单位常规体检时发现双肾结石，遂行体外冲击波碎石术，术后完全排出结石。1 年前患者体检时发现双肾结石复发，但当时由于结石体积较小而未予处理。1 个月前再次体检时发现双肾结石较前有所增大，尤以右肾结石增大明显，数量较多。

> **思维提示**：通过问诊可明确，患者首次确诊肾结石为体检时发现，并无明显症状，经体外冲击波碎石术治疗后结石完全排出。其后双肾结石复发，并明显增大，但仍无明显症状。应在体格检查时对肾区及输尿管走行区进行叩诊及触诊，进一步明确有无结石梗阻及感染引起的体征，同时通过影像学检查明确泌尿系结石的诊断，具体了解肾结石的大小及部位，进一步与泌尿系肿瘤、肾囊肿、肾结核等疾病所引起的高密度钙化灶进行鉴别。通过询问既往疾病史及生活习惯等有助于了解结石发生的原因。

三、体格检查

（一）重点检查内容和目的

患者双肾结石并无明显症状，因此对患者进行系统而全面的体格检查时，应重点注意测量患者的体温，叩诊肾区及输尿管走行区，了解有无结石梗阻、泌尿系感染的体征。

（二）体格检查结果及思维提示

T 36.5℃、P 76 次 / 分、R 20 次 / 分、BP 121/81mmHg；神志清楚，无病容，皮肤巩膜无黄染，全身浅表淋巴结未见肿大；颈静脉正常，心界正常，心律齐，各瓣膜区未闻及杂音；胸廓未见异常，双肺叩诊呈清音，双肺呼吸音清，未闻及干湿啰音及胸膜摩擦音；腹部外形正常，全腹柔软，无压痛及反跳痛，腹部未触及包块，肝、脾肋下未触及；双下肢无水肿；双肾区均有轻叩痛，双侧输尿管走行区无深压痛及叩击痛，外生殖器发育正常。

> **思维提示**：体格检查发现患者体温正常，双肾区均有轻叩痛、输尿管走行区无压痛及叩击痛，其他查体也无阳性发现。因此，需进一步完善泌尿系彩超、数字化 X 线腹部正位片、腹部平扫 CT、利尿肾图 /SPECT 肾显像等影像学检查，检查甲状旁腺功能，进一步明确病因，评估结石的大小，具体位置及分布，肾脏积水情况及分肾功能等，为治疗方案的制订提供依据，并指导术后如何预防结石的复发。同时，患者为双肾结石，应密切了解肾功能情况，注意有无肾功能不全的可能性。

四、实验室和影像学检查

（一）初步检查内容及目的

1．泌尿系彩超 明确病因，了解输尿管及肾脏是否存在积水以及积水的程度。

2．数字化X线腹部正位片 进一步了解结石所在的部位、大小、密度等情况。了解肾实质的情况。

3．腹部平扫CT 明确结石诊断后，通过腹部平扫CT，必要时可增强，可以进一步明确结石形成的病因，具体了解肾结石的大小、分布、密度，以及有无畸形等，为治疗方法的选择提供更多的信息。

4．利尿肾图或核素肾显像 明确上尿路有无梗阻，了解分肾功能情况。

5．肾功能 了解总体肾功能。

6．血常规、小便常规、尿培养 进一步明确是否存在泌尿系感染，排除内科性疾病的可能。

（二）检查结果及思维提示

1．泌尿系彩超 双肾大小未见明显异常，左肾下盏查见多个强回声团伴声影，最大约1.0cm，集合系统最大分离暗区约1.1cm；右肾盏区查见多个强回声团伴声影，最大约1.5cm，集合系统最大分离暗区约1.7cm。双侧输尿管未见异常。

2．数字化X线腹部正位片 左肾结石大小约1.0cm，位于下盏；右肾结石为铸型结石，充填各盏及肾盂（图9-1）。

3．全腹部平扫CT 双肾大小未见明显异常，左肾下盏查见高密度影，大小约1.0cm×1.5cm，集合系统未见明显积水；右肾盏区及肾盂查见多个强回声团伴声影，最大约2.0cm，集合系统最大分离暗区约2.5cm（图9-2）。

4．利尿肾图 左侧上尿路引流通畅，肾功能正常；右肾功能轻度受损，排泄曲线呈梗阻型肾图。

5．血清 BUN 5.8mmol/L，CREA 78.5μmol/L。

6．血常规 WBC $7.74×10^9$/L；RBC $4.58×10^{12}$/L；HGB 135g/L；PLT $213×10^9$/L。

7．小便常规 白细胞30个/HP、红细胞53个/HP、细菌418/ul、脓细胞（-）；尿蛋白（-）；尿培养：无细菌生长。

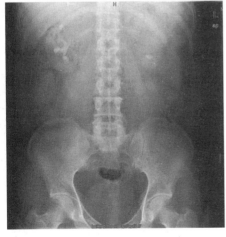

图9-1 入院时数字化X线腹部正位片所见

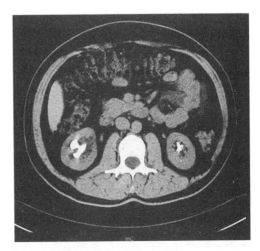

图9-2 入院时腹部平扫CT所见

思维提示：重要的辅助检查有如下四项：①腹部平片；②全腹部平扫CT；③利尿肾图；④血清肌酐。结合患者病史、体格检查及辅助检查结果，排除了泌尿系肿瘤、结核、肾囊肿等疾病，确定了双肾结石的诊断，并了解到左肾结石较小，而右肾结石为铸型结石。目前，患者肾功能正常、小便常规检查仅发现白细胞升高，利尿肾图提示两侧肾功能良好。因此，结合患者情况，右肾结石需考虑外科手术治疗，左肾结石可暂不外科手术处理。其治疗方案包括：①经皮肾镜碎石取石术（PNL）；②输尿管软镜碎石术；③肾盂/肾实质切开取石术。

五、治疗方案及理由

1. 方案　经皮肾镜碎石取石术治疗右肾结石。
2. 理由　患者左肾结石大小约1.0cm，位于下盏，并未造成明显梗阻，暂不考虑手术治疗；右肾结石为铸型结石，且造成明显梗阻，引起肾脏积水。根据双肾结石的治疗原则，双侧肾结石时应先处理梗阻较重一侧，因此该患者应首先处理右肾结石。

目前对于肾结石的处理方案主要包括了体外冲击波碎石术（ESWL）、PNL、肾盂切开取石术、肾实质切开取石术等。其中肾盂/肾实质切开取石术由于创伤大、恢复慢，同时结石清除率相对较低，现已不作为治疗上尿路结石的首选治疗方案。而随着微创技术的发展，经皮肾镜碎石取石术已成为目前治疗肾结石的一线治疗手段。经皮肾镜碎石术在建立通道后，利用碎石器械（如：钬激光、超声、气压弹道等）击碎结石后取出，具有损伤小、恢复快等特点。本例病例中患者的右肾结石为铸型结石，较为复杂，采用PNL治疗为最佳方案，故患者最终选择了经皮肾镜碎石取石术治疗其右肾结石。

六、治疗效果及思维提示

患者经充分术前准备后施行了经皮肾镜碎石取石术治疗右肾结石，术中见：结石位于右肾肾盂及上中下各盏，最大结石大小约2.0cm×2.0cm，呈黄褐色、质硬，肾盂及肾盏黏膜炎性表现，予以完全击碎右肾结石并取出，留置右侧输尿管支架及右肾造瘘管。术后3天复查腹部平片见右肾结石碎石满意、右侧输尿管支架在位（图9-3），遂予以拔除右肾造瘘管并出院，术后4周拔除右侧输尿管支架管。

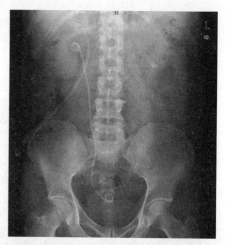

图9-3　术后三天复查数字化X线腹部正位片所见

思维提示：患者双肾结石诊断明确，结石的部位、大小均已通过影像学检查确定，根据结石的具体情况及治疗原则确定应首先治疗的一侧肾结石。结合患者情况，治疗方案并不是唯一的。对于不同手术方案的取舍则主要取决于疾病的情况，同时也应考虑患者自身需求。经皮肾镜碎石取石术对于治疗复杂的肾结石具有重要作用。

七、对本病例的思考

1. 上尿路结石的处理原则　针对上尿路结石的治疗方案包括了内科治疗、体外震波碎石、经皮肾镜手术、输尿管软镜手术、肾或输尿管切开取石等。具体治疗方案的选择主要取决于结石的部位、大小，同时需结合患者自身情况与自身需求。0.6cm 以下的结石可以考虑内科治疗，定期复查观察结石是否排出；0.6cm 以上、小于 1.5cm 的结石则可考虑体外震波碎石术；大于 2cm 的上尿路结石则可选择经皮肾镜碎石术；1.5～2cm 的结石则可选择输尿管软镜碎石术或经皮肾镜碎石术。上述方案的选择当然不是绝对的，如患者存在肥胖、脊柱畸形等特殊情况则需根据情况进行选择，而不是单独地依靠结石大小和部位决定治疗结石的方案。

本病例中，患者结石大小在 2cm 左右，因此患者可选择输尿管软镜碎石术和经皮肾镜碎石术处理其左肾结石。那么，患者究竟如何选择，这就取决于患者对两种不同治疗方案的认识以及自身的需求。因此，告知患者各种治疗方案的利弊、风险是指导患者作出选择所必需的。

2. 双侧肾结石的治疗原则　双肾结石因其造成双侧肾脏功能的损害，外科处理时应谨慎对待，以免造成肾衰竭等严重后果。对于双肾结石，一般先治疗容易处理的一侧，或者先处理梗阻较重、肾功能破坏较重的一侧，如果肾功能处于氮质血症期或者尿毒症期，应先行经皮肾穿刺造瘘术或输尿管支架管置入术，待肾功能好转后再处理肾结石。

在本病例中，患者右肾铸型结石，梗阻明显，而左肾结石较小，肾功能良好，故应先处理右肾结石，左肾结石可观察或后期 ESWL 治疗。

病例 10　反复右侧腰痛 1 年余，加重伴血尿 2 周

患者女性，40 岁，于 2013 年 4 月 21 日入院

一、主诉

反复右侧腰痛 1 年余，加重伴血尿 2 周

二、病史询问

> **思维提示**：患者系中年女性，反复出现右侧腰部疼痛 1 年余，近期腰痛加重同时伴发肉眼血尿等症状，应积极筛查患者腰部疼痛及血尿的原因。因此，问诊时应主要了解患者疼痛的性质、程度及其伴随症状，了解血尿的特点及其与疼痛的关系，筛查腰痛及肉眼血尿的常见病因，如泌尿系结石、肿瘤等。

（一）问诊主要内容及目的

1．疼痛的特点？疼痛是钝性疼痛还是锐性疼痛？疼痛时持续性还是间歇性？是否有放射痛或牵涉痛？

腰部疼痛的原因较多，不同疾病所导致的腰部疼痛性质有所不同。通过了解疼痛的性质可以初步筛查患者腰痛的原因，如肿瘤所导致的疼痛多为间歇性的钝痛；腰肌劳损引起的腰痛多为酸胀不适感；腰椎间盘突出症所导致的腰痛常伴有腿痛，甚至活动受限；结石导致急性梗阻所引起的疼痛多为绞痛，伴或不伴有放射痛，而结石慢性梗阻引起肾积水可为胀痛不适。

2．肉眼血尿的程度、时间，以及和疼痛的关系如何？

肉眼血尿的原因较多，包括了泌尿系肿瘤、损伤、结石、结核和泌尿系感染等。明确肉眼血尿的程度以决定是否需要急诊处理血尿，了解肉眼血尿为全程血尿、排尿前血尿还是终末期血尿有助于鉴别血尿来源的部位及原因。全程血尿多为上尿路来源，包括了肾脏内科疾病、肾脏或输尿管肿瘤及结石等；终末期血尿多为膀胱结核等；排尿前血尿多为尿道来源，如损伤、炎症等。

3．有无下尿路症状，如尿频、尿急、尿痛等？

输尿管结石，尤其是壁内段结石可引起下尿路症状，包括尿频、尿急、尿痛等，而其他疾病所引起的腰痛往往不合并下尿路症状。

4．入院前是否有外伤病史？

部分外伤患者损伤肾脏或输尿管有时伴有腰痛及肉眼血尿。

5．发病时是否有发热等症状？

了解患者是否具有感染的症状及体征，同时对明确疼痛和肉眼血尿的原因有一定的鉴别作用。

6．患者腰痛加重后尿量情况如何？

尿量是反映肾脏功能的重要指标。部分患者因结石导致梗阻可能发生急性肾功能不全或急性肾衰竭而导致尿量减少，因此需了解患者 24 小时尿量情况。

7．患者的家族史、长期居住地及职业？

患者家族是否有遗传性疾病史；患者长期居留地有何种高发病率疾病；患者亲属或长期

接触人群中是否有肺结核、泌尿系结核、结石、肾囊肿等疾病史。化学药品的暴露史可能与泌尿系肿瘤的发生有一定相关性,高温作业等因素可能与泌尿系结石的发病具有一定的相关性。

（二）问诊结果及思维提示

患者为农民,主要从事家务及农业劳动。既往身体健康,无肺及泌尿系结核病史,未发现家族性疾病和遗传性疾病。1 年前患者无明显诱因出现右侧腰部胀痛,无明显放射痛,无畏寒、发热,无腹痛,无尿频、尿急及尿痛,无明显肉眼血尿。近 1 年来患者右侧腰部胀痛不适反复发作,因平时从事一定的体力劳动,自认与劳累引起的腰痛有关而未处理。2 周前患者再次出现右侧腰部疼痛不适,较为剧烈,痛后出现全程肉眼血尿,呈鲜红色,有轻微尿急,多饮水及休息后明显减轻。此次腰痛加重后无发热,尿量亦无明显减少。

> **思维提示**:通过问诊可以明确,患者既往无肺及泌尿系结核病史,也无腰部外伤史。在无明显诱因下反复出现,其疼痛及血尿特点亦符合泌尿系结石的特点,应在体格检查时对肾区及输尿管走行区进行叩诊及触诊,进一步明确有无结石梗阻、感染的体征,同时通过影像学检查明确是否存在泌尿系结石,以及结石的大小及部位,进一步与泌尿系肿瘤、肾囊肿进行鉴别。

三、体格检查

（一）重点检查内容和目的

考虑到患者右侧腰部疼痛及肉眼血尿多系泌尿系结石所致,因此对患者进行系统而全面的体格检查时,应重点注意测量患者的体温、叩诊肾区、触诊输尿管压痛点,了解有无结石梗阻、泌尿系感染的体征。

（二）体格检查结果及思维提示

T 36.8℃,P 80 次 / 分,R 19 次 / 分,BP 121/71mmHg。神志清楚,无病容,皮肤巩膜无黄染,全身浅表淋巴结未见肿大。颈静脉正常。心界正常,心律齐,各瓣膜区未闻及杂音。胸廓未见异常,双肺叩诊呈清音,双肺呼吸音清,未闻及干湿啰音及胸膜摩擦音。腹部外形正常,全腹柔软,无压痛及反跳痛,腹部未触及包块,肝脏肋下未触及,脾脏肋下未触及,双肾未触及。双下肢无水肿。右肾区明显叩击痛,有轻压痛,左肾区及双侧输尿管走行区无压痛叩击痛,未触及充盈膀胱,外生殖器发育未见异常。

> **思维提示**:体格检查发现患者体温正常,右肾区明显叩击痛,有轻压痛,左肾区及双侧输尿管走行区无压痛叩击痛,其他查体无阳性发现。因此,需进一步完善泌尿系彩超、数字化 X 线腹部正位片、腹部平扫 CT、利尿肾图 /SPECT 肾显像等影像学检查进一步明确诊断,查找病因,并为治疗方案的制订提供依据。

四、实验室和影像学检查

（一）初步检查内容及目的

1. 泌尿系彩超　明确病因,具体了解泌尿系结石的情况,包括结石的位置、大小、分布及形态等,同时了解输尿管及肾脏集合系统是否存在积水以及积水的程度。

2．数字化X线腹部正位片　进一步了解结石所在的部位、大小、形态及密度等。

3．腹部平扫CT　必要时可行此项检查,主要是为了明确诊断,查找病因,了解肾实质的情况,并为治疗方法的选择提供更多的信息。

4．利尿肾图或核素肾显像　了解上尿路有无梗阻,明确分肾功能情况。

5．血常规、小便常规及尿培养　明确是否存在泌尿系感染,排除内科性疾病的可能。

6．肾功能　明确总体肾功能。

（二）检查结果及思维提示

1．泌尿系彩超　双肾大小未见明显异常,右肾集合系统最大分离暗区约2.3cm,盏区内查见多个强回声伴声影,最大者位于肾门处,大小约2.6cm;双侧输尿管未见扩张（图10-1）。

2．数字化X线腹部正位片　右肾结石,大小约3cm×2cm,位于肾门处（图10-2）。

3．全腹部平扫CT　左肾正常;右肾结石伴积水,结石大小约3cm×2cm,位于肾盂内,集合系统分离约3.0cm;右侧输尿管上端轻度扩张（图10-3）。

4．利尿肾图　左侧上尿路引流通畅,右肾功能轻度受损,呈梗阻型曲线。

5．血常规及肾功能　WBC 7.86×10^9/L;RBC 5.73×10^{12}/L;HGB 138g/L;PLT 247×10^9/L;CREA 69μmol/L。

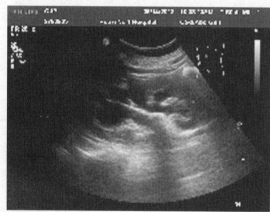

A：右肾

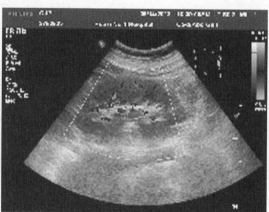

B：左肾

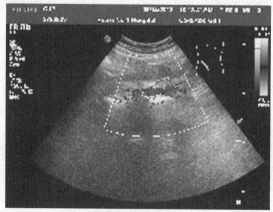

C：右下腹

图10-1　入院时泌尿系彩超所见

6. 小便常规　白细胞 24 个 /HP、红细胞 256 个 /HP、细菌 143/μl、脓细胞 (−)；尿蛋白 (+)。

7. 尿培养　无细菌生长。

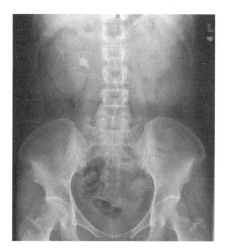

图 10-2　入院时数字化 X 线腹部正位片所见

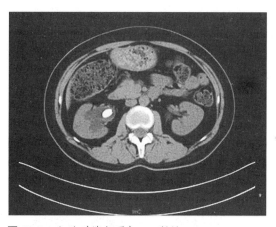

图 10-3　入院时腹部平扫 CT 所见

> **思维提示**：重要的辅助检查有如下四项：①泌尿系彩超；②数字化 X 线腹部正位片；③全腹部平扫 CT；④利尿肾图。结合患者病史、体格检查及辅助检查结果，排除了泌尿系肿瘤、结核、肾囊肿等疾病，也排除了非泌尿系疾病，明确了右肾结石伴积水的诊断。目前，患者总体肾功能基本正常，小便常规检查发现白细胞升高伴有血尿，利尿肾图提示分侧肾功能良好，右肾梗阻并功能受损。因此，结合患者情况，右肾结石直径约 3cm 具有外科手术治疗指征，应考虑积极的外科治疗。其治疗方案包括：①体外冲击波碎石术 (ESWL)；②经皮肾镜碎石取石术；③输尿管软镜碎石术；④肾盂或肾实质切开取石术。

五、治疗方案及理由

1. 方案　经皮肾镜碎石取石术。

2. 理由　目前对于上尿路结石的处理方案主要包括了体外冲击波碎石术(ESWL)，经皮肾镜碎石取石术，输尿管软镜碎石术，肾盂或肾实质切开取石术等。其中肾盂或肾实质切开取石术由于创伤大、恢复慢，同时结石清除率相对较低，现已不是手术治疗上尿路结石的主要治疗方案。随着微创技术的发展，经皮肾镜碎石取石术、输尿管软镜碎石术现已成为目前治疗上尿路结石的重要手段，尤其是经皮肾镜碎石取石术已成为治疗肾结石的一线治疗方法，而输尿管软镜碎石术主要适用于小于2cm的肾结石。针对上尿路结石的部位及大小不同，治疗方案亦有所不同。

由于患者结石位于右侧肾盂，大小约3cm左右，体外冲击波碎石处理相对困难，并且容易形成石街造成梗阻，因此患者可选择的手术治疗方案主要包括了经皮肾镜碎石取石术和输尿管软镜碎石术。对于直径在3cm左右的肾结石，经皮肾镜碎石取石术、输尿管软镜碎石术在结石的清除率方面无明显的差异。经皮肾镜碎石术建立通道后，利用碎石器械击碎结石后取出，手术效率高；输尿管软镜碎石术则击碎结石后需待结石自行排出，处理较大肾结石时手术时间可能延长，增加手术风险性。患者最终选择了经皮肾镜碎石取石术处理其右肾结石。

六、治疗效果及思维提示

经充分术前准备后，患者在全麻下施行了经皮肾镜碎石取石术，术中见：右肾结石位于肾盂内，呈黑褐色、质硬难碎，结石与周围黏膜粘连严重，周围肉芽组织形成。使用气压弹道联合超声碎石系统予以完全击碎右肾结石，留置输尿管支架及肾造瘘管。经术后一个月复查腹部X线平片显示右肾结石排出完全(图10-4)。

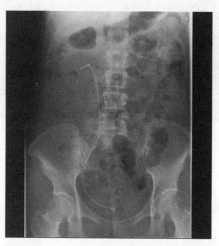

图10-4　术后一个月时数字化X线腹部正位片所见

> **思维提示：**患者右肾结石诊断明确，结石的部位、大小均已通过影像学检查确定，结合患者情况治疗方案并不是唯一的。对于不同手术方案的取舍则主要取决于患者自身需求。输尿管软镜手术与经皮肾镜手术各有利弊，最终的选择权仍在患者手中。因此，需反复向患者告知不同治疗方案的利弊、风险等因素后，患者自行决定和选择。

七、经皮肾镜碎石取石术出血并发症的处理及思维提示

术后5天时,患者开始出现肉眼血尿,给予止血药控制出血,保留三腔尿管持续膀胱冲洗,其后出血无明显好转,血红蛋白进行性下降至68g/L。仔细分析病情后,考虑为右肾分支动脉或假性动脉瘤形成引起出血的可能性大。经积极行右肾血管造影证实为假性动脉瘤形成,遂行高选择性右肾段动脉栓塞术后,患者出血停止,拔除肾造瘘管后康复出院(图10-5)。术后1个月复查数字化X线腹部正位片见右肾结石排石完全,右侧输尿管支架在位(图10-6),遂予以拔除右侧输尿管支架管。

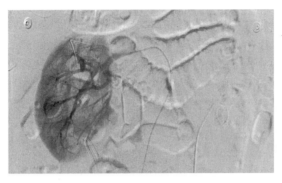

图10-5 肾动脉造影所见

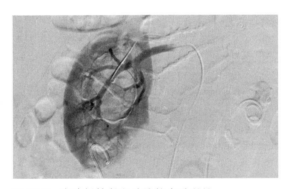

图10-6 高选择性肾段动脉栓塞后所见

> **思维提示:**经皮肾镜碎石取石术虽然具有创伤小、恢复快的特点,但是这不表示没有风险。PNL手术不像开放手术那样可以严格的止血,本手术术后出血的风险较大,且处理方法不多。对于PNL术后出血,关键在于及时判断原因,进行最恰当最及时的处理,避免造成严重后果。假性动脉瘤引起的判断较为困难,更多地依靠肾脏血管造影进行了解,同时介入治疗。本例患者术后形成假性动脉瘤,造成大出血,经介入治疗后恢复。

八、对本病例的思考

1. 上尿路结石治疗方案的选择 针对输尿管结石的治疗方案包括了内科治疗和外科治疗。具体治疗方案的选择主要取决于结石的发病时间、部位、大小及肾功能情况等,同时需结

合患者自身需求。0.6cm 以下的结石可以考虑内科治疗，定期复查观察结石是否排出；0.6cm 以上、小于 1.5cm 的结石则可考虑体外冲击波碎石术；大于 2cm 的上尿路结石则可选择经皮肾镜碎石术；1.5～2cm 的结石则可选择输尿管软镜碎石术或经皮肾镜碎石术。上述方案的选择当然不是绝对的，如患者存在肥胖、脊柱畸形等特殊情况则需根据情况进行选择，而不是单独地依靠结石大小和部位决定治疗结石的方案。本病案中，患者结石大小在 3cm 左右，患者可选择输尿管软镜碎石术和经皮肾镜碎石术处理其右肾结石。那么，患者究竟如何选择，这就取决于患者对两种不同治疗方案的认识以及自身的需求。因此，告知患者各种治疗方案的利弊、风险是指导患者作出选择所必需的。

2. 经皮肾镜碎石取石术后出血并发症的预防及处理 出血是经皮肾镜碎石取石术后最常见的并发症。影响出血的危险因素主要包括：手术者的技术熟练程度、穿刺点选择、穿刺次数、通道大小及数量、穿刺损伤肾实质血管及肾门血管等。经皮肾镜碎石取石术后出血的种类主要分为：术中出血，主要为穿刺通道的出血及肾盂肾盏的损伤；肾周血肿，往往因出血聚集在肾周而具有一定的隐蔽性，容易被忽视；膀胱血凝块填塞；失血性休克；动静脉瘘或假性动脉瘤形成，往往为迟发性，发生于术后一周左右，其发生率约为 5‰。

经皮肾镜碎石取石术后出血的处理措施：术中发生出血者，应及时手术终止，等待时机进行二期手术，切忌盲目继续手术造成更多出血，危及生命；使用肾造瘘管的球囊压迫止血，或者夹闭肾造瘘管产生一个高压环境，进行压迫止血；肾周血肿形成时，尽量采用输血等保守治疗；膀胱血凝块填塞时，可首先进行三腔尿管膀胱冲洗，必要时行手术清除血凝块；发生失血性休克应积极补充血容量，进行输血；动静脉瘘或假性动脉瘤形成，应选择介入手术进行止血，必要时进行手术探查，切除患肾。

经皮肾镜碎石取石术后出血预防：穿刺应从上盏、后盏进入，最好是穹窿部，可避开肾盏邻近血管；可选择球囊扩张及一步法扩张减少出血；可选择软镜操作，减少创伤；多普勒彩超引导下穿刺，可避开血管。

参 考 文 献

1. Papatsoris A, Sarica K. Flexible ureterorenoscopic management of upper tract pathologies. Urol Res, 2012；40（6）：639-646.

2. Seitz C, Desai M, Häcker A, et al. Incidence, prevention, and management of complications following percutaneous nephrolitholapaxy. EurUrol, 2012；61（1）：146-158.

病例 11 左侧腰部胀痛不适 1 个月余

患者女性,47 岁,于 2013 年 5 月 9 日入院

一、主诉

左侧腰部胀痛不适 1 个月余

二、病史询问

> **思维提示**:患者系中年女性,出现左侧腰部胀痛不适 1 个月余,为了明确原因,应积极筛查患者腰部疼痛的原因。因此,问诊应主要了解患者疼痛的性质、程度及其伴随症状,筛查腰痛的常见病因,如腰肌劳损、泌尿系结石、肿瘤等。

（一）问诊主要内容及目的

1. 疼痛的特点? 疼痛是钝性疼痛还是锐性疼痛? 疼痛时持续性还是间歇性? 是否有放射痛或牵涉痛?

腰部疼痛的原因较多,不同疾病所导致的腰部疼痛性质有所不同。通过了解疼痛的性质可以初步筛查患者腰痛的原因,如肿瘤所导致的疼痛多为间歇性的钝痛;腰肌劳损引起的腰痛多为酸胀不适感;腰椎间盘突出症所导致的腰痛常伴有腿痛,甚至活动受限;活动性泌尿系结石急性梗阻所引起的疼痛多为绞痛,伴或不伴有放射痛,而结石慢性梗阻引起肾积水可为胀痛不适。

2. 有无下尿路症状,如尿频、尿急、尿痛等? 有无血尿?

输尿管结石尤其是壁内段结石可引起下尿路症状,包括尿频、尿急、尿痛等,而其他疾病所引起的腰痛往往不合并下尿路症状;而肾结石很少引起尿频、尿急、尿痛等症状,若出现此类症状,往往预示着存在泌尿系感染的可能性。活动性肾结石容易引起血尿,尤其是较小的肾结石,而较大的肾结石合并 / 不合并尿路感染均可能引起尿液隐血。

3. 患者腰痛加重后尿量情况如何?

尿量是反映肾脏功能的重要指标。部分患者因结石导致梗阻可能发生急性肾功能不全或急性肾衰竭而导致尿量减少,因此需了解患者 24 小时尿量情况。

4. 患者的家族史、长期居住地及职业。

患者家族是否有遗传性疾病史;患者长期居留地有何种高发病率疾病;患者亲属或长期接触人群中是否有肺结核、泌尿系结核、结石、肾囊肿等疾病史。化学药品的暴露史可能与泌尿系肿瘤的发生有一定相关性,高温作业等因素可能与泌尿系结石的发病具有一定的相关性。

（二）问诊结果及思维提示

患者为农民,主要从事家务及农业劳动。患者生长于中国西南地区,此地区为泌尿系结石的高发地区。既往身体健康,无肺及泌尿系结核病史,无腰部外伤史,未发现家族性疾病和遗传性疾病。1 个月余前患者无明显诱因出现左侧腰部胀痛不适,无明显放射痛,无畏寒、发热,无腹痛,无尿频、尿急及尿痛,无明显肉眼血尿。患者出现左侧腰部疼痛不适后,无发热,尿量亦无明显变化。

思维提示：通过问诊可以了解到，患者既往无腰部外伤史，无肺及泌尿系结核病史，也无腰部其他疾病史，并且无明显尿路伴随症状。在无明显诱因下出现左侧腰部疼痛具有一定泌尿系疾病的特点，患者所居住地区泌尿系结石为高发疾病，是引起腰部不适的最常见原因，故应在体格检查时对肾区及输尿管走行区进行叩诊及触诊，进一步明确有无泌尿系疾病的可能，尤其是泌尿系结石的可能，同时通过影像学检查明确是否存在泌尿系疾病以及疾病的种类，并进一步进行鉴别。

三、体格检查

（一）重点检查内容和目的

考虑患者左腰部疼痛多系泌尿系疾病所致，尤其是泌尿系结石，因此对患者进行系统而全面的体格检查时，应重点注意测量患者的体温、叩诊肾区、触诊输尿管压痛点，了解有无结石梗阻、泌尿系感染的体征。

（二）体格检查结果及思维提示

T 36.5℃，P 82次/分，R 20次/分，BP 125/73mmHg。神志清楚，无病容，皮肤巩膜无黄染，全身浅表淋巴结未见肿大。颈静脉正常。心界正常，心律齐，各瓣膜区未闻及杂音。胸廓未见异常，双肺叩诊呈清音，双肺呼吸音清，未闻及干湿啰音及胸膜摩擦音。腹部外形正常，全腹柔软，无压痛及反跳痛，腹部未触及包块，肝脏肋下未触及，脾脏肋下未触及，双肾未触及。双下肢无水肿。左肾区明显叩击痛，有轻压痛，右肾区及双侧输尿管走行区无压痛叩击痛，未触及充盈膀胱，外生殖器发育未见异常。

思维提示：体格检查发现患者体温正常，左肾区明显叩击痛，有轻压痛，右肾区及双侧输尿管走行区无压痛叩击痛，其他查体无阳性发现，由此推断左侧肾脏病变的可能性极大，尤其是泌尿系结石。因此，需进一步完善泌尿系彩超、数字化X线腹部正位片，甚至腹部CT等影像学检查，以便进一步明确诊断，查找病因，并为治疗方案的制订提供准确依据。

四、实验室和影像学检查

（一）初步检查内容及目的

1. 泌尿系彩超　明确病因，具体了解泌尿系结石的情况，包括结石的位置、大小、分布及形态等，同时了解输尿管及肾脏集合系统是否存在积水以及积水的程度。

2. 数字化X线腹部正位片　进一步了解结石所在的部位、大小及形态等。

3. 腹部平扫CT　必要时可行此项检查，主要是为了明确诊断，查找病因，了解肾实质的情况。

4. 利尿肾图或核素肾显像　了解上尿路有无梗阻，明确分侧肾脏功能情况。

5. 血常规、小便常规及尿培养　明确是否存在泌尿系感染，排除内科性疾病的可能。

6. 肾功能　明确总体肾功能。

（二）检查结果及思维提示

1．**泌尿系彩超** 右肾窝、右侧腹、盆腔未见正常右肾声像图；左肾体积长大，大小约 14.5cm×6.6cm×6.9cm，实质回声未见异常，盏区及肾盂内查见铸状强回声团伴声影，最大约 5.3cm；上盏区查见最大约 1.7cm 分离暗区，内透声差。双侧输尿管未见扩张。

2．**数字化 X 线腹部正位片** 左肾铸型结石，充填左肾各盏及肾盂，最大约 6.1cm×5.5cm（图 11-1）。

3．**全腹部平扫 CT** 右肾缺如；左肾铸型结石，充填左肾各盏及肾盂，最大约 6.5cm×5.7cm，上盏积水约 2.0cm，内容物黏稠。左侧输尿管未见明显异常（图 11-2）。

4．**利尿肾图** 未见右肾显影，左肾功能轻度受损，呈梗阻型曲线。

5．**血常规及肾功能** WBC $3.93×10^9$/L；RBC $3.77×10^{12}$/L；HGB 116g/L；PLT $102×10^9$/L；CREA 105.3μmol/L，BUN 5.66mmol/L。

6．**小便常规** 白细胞 914 个/HP，红细胞 91 个/HP，细菌 4115/μl，脓细胞（++）；尿蛋白 1.0g/L（++），细菌 4115/μl。

7．**尿培养** 奇异变形杆菌。

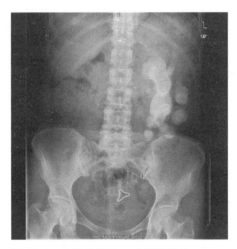

图 11-1 入院时腹部 X 光平片所见

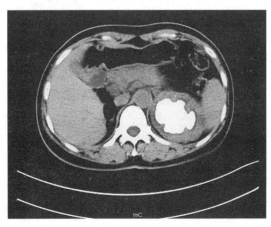

图 11-2 入院时腹部平扫 CT 所见

思维提示：重要的辅助检查有如下五项：①泌尿系彩超；②数字化X线腹部正位片；③全腹部平扫CT；④利尿肾图；⑤尿常规及尿培养。结合患者病史、体检检查及辅助检查结果，排除了泌尿系肿瘤、结核、肾囊肿等疾病，也排除了非泌尿系疾病，确定了右肾缺如，左肾结石伴积水，泌尿系感染/脓尿的诊断。尽管患者为先天性独肾，但其总肾功能正常；尿常规检查发现白细胞升高、脓尿，利尿肾图提示左肾梗阻并功能受损。因此，结合患者情况，左肾铸型结石，充填左肾盂及各肾盏，具有明确外科手术治疗指征，应考虑积极的外科治疗。其治疗方案包括：①体外冲击波碎石术（ESWL）；②经皮肾镜碎石取石术（PNL）；③输尿管软镜碎石术；④肾盂或肾实质切开取石术。

五、治疗方案及理由

1. 方案　经皮肾镜碎石取石术。

2. 理由　目前对于上尿路结石的处理方案包括了体外冲击波碎石术（ESWL）、PNL、输尿管软镜碎石术、肾盂切开取石术或无萎缩肾实质切开取石术等。其中肾盂或肾实质切开取石术由于创伤大、恢复慢，同时结石清除率相对较低，现已不是手术治疗上尿路结石的主要治疗方案；但无萎缩肾实质切开取石术有其自身的优点，该手术方式可以应用于复杂性铸型结石，能够最大限度地取出结石，减少对肾脏功能的损害。而随着微创技术的提高，经皮肾镜碎石术、输尿管软镜碎石术现已成为目前治疗上尿路结石的重要手段。

由于患者左肾结石为铸型结石，几乎完全充填左肾盂及各个肾盏，体外冲击波碎石术难以处理，开放手术同样无法清除结石，并且不易进行二次甚至多次手术治疗，输尿管软镜技术处理如此巨大的肾结石手术难度极大，因此患者可选择的手术治疗方案主要是PNL。PNL治疗铸型肾结石可以分期多次取石，具有重复性好，创伤小等优点。经皮肾镜碎石术建立通道后，利用碎石器械击碎结石后取出，并且可以多通道同时碎石，或者多次手术碎石，患者最终选择了经皮肾镜碎石取石术处理其左肾铸型结石。

六、治疗效果及思维提示

经充分术前准备后，患者在全麻下施行了经皮肾镜碎石取石术，术中见：左肾结石位于肾盂、上/中/下肾盏内，呈黄色、质脆易碎，肾盏内有脓性尿液。使用气压弹道联合超声碎石系统清除部分左肾上盏及肾盂结石，残留下左肾中下盏及部分肾盂结石，因未能完全取出肾盂结石，故仅留置肾造瘘管，保留输尿管插管。术后1周复查（图11-3），左肾仍残留较多结石，遂进行第二次PNL，联合第一次PNL的通道，完全清除肾盂结石及部分中盏结石，并安置输尿管支架管及肾造瘘管。第二次术后1周再次复查，遂进行了第三次PNL，联合第二次PNL的手术通道，但仍不能完全清除肾结石，保留肾造瘘管及输尿管支架管后，患者选择出院，等待时机再进行治疗。

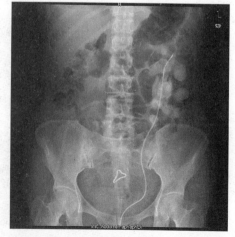

图11-3　术后三天复查腹部X光平片所见

七、对本病例的思考

1. 鹿角形肾结石的临床治疗策略　鹿角形肾结石包括部分性鹿角形肾结石及完全性鹿角形肾结石(铸型肾结石)。鹿角形肾结石的治疗有 PNL、ESWL、开放手术及 PNL/ESWL 联合治疗等方法。在选择治疗方案时，应该充分考虑患者的具体情况，要综合考虑各种治疗方法的疗效、并发症等因素的影响。

鹿角形肾结石的治疗原则主要有以下几方面：

(1) 对于新确诊的鹿角形肾结石，应积极手术治疗，避免引起反复的腰痛及尿路感染等，最重要的是保护肾脏功能。

(2) 随着微创技术及腔内器械的发展，鹿角形肾结石的治疗应首选微创治疗方法，最重要的是 PNL，而开放手术不应成为鹿角形肾结石的首选方法。

(3) 对于每种治疗方法，均应向患者详细介绍，告知优缺点，并且根据患者的具体情况协助其确定最合适的方法。

(4) 外科治疗鹿角形肾结石的同时，应积极寻找病因，进行结石成分分析，采取一定的措施，尽量降低结石的复发率。

对于本例患者，右肾缺如，左肾铸型结石，手术风险及肾衰竭的风险极大，尽管患者接受了 PNL 治疗，但是第一次手术仅能清除约 1/3 的肾结石，所以患者接受了第二次、第三次手术，这也是 PNL 的优点，可以重复多次手术治疗。

2. 肾结石合并尿路感染的治疗　结石造成泌尿系梗阻，很容易引起感染，而感染将使泌尿系结石加速增大，同时加速肾功能的损害，如此形成一个恶性循环。鹿角形肾结石往往含有鸟粪石/磷灰石等感染性结石的成分，这些成分与尿路感染有密切关系，容易导致尿路感染的反复发作。因此，控制泌尿系感染对于泌尿系结石的治疗具有很重要的意义。

一般情况下，鹿角形肾结石患者手术前均应常规行中段尿细菌培养和药敏试验，若培养结果为阳性，或者培养结果为阴性但存在明显感染都应在 PNL 术前常规预防性使用抗生素，避免术中术后发热、感染性休克，甚至脓毒血症出现的可能。PNL 术后必须常规应用敏感的抗生素治疗，并且应持续到体温正常、全身症状消失、尿培养阴性后 2 周。

对于本例患者，术前尿常规提示白细胞升高，查见较多脓细胞，存在明显尿路感染，而尿培养结果也为阳性。因此，在处理本例患者时，术前应根据尿培养及药敏试验结果，尽早给予敏感抗生素治疗。该患者接受三次 PNL 术后均出现发热。

参 考 文 献

1. Healy KA, Ogan K. Pathophysiology and management of infectious staghorn calculi. Urol Clin North Am, 2007；34(3)：363-374.

2. Seitz C, Desai M, Häcker A, et al. Incidence, prevention, and management of complications following percutaneous nephrolitholapaxy. Eur Urol, 2012；61(1)：146-158.

病例 12　右侧腰部胀痛 1 月余

患者女性,44 岁,四川人,于 2013 年 4 月 28 日入院

一、主诉

右侧腰部胀痛 1 月余

二、病史询问

> **思维提示**:患者系中年女性,近期出现右侧腰部胀痛不适,原因不明,应积极筛查患者腰部疼痛的原因。因此,问诊应主要了解患者疼痛的性质、程度及其伴随症状,了解血尿的特点及其与疼痛的关系,筛查腰痛的常见病因,如泌尿系结石、腰肌劳损、腰椎间盘突出症等。

（一）问诊主要内容及目的

1. 疼痛的特点? 疼痛是钝性疼痛还是锐性疼痛? 疼痛时持续性还是间歇性? 是否有放射痛或牵涉痛?

腰部疼痛的原因较多,不同疾病所导致的腰部疼痛性质有所不同。通过了解疼痛的性质可以初步筛查患者腰痛的原因,如肿瘤所导致的疼痛多为间歇性的钝痛;腰肌劳损引起的腰痛多为酸胀不适感;腰椎间盘突出症所导致的腰痛常伴有腿痛,甚至活动受限;结石导致急性梗阻所引起的疼痛多为绞痛,伴或不伴有放射痛,而结石慢性梗阻引起肾积水可为胀痛不适。

2. 有无下尿路症状,如尿频、尿急、尿痛等?

输尿管结石尤其是壁内段结石可引起下尿路症状,包括尿频、尿急、尿痛等,而其他疾病所引起的腰痛往往不合并下尿路症状。

3. 有无血尿,及其与疼痛的关系?

血尿的原因较多,包括了泌尿系肿瘤、损伤、结石、结核和泌尿系感染等。血尿可分为镜下血尿及肉眼血尿。泌尿系结石的血尿多为肉眼血尿,典型表现为急性疼痛后肉眼血尿。明确肉眼血尿的程度以决定是否需要急诊处理血尿,了解肉眼血尿为全程血尿、排尿前血尿还是终末期血尿有助于鉴别血尿来源的部位及原因。全程血尿多为上尿路来源,包括了肾脏内科疾病、肾脏或输尿管肿瘤及结石等;终末期血尿多为膀胱结核等;排尿前血尿多为尿道来源,如损伤、炎症等。

4. 入院前是否有外伤病史?

部分外伤患者可损伤腰部软组织或骨折引起腰痛,也可肾脏或输尿管有时伴有腰痛,这些疾病往往有外伤史。

5. 患者腰痛后尿量情况如何?

尿量是反映肾脏功能的重要指标。部分患者因结石导致梗阻可能发生急性肾功能不全或急性肾衰竭而导致尿量减少,因此需了解患者 24 小时尿量情况。

6. 患者的家族史、长期居住地及职业?

患者家族是否有遗传性疾病史;患者长期居留地有何种高发病率疾病;患者亲属或长期

接触人群中是否有肺结核、泌尿系结核、结石、肾囊肿等疾病史。化学药品的暴露史可能与泌尿系肿瘤的发生有一定相关性,高温作业等因素可能与泌尿系结石的发病具有一定的相关性。

（二）问诊结果及思维提示

患者为公务员,主要从事政府公务。既往身体健康,无泌尿系统疾病史。无肺结核病史,家族史无阳性发现。患者腰痛无明显诱因,其腰痛表现为间歇性胀痛不适、无放射痛,无血尿,无尿频、尿急及尿痛等症状。此次腰痛出现后无发热,尿量亦无明显减少。患者长期居留于中国西南地区,为结石疾病的高发区域。

> **思维提示**:通过问诊可以明确,患者既往无肺结核及泌尿系结核病史,无腰椎疾病史,患者长期居留于中国西南地区,为结石疾病的高发区域。患者疼痛特点符合泌尿系结石的特点,应在体格检查时对腰部进行叩诊、输尿管压痛点进行触诊,进一步明确有无结石梗阻、感染的体征,同时通过影像学检查明确是否存在泌尿系结石,以及结石的大小及部位,进一步与泌尿系肿瘤、肾囊肿进行鉴别。

三、体格检查

（一）重点检查内容和目的

考虑患者右腰部疼痛多系泌尿系结石所致,因此对患者进行系统而全面的体格检查时,应重点注意测量患者的体温、叩诊肾区及输尿管走行区,了解有无结石梗阻、泌尿系感染的体征。

（二）体格检查结果及思维提示

T 36.6℃、P 85次/分、R 20次/分、BP 116/78mmHg;神志清楚,无病容,皮肤巩膜无黄染,全身浅表淋巴结未见肿大;颈静脉正常,心界正常,心律齐,各瓣膜区未闻及杂音;胸廓未见异常,双肺叩诊呈清音,双肺呼吸音清,未闻及干湿啰音及胸膜摩擦音;腹部外形正常,全腹柔软,无压痛及反跳痛,腹部未触及包块,肝、脾肋下未触及;双下肢无水肿;左肾区无叩痛,左侧输尿管走行区无深压痛及叩击痛,右肾区及输尿管走行区叩击痛明显但无明显压痛,外生殖器发育正常。

> **思维提示**:体格检查发现患者体温正常,右肾区及输尿管走行区有叩痛、右输尿管压痛点无压痛,其他查体也无阳性发现。因此,需进一步完善泌尿系彩超、数字化X线腹部正位片、CT、利尿肾图等影像学检查进一步明确病因,了解泌尿系结石的具体情况,为治疗方案的制订提供依据。

四、实验室和影像学检查

（一）初步检查内容及目的

1. 泌尿系彩超 明确病因,具体了解泌尿系结石的情况,包括结石的位置、大小、分布及形态等,同时了解输尿管及肾脏集合系统是否存在积水以及积水的程度。

2. 数字化X线腹部正位片 进一步了解结石所在的部位、大小及形态等。

3. 腹部平扫CT 必要时可行此项检查,主要是为了明确诊断,查找病因,了解肾实质的情况。

4. 利尿肾图或核素肾显像 了解上尿路有无梗阻,明确分肾功能情况。

5. 血常规、小便常规及尿培养 明确是否存在泌尿系感染,排除内科性疾病的可能。

6. 肾功能 明确总体肾功能。

(二)检查结果及思维提示

1. 数字化X线腹部正位片 右肾结石,大小约1cm×1.2cm,右输尿管结石,位于盆段,大小约1.2cm(图12-1)。

2. 泌尿系彩超 左肾大小正常,右肾集合系统分离2.5cm,内见多个强回声伴声影,最大约1cm;右侧输尿管上端扩张,最粗约1.0cm,内未见确切强回声团,中下段显示不清,左侧输尿管未见扩张(图12-2)。

3. 全腹部平扫CT 左肾正常;右肾结石伴积水,结石大小约1.0cm×1.5cm,集合系统分离约3.0cm;右侧输尿管上端扩张明显,盆段结石,大小约1.0cm(图12-2)。

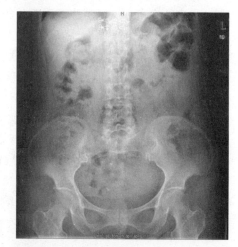

图12-1 入院时腹部X光平片所见

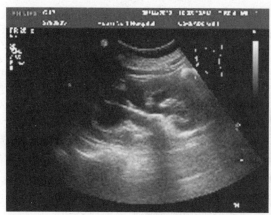

A:右肾

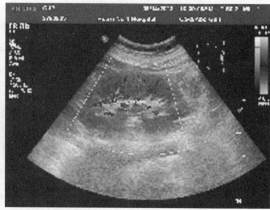

B:左肾

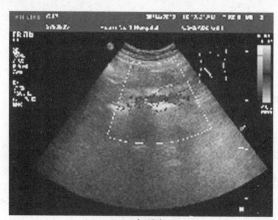

C:右下腹

图12-2 入院时泌尿系彩超所见

4．利尿肾图　左侧上尿路引流通畅，右肾功能轻度受损，呈梗阻型曲线。

5．血常规及肾功能　WBC 5.86×10⁹/L；RBC 4.45×10¹²/L；HGB 121g/L；PLT 150×10⁹/L；CREA 89μmol/L。

6．小便常规　白细胞 138 个 /HP、红细胞 23 个 /HP、细菌 186/μl、脓细胞（−）；尿蛋白（+−）。

7．尿培养　无细菌生长。

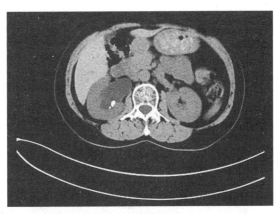

图 12-3　入院时腹部平扫 CT 所见

思维提示： 重要的辅助检查有如下四项：①泌尿系彩超；②数字化 X 线腹部正位片；③全腹部平扫 CT；④利尿肾图。结合患者病史、体检检查及辅助检查结果，排除了泌尿系肿瘤、结核、肾囊肿等疾病，也排除了非泌尿系疾病，确定了右肾结石伴积水，右输尿管结石的诊断。目前，患者总肾功能正常、小便常规检查发现白细胞升高伴有镜下血尿，利尿肾图提示分肾功能良好，右肾梗阻。因此，结合患者情况，右肾结石直径约 1cm 暂不考虑外科手术治疗，而其输尿管结石引起的梗阻为肾脏积水及腰部胀痛的主要原因，应考虑积极的外科治疗。其治疗方案包括：①体外冲击波碎石术（ESWL）；②输尿管镜钬激光碎石术；③输尿管软镜碎石术；④腹腔镜或开放输尿管切开取石术。

五、治疗方案及理由

1．方案　输尿管镜钬激光碎石术。

2．理由　目前对于肾结石合并输尿管结石的处理原则为优先处理输尿管结石。输尿管结石的治疗方案包括了体外冲击波碎石术、输尿管镜钬激光碎石术、输尿管软镜碎石术、腹腔镜或开放输尿管切开取石术及经皮肾镜碎石取石术。其中输尿管切开取石术由于创伤大、恢复慢，现已不是手术治疗输尿管结石的首选治疗方案，但对于较大输尿管结石或合并有解剖结构异常时，可以选择该治疗方法。随着体外碎石机的发展，体外冲击波碎石术已成为目前治疗输尿管结石的最主要方法。对于保守治疗无效，ESWL 效果不佳的病例可选择输尿管镜钬激光碎石术或输尿管软镜。对于腰 4 平面以上较大的输尿管结石可选择经皮肾镜碎石取石术。

该患者在制订治疗方案时，首先选择了 ESWL，但是因其输尿管结石位于盆腔内，治疗定位时无法准确定位，故未能进行 ESWL 治疗；同时，输尿管镜钬激光碎石术具有损伤小、恢复快等特点，患者最终选择了输尿管软镜碎石术处理其右输尿管结石。

六、治疗效果及思维提示

经充分术前准备后,患者在全麻下施行了经输尿管镜钬激光碎石术,术中见:右侧输尿管结石位于输尿管盆段,距离输尿管开口约 2.0cm、结石大小约 1.0cm,呈黄褐色、质脆易碎,结石与输尿管黏膜粘连严重,周围肉芽组织形成。使用钬激光予以完全击碎右输尿管结石,留置输尿管支架。术后 1 个月复查腹部 X 线平片见右输尿管结石排石完全,右侧输尿管支架在位,右肾结石无明显变化,遂予以拔除右侧输尿管支架管(图 12-4)。

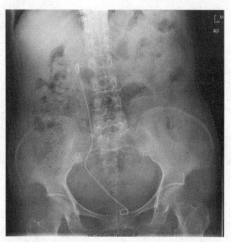

图 12-4 术后一个月复查数字化 X 线腹部正位片所见

思维提示:患者右输尿管结石诊断明确,结石的部位、大小均已通过影像学检查确定,结合患者情况治疗方案并不是唯一的。对于不同手术方案的取舍除了根据病情考虑外,还取决于患者自身需求。ESWL 创伤小,恢复快,花费少成为大多数患者的首选方案。输尿管镜钬激光碎石术是 ESWL 的必要补充,也是一些患者首选治疗方案,ESWL 与输尿管镜钬激光碎石术的联合应用会更有利于患者的康复。此外,所有的治疗方案都应遵从患者最终的选择。

七、对本病例的思考

1. 输尿管结石治疗方案的选择 针对输尿管结石的治疗方案包括了内科治疗和外科治疗。具体治疗方案的选择主要取决于结石的发病时间、部位、大小及肾功能情况等,同时需结合患者自身需求。0.6cm 以下的结石可以考虑内科治疗,辅助排石药物,定期复查观察结石是否排出;0.6cm 以上、小于 1.0cm 的结石则可考虑体外冲击波碎石术;大于 1.0cm 的输尿管结石则可选择输尿管镜钬激光碎石术;1.5~2cm 的结石则可选择经皮肾镜碎石取石术或输尿管切开取石术。上述方案的选择应根据患者的具体病情来判断,如患者存在肥胖、脊柱畸形等特殊情况则需根据情况进行选择,而不是单独地依靠结石大小和部位决定治疗结石的方案。本病案中,患者结石大小在 1cm 左右,因此患者可首先选择 ESWL,但是在具体操作时受到骨盆的影响,定位困难,无法碎石。因此患者必须改变治疗方案,可选择输尿管镜钬激光碎石术。患者究竟如何选择,这就取决于患者对不同治疗方案的认识以及自身的需求。因此,告知患者各种治疗方案的利弊、风险是指导患者作出选择所必需的。

2. 肾结石合并输尿管结石的治疗 临床中,常常可以见到肾结石合并输尿管结石的患者,对这类患者的治疗应遵循一个原则,即优先处理输尿管结石,然后再处理肾结石,主要治疗手段为几种外科治疗方法的联合应用。随着各种微创技术的发展,已有不少研究报道了同时处理输尿管结石及肾结石的病例,主要方法为输尿管镜钬激光碎石术治疗输尿管结石,经皮肾镜碎石取石术治疗同侧或对侧肾结石。但是,这种联合治疗的方法风险较大,需要严格病例选择,在顺利实施输尿管镜钬激光碎石术后再行经皮肾镜碎石取石术。对于本病例,该患者右肾结石合并右输尿管结石,右肾结石大小约 1.0cm,可暂不处理,也可在输尿管结石治疗后选择行 ESWL 治疗。

参 考 文 献

1. Straub M, Bader M, Strittmatter F. Management of ureteral stones. Urologe A, 2013;52(3):415-426.

2. Matlaga BR, Jansen JP, Meckleyet al. Treatment of ureteral and renal stones:a systematic review and meta-analysis of randomized, controlled trials. J Urol, 2012;188(1):130-137.

3. Mason BM, Koi PT, Hafron J, et al. Safety and efficacy of synchronous percutaneous nephrostolithotomy and contralateral ureterorenoscopy for bilateral calculi. J Endourol, 2008, 22(5):889-893.

病例 13　反复左侧腰痛 4 个月

患者男性,66 岁,于 2013 年 4 月 6 日入院

一、主诉

反复左侧腰痛 4 个月

二、病史询问

> **思维提示**:患者系老年男性,近期出现左侧腰部胀痛不适,原因不明,应积极筛查患者腰部疼痛的原因。因此,问诊应主要了解患者疼痛的性质、程度及其伴随症状,了解血尿的特点及其与疼痛的关系,筛查腰痛的常见病因,如泌尿系结石、腰肌劳损、腰椎间盘突出症等。

（一）问诊主要内容及目的

1. 疼痛的特点？疼痛是钝性疼痛还是锐性疼痛？疼痛时持续性还是间歇性？是否有放射痛或牵涉痛？

腰部疼痛的原因较多,不同疾病所导致的腰部疼痛性质有所不同。通过了解疼痛的性质可以初步筛查患者腰痛的原因,如肿瘤所导致的疼痛多为间歇性的钝痛;腰肌劳损引起的腰痛多为酸胀不适感;腰椎间盘突出症所导致的腰痛常伴有腿痛,甚至活动受限;结石导致梗阻所引起的疼痛多为绞痛,伴或不伴有放射痛,而结石慢性梗阻引起肾积水可为胀痛不适。

不同部位输尿管结石急性发作时具有不同的疼痛特点:输尿管结石疼痛的症状一般表现为急性绞痛,少数出现钝性腰痛或腹痛,而且常常会伴随着血尿的出现。疼痛部位及放射范围根据输尿管结石梗阻部位而有所不同,输尿管结石梗阻于上段输尿管时,产生的疼痛主要位于后腰部或两侧腹部处,并沿输尿管行径,放射至同侧睾丸或阴唇和大腿内侧;当输尿管中段梗阻时,疼痛放射至中下腹部盆骨侧;当输尿管结石位于输尿管膀胱壁段或输尿管开口处时,常伴有膀胱刺激症状及尿道和阴茎头部放射痛,有时会出现频尿、小便困难或无尿等症状。

2. 有无下尿路症状,如尿频、尿急、尿痛等？

输尿管结石,尤其是壁内段结石可引起下尿路症状,包括尿频、尿急、尿痛等,而其他疾病所引起的腰痛往往不合并下尿路症状。

3. 有无血尿,及其与疼痛的关系？

血尿的原因较多,包括了泌尿系肿瘤、损伤、结石、结核和泌尿系感染等。血尿可分为镜下血尿及肉眼血尿。泌尿系结石的血尿多为肉眼血尿,典型表现为急性疼痛后肉眼血尿。明确肉眼血尿的程度以决定是否需要急诊处理血尿,了解肉眼血尿为全程血尿、排尿前血尿还是终末期血尿有助于鉴别血尿来源的部位及原因。全程血尿多为上尿路来源,包括了肾脏内科疾病、肾脏或输尿管肿瘤及结石等;终末期血尿多为膀胱结核等;排尿前血尿多为尿道来源,如损伤、炎症等。

4. 入院前是否有外伤病史？

部分外伤患者可损伤腰部软组织或骨折引起腰痛,肾脏或输尿管损伤有时也伴有腰痛,这些疾病往往有外伤史。

5. 患者腰痛后尿量情况如何？

尿量是反映肾脏功能的重要指标。部分患者因结石导致梗阻可能发生急性肾功能不全或急性肾衰竭而导致尿量减少，因此需了解患者 24 小时尿量情况。

6. 患者的家族史、长期居住地及职业？

患者家族是否有遗传性疾病史；患者长期居留地有何种高发病率疾病；患者亲属或长期接触人群中是否有肺结核、泌尿系结核、结石、肾囊肿等疾病史。化学药品的暴露史可能与泌尿系肿瘤的发生有一定相关性，高温作业等因素可能与泌尿系结石的发病具有一定的相关性。

（二）问诊结果及思维提示

患者为农民，主要从事家务。既往身体健康，无泌尿系统疾病史。无肺结核病史，家族史无阳性发现。患者 4 月前无明显诱因出现左侧腰部持续性胀痛不适，无其他部位放射、无发热、无尿频、尿急、尿痛，自觉活动及休息无缓解，同时发现泡沫尿，夜尿增多，约每晚 4～5 次，伴颜面及双下肢轻度水肿，于当地医院诊断"肾结石"，嘱其多饮水排石，曾排出数粒小结石。此次腰痛出现后无发热，尿量较以前减少，每日尿量约 1000ml。患者长期居留于中国西南地区，为结石疾病的高发区域。

> **思维提示**：通过问诊可以明确，患者既往无肺结核及泌尿系结核病史，无腰椎疾病史，患者长期居留于中国西南地区，为结石疾病的高发区域。患者疼痛特点符合泌尿系结石的特点，应在体格检查时对腰部进行叩诊、输尿管压痛点进行触诊，进一步明确有无结石梗阻、感染的体征，同时通过影像学检查明确是否存在泌尿系结石，以及结石的大小及部位，进一步与泌尿系肿瘤、肾囊肿进行鉴别。

三、体格检查

（一）重点检查内容和目的

考虑患者左腰部疼痛多系泌尿系结石所致，因此对患者进行系统而全面的体格检查时，应重点注意测量患者的体温、叩诊肾区及输尿管走行区，了解有无结石梗阻、泌尿系感染的体征。

（二）体格检查结果及思维提示

T 36.2℃，P 74 次 / 分，R 19 次 / 分，BP 156/103mmHg。神志清楚，慢性病容，皮肤巩膜无黄染，全身浅表淋巴结未扪及肿大。颈静脉正常，心界正常，心律齐，各瓣膜区未闻及杂音。胸廓未见异常，双肺叩诊呈清音，双肺呼吸音清，未闻及干湿啰音及胸膜摩擦音。腹部外形正常，全腹软，无压痛及反跳痛，腹部未触及包块。肝脏肋下未触及。脾脏肋下未触及。双肾未触及。颜面部及双下肢轻度水肿。左肾区及左侧输尿管走行区有叩击痛，无压痛；右肾区及输尿管走行区无明显叩击痛及压痛，外生殖器发育正常。

> **思维提示**：体格检查发现患者体温正常，左肾区及输尿管走行区有叩痛、右肾区及输尿管走行区无压痛叩击痛，其他查体也无阳性发现。因此，需进一步完善泌尿系彩超、数字化 X 线腹部正位片、CT、利尿肾图或 SPECT 肾显像等影像学检查进一步明确病因，了解泌尿系结石的具体情况，为治疗方案的制订提供依据。

四、实验室和影像学检查

（一）初步检查内容及目的

1. 泌尿系彩超　明确病因，具体了解泌尿系结石的情况，包括结石的位置、大小、分布及形态等，同时了解输尿管及肾脏集合系统是否存在积水以及积水的程度。

2. 数字化 X 线腹部正位片　进一步了解结石所在的部位、大小及形态等。

3. 腹部平扫 CT　必要时可行此项检查，主要是为了明确诊断，查找病因，了解肾实质的情况。

4. 利尿肾图或核素肾显像　了解上尿路有无梗阻，明确分肾功能情况。

5. 血常规、小便常规及尿培养　明确是否存在泌尿系感染，排除内科性疾病的可能。

6. 肾功能　明确总体肾功能。

（二）检查结果及思维提示

1. 泌尿系彩超　左输尿管上段结石，输尿管内多个强回声堆积，最大者约 1.5cm，左输尿管上段明显扩张，管径约 1.0cm；左肾结石伴中度积水，结石位于肾盏内，大小约 1.0cm。右肾体积偏小，右肾内散在较小高密度影，右输尿管未见明显扩张。

2. 数字化 X 线腹部正位片　左肾多发结石，大小均约 1.0cm，左输尿管中段多发结石，最大约 1.7cm（图 13-1）。

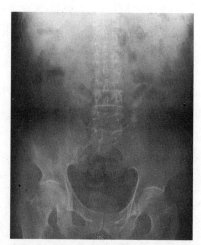

图 13-1　入院时数字化 X 线腹部正位片所见

3. 全腹部平扫 CT　双肾结石，双肾囊肿可能；左侧输尿管中段结石伴左输尿管上段、左肾盂积水；右肾改变，不排除慢性肾盂肾炎。

4. SPECT 肾显像　双肾功能重度受损，左肾 GFR 15.6ml/min；右肾 GFR 12.2ml/min。

5. 血常规及肾功能　WBC 8.56×10^9/L；RBC 4.71×10^{12}/L；HGB 115g/L；PLT 189×10^9/L；尿素 15.0mmol/L，肌酐 321.0μmol/L，尿酸 583.0μmol/L。

6. 小便常规　白细胞 138 个/HP、红细胞 15 个/HP、细菌 241/μl、脓细胞（-）；尿蛋白（-）。

7. 尿培养　无细菌生长。

思维提示：重要的辅助检查有如下五项：①泌尿系彩超；②数字化 X 线腹部正位片；③全腹部平扫 CT；④ SPECT 肾显像；⑤肾功能。结合患者病史、体检检查及辅助检查结果，排除了泌尿系肿瘤、结核、肾囊肿等疾病，也排除了非泌尿系疾病，确定了右肾结石伴积水，右输尿管结石的诊断。目前，患者总肾功能正常，小便常规检查发现白细胞升高伴有镜下血尿，利尿肾图提示分肾功能良好，右肾梗阻。因此，结合患者情况，右肾结石直径约 1cm 暂不考虑外科手术治疗，而其输尿管结石引起的梗阻为肾脏积水及腰部胀痛的主要原因，应考虑积极的外科治疗。其治疗方案包括：①体外冲击波碎石术（ESWL）；②输尿管镜钬激光碎石术；③输尿管软镜碎石术；④腹腔镜或开放输尿管切开取石术。

五、治疗方案及理由

1. 方案　输尿管镜钬激光碎石术。

2. 理由　目前对于肾结石合并输尿管结石的处理原则为优先处理输尿管结石。输尿管结石的治疗方案包括了体外冲击波碎石术、输尿管镜钬激光碎石术、输尿管软镜碎石术、腹腔镜或开放输尿管切开取石术及经皮肾镜碎石取石术。其中输尿管切开取石术由于创伤大、恢复慢，现已不是手术治疗输尿管结石的首选治疗方案，但对于较大输尿管结石或合并有解剖结构异常时，可以选择该治疗方法。随着体外碎石机的发展，体外冲击波碎石术已成为目前治疗输尿管结石的最主要方法。对于保守治疗无效，ESWL 效果不佳的病例可选择输尿管镜钬激光碎石术或输尿管软镜。对于腰 4 平面以上较大的输尿管结石可选择经皮肾镜碎石取石术。

该患者在制订治疗方案时，考虑到其输尿管结石为多发结石，肾功能不全，应首先选择微创的治疗方法，以解除左侧输尿管梗阻，促进肾功能恢复为主要目的。输尿管镜钬激光碎石术具有损伤小、恢复快等特点，患者最终选择了输尿管镜碎石术处理其右输尿管结石。

六、治疗效果及思维提示

经充分术前准备后，患者在全麻下施行了经输尿管镜钬激光碎石术，术中见：左侧输尿管结石位于输尿管中段，多发结石，最下一颗结石大小约 0.8cm，黑褐色，质硬，与输尿管黏膜粘连严重，输尿管管腔狭窄；输尿管狭窄以上输尿管管腔明显扩张，内堆积大量结石，其中最大一颗约 1.8cm。使用钬激光击碎左侧输尿管结石，留置输尿管支架管。术后 1 个月复查腹部 X 线平片见左侧输尿管结石部分排出，原来较大一颗输尿管结石再次落入输尿管内（图 13-2），遂拟行体外冲击波碎石术治疗。

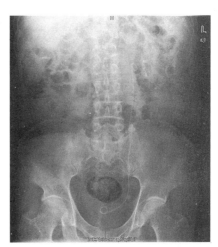

图 13-2　术后一个月复查数字化 X 线腹部正位片所见

> **思维提示**：患者左输尿管结石诊断明确，肾功能不全，结石的部位、大小均已通过影像学检查确定。结合患者情况，治疗方案的选择应以解除左侧输尿管梗阻，促进肾功能恢复为主要目的。输尿管镜钬激光碎石术具有损伤小、恢复快等特点，可作为首选治疗方法，即使术中不能碎石，也可快速安置输尿管支架管。同时，ESWL 是输尿管镜钬激光碎石术的必要补充，ESWL 与输尿管镜钬激光碎石术的联合应用会更有利于患者的康复。

七、对本病例的思考

1. 输尿管结石治疗方案的选择　针对输尿管结石的治疗方案包括了内科治疗和外科治疗。具体治疗方案的选择主要取决于结石的发病时间、部位、大小及肾功能情况等，同时需结合患者自身需求。0.6cm 以下的结石可以考虑内科治疗，辅助排石药物，定期复查观察结石是否排出；0.6cm 以上、小于 1.0cm 的结石则可考虑体外冲击波碎石术；大于 1.0cm 的输尿管结石则可选择输尿管镜钬激光碎石术；1.5~2cm 的结石则可选择经皮肾镜碎石取石术或输尿管切开取石术。上述方案的选择应根据患者的具体病情来判断，如患者存在肥胖、脊柱畸形等特殊情况则需根据情况进行选择，而不是单独地依靠结石大小和部位决定治疗结石的方案。本病案中，患者结石大小在 1cm 左右，因此患者可首先选择 ESWL，但是在具体操作时受到骨盆的影响，定位困难，无法碎石。因此患者必须改变治疗方案，可选择输尿管镜钬激光碎石术。患者究竟如何选择，这就取决于患者对不同治疗方案的认识以及自身的需求。因此，告知患者各种治疗方案的利弊、风险是指导患者作出选择所必需的。

2. 肾结石合并输尿管结石的治疗　临床中，常常可以见到肾结石合并输尿管结石的患者，对这类患者的治疗应遵循一个原则，即优先处理输尿管结石，然后再处理肾结石，主要治疗手段为几种外科治疗方法的联合应用。随着各种微创技术的发展，已有不少研究报道了同时处理输尿管结石及肾结石的病例，主要方法为输尿管镜钬激光碎石术治疗输尿管结石，经皮肾镜碎石取石术治疗同侧或对侧肾结石。但是，这种联合治疗的方法风险较大，需要严格病例选择，在顺利实施输尿管镜钬激光碎石术后再行经皮肾镜碎石取石术。对于本病案，该患者右肾结石合并右输尿管结石，右肾结石大小约 1.0cm，可暂不处理，也可在输尿管结石治疗后选择行 ESWL 治疗。

参 考 文 献

1. Straub M, Bader M, Strittmatter F. Management of ureteral stones. Urologe A, 2013, 52 (3): 415-426.
2. Matlaga BR, Jansen JP, Meckley et al. Treatment of ureteral and renal stones: a systematic review and meta-analysis of randomized, controlled trials. J Urol, 2012, 188 (1): 130-137.

病例 14　反复右腰部疼痛不适 5 天

患者女性,49 岁,于 2013 年 5 月 31 日入院

一、主诉

反复右腰部疼痛不适 5 天

二、病史询问

（一）问诊主要内容及目的

1. 首先了解疼痛的特点? 是钝性疼痛还是锐性疼痛? 疼痛是持续性还是间歇性? 是否有放射痛或牵涉痛?

腰部疼痛的原因较多,不同疾病所导致的腰部疼痛性质有所不同。通过了解疼痛的性质可以初步筛查患者腰痛的原因,如肿瘤所导致的疼痛多为间歇性的钝痛;腰肌劳损引起的腰痛多为酸胀不适感;腰椎间盘突出症所导致的腰痛常伴有腿痛,甚至活动受限;结石导致急性梗阻所引起的疼痛多为绞痛,伴或不伴有放射痛,而结石慢性梗阻引起肾积水可为胀痛不适。

不同部位输尿管结石急性发作时具有不同的疼痛特点:

输尿管结石疼痛的症状一般表现为急性绞痛,少数出现钝性腰痛或腹痛,而且常常会伴随着血尿的出现。疼痛部位及放射范围根据输尿管结石梗阻部位而有所不同,输尿管结石梗阻于上段输尿管时,产生的疼痛主要位于后腰部或两侧腹部处,并沿输尿管行径,放射至同侧睾丸或阴唇和大腿内侧;当输尿管中段梗阻时,疼痛放射至中下腹部盆骨侧;当输尿管结石位于输尿管膀胱壁段或输尿管开口处时,常伴有膀胱刺激症状及尿道和阴茎头部放射痛,有时会出现尿频、排尿困难或无尿等症状。

2. 有无下尿路症状,如尿频、尿急、尿痛等?

输尿管结石,尤其是壁内段结石刺激膀胱时,可引起下尿路症状,包括尿频、尿急、尿痛等;泌尿系结石合并尿路感染时,可因感染刺激而产生下尿路刺激症状;而其他系统疾病所引起的腰痛往往不合并下尿路症状。

3. 有无血尿,及其与疼痛的关系?

引起血尿的原因较多,包括泌尿系肿瘤、损伤、结石、结核和泌尿系感染等,血尿可分为镜下血尿及肉眼血尿。明确肉眼血尿的程度以决定是否需要急诊处理血尿,了解肉眼血尿为全程血尿、排尿前血尿还是终末期血尿有助于鉴别血尿来源及原因。全程血尿多为上尿路来源,包括了肾脏内科疾病、肾脏或输尿管肿瘤及结石等;终末期血尿多为膀胱结核等;排尿前血尿多为尿道来源,如损伤、炎症等。泌尿系结石的血尿多为肉眼血尿,典型表现为急性疼痛后肉眼血尿,合并尿路感染时也可引起血尿,多为镜下血尿。

4. 入院前是否有外伤病史?

部分外伤患者可损伤腰部软组织或骨折引起腰痛,肾脏或输尿管损伤有时也伴有腰痛,这些疾病往往有外伤史。

5. 患者腰痛后尿量情况如何?

尿量是反映肾脏功能的重要指标。部分患者因结石导致梗阻可能发生急性肾功能不全或急性肾衰竭而导致尿量减少,因此需了解患者24小时尿量情况。

6. 患者的家族史、长期居住地及职业?

患者家族是否有遗传性疾病史;患者长期居留地有何种高发病率疾病;患者亲属或长期接触人群中是否有肺结核、泌尿系结核、结石、肾囊肿等疾病史。化学药品的暴露史可能与泌尿系肿瘤的发生有一定相关性,高温作业等因素可能与泌尿系结石的发病具有一定的相关性。

（二）问诊结果及思维提示

患者为公务员,主要从事办公室文书工作。既往身体健康,无泌尿系统疾病史。无肺结核病史,家族史无阳性发现。患者5天前无明显诱因突然出现右侧腰部疼痛不适,为反复发作的绞痛,放射至会阴部,伴有尿频、尿急、尿痛,伴有全程肉眼血尿,伴有恶心呕吐。腰痛出现后无发热,尿量较以前减少,每日尿量约1000ml,饮水量亦减少。患者长期居留于中国西南地区,为结石疾病的高发区域。

思维提示:通过问诊可以明确,患者既往无肺结核及泌尿系结核病史,无腰椎等疾病史,患者长期居留于中国西南地区,为结石疾病的高发区域。患者输尿管结石诱发肾绞痛反复发作,疼痛后出现肉眼血尿,伴有下尿路症状及恶心呕吐,疼痛特点符合输尿管结石的特点。因此,在体格检查时应对腰部进行叩诊、输尿管压痛点进行触诊,进一步明确有无结石梗阻、感染的体征,同时通过影像学检查明确是否存在泌尿系结石,以及结石的大小及部位,进一步与泌尿系肿瘤、肾囊肿进行鉴别。

三、体格检查

（一）重点检查内容和目的

考虑患者左腰部疼痛多系泌尿系结石所致,因此对患者进行系统而全面的体格检查时,应重点注意测量患者的体温,叩诊肾区及输尿管走行区,了解有无结石梗阻、泌尿系感染的体征。

（二）体格检查结果及思维提示

T 36.5℃,P 90次/分,R 20次/分,BP 110/80mmHg。神志清楚,急性病容,皮肤巩膜无黄染,全身浅表淋巴结未扪及肿大。颈静脉正常,心界正常,心律齐,各瓣膜区未闻及杂音。胸廓未见异常,双肺叩诊呈清音,双肺呼吸音清,未闻及干湿啰音及胸膜摩擦音。腹部外形正常,全腹软,无压痛及反跳痛,腹部未触及包块。肝脏肋下未触及。脾脏肋下未触及。双肾未触及。颜面部及双下肢轻度水肿。双侧肾区无隆起,右侧肾区叩击痛阳性,左侧肾区无叩击痛,双侧输尿管行程无压痛,膀胱无压痛,无充盈,外生殖器发育正常。

思维提示：体格检查发现患者体温正常，右侧肾区叩击痛阳性，左侧肾区无叩击痛，双侧输尿管行程无压痛，其他查体无阳性发现。因此，需进一步完善泌尿系彩超、数字化 X 线腹部正位片、CT、利尿肾图或 SPECT 肾显像等影像学检查进一步明确病因，了解泌尿系结石的具体情况，为治疗方案的制订提供依据。

四、实验室和影像学检查

（一）初步检查内容及目的

1．泌尿系彩超　明确病因，具体了解泌尿系结石的情况，包括结石的位置、大小、分布及形态等，同时了解输尿管及肾脏集合系统是否存在积水以及积水的程度。

2．腹部 X 线平片　进一步了解结石所在的部位、大小及形态等。

3．数字化 X 线腹部正位片　必要时可行此项检查，主要是为了明确诊断，查找病因，了解肾实质的情况。肾绞痛患者因急性期彩超诊断不清时，可首选腹部平扫 CT。

4．利尿肾图或核素肾显像　了解上尿路有无梗阻，明确分肾功能情况。

5．血常规、小便常规及尿培养　明确是否存在泌尿系感染，排除内科性疾病的可能。

6．肾功能　明确总体肾功能。

（二）检查结果及思维提示

1．泌尿系彩超　右肾积水，集合系统分离约 1.5cm，右输尿管中上段扩张，下段显示不清；左肾及输尿管未见明显异常（图 14-1）。

2．数字化 X 线腹部正位片　双肾区、双侧输尿管走行区及膀胱区未见明显结石影（图 14-2）。

3．全腹部平扫 CT　右肾积水，集合系统分离约 1.7cm，右输尿管中上段扩张，下段近输尿管膀胱开口处见一高密度结石影，大小约 0.6cm×0.5cm；左肾及输尿管未见明显异常（图 14-3）。

4．血常规及肾功能　WBC $6.09×10^9$/L；RBC $4.39×10^{12}$/L；HGB 128g/L；PLT $181×10^9$/L；尿素 3.1mmol/L，肌酐 60μmol/L，尿酸 278μmol/L。

5．小便常规：白细胞 13 个 /HP、红细胞 27 个 /HP、细菌 18/μl、脓细胞（-）；尿蛋白（-）。

6．尿培养　无细菌生长。

思维提示：重要的辅助检查有如下五项：①泌尿系彩超；②数字化 X 线腹部正位片；③全腹平扫 CT；④肾功能；⑤尿常规。结合患者病史、体检检查及辅助检查结果，排除了泌尿系肿瘤、结核、肾囊肿等疾病，也排除了非泌尿系疾病，明确了右输尿管结石的诊断。目前，患者总肾功能正常，小便常规检查发现白细胞升高伴有镜下血尿，右肾积水，右输尿管扩张。因此，结合患者情况，右输尿管结石直径约 0.6cm，而其输尿管结石活动是引起肾脏积水及肾绞痛的主要原因，应考虑积极的外科治疗。其治疗方案包括：①排石治疗；②体外冲击波碎石术（ESWL）；③输尿管镜钬激光碎石术；④输尿管软镜碎石术；⑤腹腔镜或开放输尿管切开取石术。

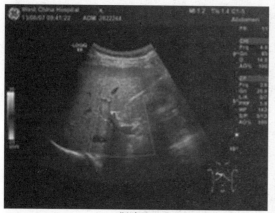 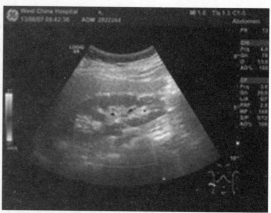

A：肝脏及血流　　　　　　　　　　　　　　　B：右肾

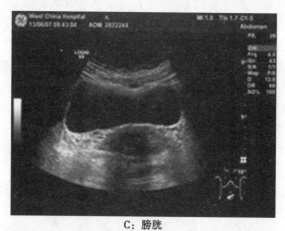

C：膀胱

图 14-1　入院时泌尿系彩超所见

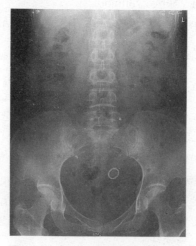

图 14-2　入院时数字化 X 线腹部正位片所见

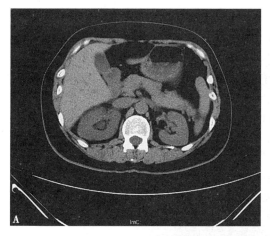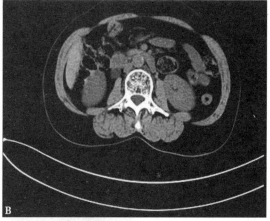

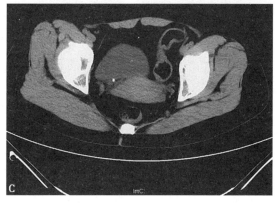

图 14-3 入院时腹部平扫 CT 所见

五、治疗方案及理由

1. 方案 排石治疗。

2. 理由 目前对于输尿管结石的治疗方法主要有 ESWL、输尿管镜碎石取石术、腹腔镜及开放手术、溶石治疗和药物治疗。输尿管结石临床治疗的最大目的应是保护肾功能、清除结石、控制尿路感染、改善症状。输尿管切开取石术由于创伤大、恢复慢,现已不是手术治疗输尿管结石的首选治疗方案,但对于较大输尿管结石或合并有解剖结构异常时,可以选择该治疗方法。对于腰 4 平面以上较大的输尿管结石甚至可选择经皮肾镜碎石取石术。对于较小的输尿管结石可以选择保守治疗的方法,即排石治疗。随着体外碎石机技术的发展,ESWL已成为目前治疗输尿管结石的最主要方法。对于保守治疗无效,ESWL 效果不佳的病例可选择输尿管镜钬激光碎石术或输尿管软镜。

该患者在制订治疗方案时,考虑到其输尿管结石较小,最大径约 0.6cm,肾功能好,泌尿系统无畸形存在,可首先考虑采用保守的治疗方法,使用药物排石辅助物理的方法。若保守治疗无效时可及早行 ESWL,甚至手术治疗。

六、治疗效果及思维提示

经充分评估后,考虑到其输尿管结石较小,最大径约 0.6cm,肾功能好,泌尿系统无畸形存在,首先采用保守的治疗方法,使用药物排石辅助物理的方法,给予患者扩张输尿管的药物,如α-受体阻断药;中成药,如肾石通;同时嘱咐患者多饮水,保证每日饮水量2000～3000ml,并适当运动,促进排石。

一周后,患者在排尿时突然出现疼痛,并伴有一过性排尿困难,收集尿液发现一颗大小约0.5cm的黄色结石。当天复查腹部平扫CT及泌尿系彩超发现右肾积水消失,右输尿管不扩张,右侧输尿管下段结石排出。术后一个月复查腹部X光平片如下图所示(图14-4)。

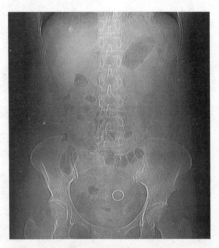

图14-4 治疗后一周复查数字化X线腹部正位片所见

> **思维提示**:患者右输尿管下段结石诊断明确,结石的部位、大小均已通过影像学检查确定。结合患者情况,治疗方案的选择应以解除右侧输尿管梗阻,保护肾功能,缓解症状为主要目的。由于患者输尿管结石较小,故首先采用了保守的治疗方案,通过药物排石,辅助体位排石,效果良好。

七、对本病例的思考

1. **输尿管结石治疗方案的选择** 输尿管结石的治疗方案包括了内科治疗和外科治疗。具体治疗方案的选择主要取决于结石的发病时间、部位、大小及肾功能情况等,同时需结合患者自身需求。结石直径等于/小于0.6cm可以考虑内科治疗,辅助排石药物,定期复查观察结石是否排出;结石直径大于0.6cm、小于1.0cm则可考虑ESWL治疗;结石直径大于1.0cm则可选择输尿管镜钬激光碎石术;直径1.5～2cm的结石则可选择经皮肾镜碎石取石术或输尿管切开取石术。上述方案的选择应根据患者的具体病情来判断,如患者存在泌尿系畸形、肥胖、脊柱畸形等特殊情况则需根据情况进行选择,而不是单独地依靠结石大小和部位决定治疗结石的方案。本病案中,患者结石大小在0.5cm左右,因此患者可首先选择保守治疗方法,这就取决于患者对不同治疗方案的认识以及自身的需求。因此,告知患者各种治疗方案的利弊、风险及预期效果是指导患者作出选择所必需的。

2. **上尿路结石的排石治疗** 上尿路结石的排石治疗适应证包括:①结石直径小于等于0.6cm;②结石表面光滑;③结石以下尿路无梗阻;④结石未引起尿路完全梗阻,停留于局部的时间小于2周；⑤特殊成分的结石，对于尿酸结石和胱氨酸结石可采用排石疗法；⑥ PNL、ESWL及输尿管镜钬激光碎石术后的辅助治疗。

上尿路结石排石治疗的方法主要有：

（1）一般治疗方法：①增加饮水量，每日饮水保证在2000～3000ml，增加尿量；②适当运动，肾脏下盏结石可采用倒立的体位。

（2）扩张输尿管，解除输尿管痉挛的药物：①钙通道阻滞剂，如硝苯地平；② α-受体阻断药，如坦索罗辛。

参 考 文 献

1．Seitz C，Liatsikos E，Porpiglia F，et al. Medical Therapy to Facilitate the Passage of Stones：What Is the Evidence? EurUrol，2009，56（3）：455-471.

2．Bader MJ，Eisner B，Porpiglia F，et al. Contemporary management of ureteral stones. EurUrol，2012，61（4）：764-772.

3．Lu Z，Dong Z，Ding H，et al. Tamsulosin for ureteral stones：a systematic review and meta-analysis of a randomized controlled trial. UrolInt，2012，89（1）：107-115.

病例 15 双下肢及面部水肿伴食欲缺乏 2 周

患者女性,50 岁,于 2013 年 6 月 30 日入院

一、主诉

双下肢及面部水肿伴食欲缺乏 2 周

二、病史询问

> **思维提示**:患者系中年女性,近期出现双下肢及颜面部水肿伴有食欲缺乏,原因不明,应积极查找患者下肢水肿的原因。因此,问诊应主要了解患者双下肢水肿的性质、程度及其伴随症状,筛查水肿的常见病因,如心源性水肿、肝源性水肿、肾源性水肿、黏液性水肿及特发性水肿。

（一）问诊主要内容及目的

1. 首先了解水肿的特点、分布及严重程度?

不同原因所致的水肿,分布部位有差别。右心功能不全所导致的心源性水肿,最先出现于身体低垂部位。立位、坐位时,首先出现在足踝部;仰卧位时,则水肿出现在骶部。肝源性(肝硬化)所导致的水肿,主要表现为腹水。肾源性水肿表现为晨起时眼睑水肿,也可波及颜面部,当病情加重时,可出现全身性水肿。

临床工作中将水肿分为轻、中、重三度。轻度:水肿仅发生于眼睑、眶下软组织、胫骨前、踝部皮下组织,指压后可出现组织轻度凹陷,平复较快。早期轻度水肿可仅有体重迅速增加而无水肿征象出现。中度:全身疏松组织均有可见性水肿,指压后可出现明显的或较深的组织凹陷,平复缓慢。重度:全身组织严重水肿,身体低垂部皮肤紧张发亮,严重时甚至可有液体渗出,有时可伴有胸腔、腹腔、鞘膜腔积液。

2. 有无伴随症状?

不同原因引起的水肿,可能伴有相应的症状,如肾源性水肿可能伴有蛋白尿;心源性水肿可能伴有呼吸困难、肝脏增大、颈静脉怒张等;肝源性水肿则可能伴有肝脏疾病、腹水等。

3. 有无下尿路症状,如尿频、尿急、尿痛等?

肾源性水肿是泌尿科最常见的引起水肿的原因,可能伴有下尿路症状,包括尿频、尿急、尿痛等。

4. 患者发病后尿量情况如何? 体重有无变化?

尿量是反映肾脏功能的重要指标。部分患者出现水肿的原因为水钠潴留,尿量减少,因此应详细询问患者有无尿量变化,积极查找泌尿系梗阻引起的慢性肾功能不全或急性肾衰竭而导致尿量减少。体重增加与否是反映患者水肿严重程度的另外一个指标,观察体重变化有助于判断水肿的消长。

5. 患者的既往疾病史、家族史、长期居住地及职业?

患者既往患有何种疾病;患者家族是否有遗传性疾病史;患者长期居留地有何种高发病率疾病;患者亲属或长期接触人群中是否有肺结核、泌尿系结核、结石、肾囊肿等疾病史。化学药品的暴露史可能与泌尿系肿瘤的发生有一定相关性,高温作业等因素可能与泌尿系结石的发病具有一定的相关性。

（二）问诊结果及思维提示

患者为工人,主要从事一般体力劳动性工作。既往有泌尿系结石病史,因右肾结石导致右肾无功能而行手术切除;患者既往无心脏病、肝炎、肝硬化、免疫性疾病等。既往无肺结核病史,家族史无阳性发现。患者 2 周前无明显诱因逐渐出现双下肢及颜面部水肿,凹陷性,并逐渐增加。每日尿量亦突然减少,每日尿量少于 500ml,饮食及饮水量下降。未出现尿频、尿急、尿痛及血尿等症状。患者长期居留于中国西南地区,为结石疾病的高发区域。患者此次因尿量减少,水肿及体重增加急诊到医院就诊。

> **思维提示**：通过问诊可以了解到,患者既往有泌尿系结石病史,并导致右肾无功能而行手术切除;无肺结核及泌尿系结核病史,无其他系统疾病史,患者长期居留于中国西南地区,为结石疾病的高发区域。患者此次逐渐出现水肿、尿少,为泌尿系疾病引起的可能性极大,尤其是泌尿系结石引起的梗阻。因此,在体格检查时应对腰部进行叩诊、输尿管压痛点进行触诊,进一步明确有无结石梗阻、感染的体征,同时通过影像学检查明确是否存在泌尿系结石,以及结石的大小及部位,进一步与泌尿系肿瘤、肾囊肿进行鉴别。重要的是,患者为独肾,并已出现尿少、食欲缺乏等表现,应密切关注血肌酐水平,了解有无肾衰竭的可能性。

三、体格检查

（一）重点检查内容和目的

考虑患者水肿及尿少可能系泌尿系梗阻所致,因此对患者进行系统而全面的体格检查时,应重点注意测量患者的体温、叩诊肾区及输尿管走行区,了解有无梗阻及感染的体征。通过体检了解水肿的程度,是否为凹陷性水肿及其平复速度等。

（二）体格检查结果及思维提示

T 36.7℃ , P 76 次 / 分 , R 20 次 / 分 , BP 175/95mmHg。神志清楚,急性病容,颜面部水肿,皮肤巩膜无黄染,全身浅表淋巴结未扪及肿大。颈静脉正常,心界正常,心律齐,各瓣膜区未闻及杂音。胸廓未见异常,双肺叩诊呈清音,双肺呼吸音清,未闻及干湿啰音及胸膜摩擦音。腹部外形正常,全腹软,无压痛及反跳痛,腹部未触及包块。肝脏肋下未触及。脾脏肋下未触及。双肾未触及。双下肢中度水肿,指压凹陷明显,平复缓慢。双侧肾区无隆起,无明显叩击痛及压痛,双侧输尿管行程无压痛,膀胱无压痛,无充盈,外生殖器发育正常。右侧腰部可见一长约20cm手术切口。

> **思维提示**：体格检查发现患者体温正常,双侧肾区无隆起,无明显叩击痛及压痛,双侧输尿管行程无压痛,膀胱无压痛,无充盈,外生殖器发育正常。右侧腰部可见一长约20cm手术切口。阳性体征主要是颜面部及双下肢凹陷性水肿。因此,需进一步完善泌尿系彩超、数字化 X 线腹部正位片、CT、利尿肾图或 SPECT 肾显像、血液检查等进一步明确病因,了解疾病的具体情况及程度,为治疗方案的制订提供依据。

四、实验室和影像学检查

（一）初步检查内容及目的

1．泌尿系彩超 明确病因，具体了解有无泌尿系梗阻及梗阻的原因。

2．数字化 X 线腹部正位片 进一步了解有无结石，及结石所在的部位、大小及形态等。

3．腹部平扫CT 主要是为了明确诊断，查找病因，了解肾实质的情况。

4．利尿肾图或核素肾显像 了解上尿路有无梗阻，明确分肾功能情况。

5．血常规、小便常规及尿培养 明确是否存在泌尿系感染，排除内科性疾病的可能。

6．肾功能 明确总体肾功能，了解有无肾衰竭。

（二）检查结果及思维提示

1．泌尿系彩超 右肾切除；左肾积水，集合系统分离约 1.9cm，左输尿管上段扩张，内径约 0.9cm，中下段显示不清。

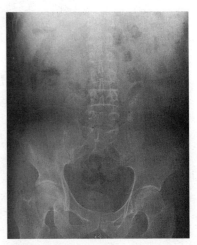

图 15-1 入院时腹部 X 光平片所见

2．数字化 X 线腹部正位片 左侧输尿管走行区、平第二腰椎横突处见一高密度影，可疑左输尿管结石，双肾区未见明显结石影（图 15-1）。

3．全腹部平扫CT 右肾区术后改变；左肾积水，集合系统分离约 2.0cm，左输尿管上段扩张明显，上段距肾门约 3cm 处见一高密度结石影，大小约 0.5cm。

4．血常规及肾功能 WBC $8.65×10^9$/L；RBC $3.45×10^{12}$/L；HGB 101g/L；PLT $100×10^9$/L；血尿素 22.44mmol/L，血肌酐 764.0μmol/L，血尿酸 546.2μmol/L。

5．小便常规 白细胞 4 个/HP、红细胞 98 个/HP、细菌 43/μl、脓细胞（-）；尿蛋白 0.2g/L（+/-）。

6．尿培养 无细菌生长。

> **思维提示**：重要的辅助检查有如下五项：①泌尿系彩超；②数字化 X 线腹部正位片；③全腹平扫 CT；④肾功能；⑤尿常规。结合患者病史、体格检查及辅助检查结果，排除了泌尿系肿瘤、结核、肾囊肿等疾病，也排除了非泌尿系疾病，明确了左输尿管结石，急性肾衰竭的诊断。因此，结合患者情况，左输尿管结石直径约 0.5cm，而其输尿管结石活动是引起肾脏积水、尿量减少、水肿及体重增加的主要原因，应考虑积极的外科治疗，及时解除梗阻，恢复肾脏功能，必要时应及早进行透析治疗。其治疗方案包括：①排石治疗；②体外冲击波碎石术（ESWL）；③输尿管镜钬激光碎石术；④输尿管软镜碎石术；⑤腹腔镜或开放输尿管切开取石术；⑥左侧输尿管支架管置入术；⑦左肾穿刺造瘘术；⑧透析治疗。

五、治疗方案及理由

1．方案 经膀胱镜/经输尿管镜左侧输尿管支架管置入术。

2．理由 目前对于输尿管结石的治疗方法主要有 ESWL、输尿管镜碎石取石术、腹腔镜及开放手术、溶石治疗和药物治疗。输尿管结石临床治疗的最大目的应是保护肾功能、清除结石、控制尿路感染、改善症状。对于不同的结石选择不同的治疗方法。若结石引起急性梗阻，肾功能异常，应及时解除梗阻，保护肾脏功能。

该患者在制订治疗方案时，考虑到其输尿管结石较小，最大径约 0.5cm，但其急性肾衰竭，存在生命危险，故应及早解除结石引起的梗阻，促进肾功能恢复，而不应以取出结石为第一目的。综合考虑后，患者目前一般状况尚可，遂急诊在全麻下行经膀胱镜左侧输尿管支架管置入术。

六、治疗效果及思维提示

经充分评估后，患者虽急性肾衰竭，但一般情况下，无明显手术禁忌证，故急诊在全麻下行经膀胱镜左侧输尿管支架管置入术。手术后安置尿管，观察尿量，患者尿量由术前约 500ml 突然变为无尿，水肿进一步增加，血清肌酐水平上升至 1024.8μmol/L，血钾 5.58mmol/L。急诊复查泌尿系 X 线平片发现手术安置的输尿管支架管并未通过结石梗阻处。

经与患者再次沟通后，遂急诊在全麻下行经输尿管镜左侧输尿管支架管置入术，手术顺利，安置尿管后观察尿量。患者术后 24 小时尿量高达 8000ml，进入急性梗阻性肾衰竭后多尿期，经积极治疗，一周后患者尿量逐渐稳定在 2000ml/24h 左右，血清肌酐逐渐恢复至 203.3μmol/L。

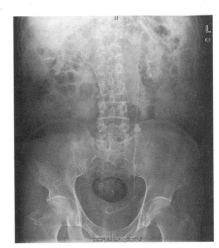

图 15-2　术后一个月复查腹部 X 光平片所见

一月后，患者左侧输尿管支架管脱落至膀胱内，立即复查腹部平扫 CT 发现左肾积水基本消失，左输尿管结石移位至左肾下盏。图 15-2 为术后一个月复查腹部 X 光平片所见。

> **思维提示：** 患者左输尿管结石诊断明确，结石的部位、大小均已通过影像学检查确定。左输尿管结石引起急性梗阻，肾衰竭，结合患者情况，治疗方案的选择应以解除左侧输尿管梗阻，恢复肾功能为主要目的。患者目前虽血肌酐升高、血钾升高，但尚无急诊血液透析指征，首先选择经膀胱镜左侧输尿管支架管置入术，但手术未能顺利安置成功，并且造成结石局部梗阻加重，由少尿变为无尿。根据患者的 CT 结果综合考虑后，患者若选择行左肾穿刺造瘘术，手术成功率同样很低，故最终患者选择再次在全麻下行经输尿管镜左侧输尿管支架管置入术，此次手术成功安置支架管，尿液增加明显，肾功能逐渐恢复。

七、对本病例的思考

输尿管结石合并急性肾衰竭的处理　双侧输尿管结石急性梗阻，孤立肾输尿管结石急性梗阻，一侧肾功能严重受损/对侧输尿管结石急性梗阻等均可引起少尿、无尿，导致急性肾衰竭，体内水电解质、酸碱平衡紊乱，水钠潴留，血肌酐升高，严重时可危及生命。

输尿管结石梗阻引起的急性肾衰竭的处理原则是：尽早解除梗阻，引流尿液，改善肾脏功能。临床上，解除输尿管结石引起梗阻的方法主要有：ESWL、经皮肾穿刺造瘘术、经膀胱镜/经输尿管镜输尿管支架管置入术、输尿管镜钬激光碎石术等。

ESWL处理输尿管结石引起的梗阻，风险较大，效果不佳，往往不作为首选方法。经皮肾穿刺造瘘术及经膀胱镜输尿管支架管置入术是最常用的两种方法，相比而言，前者受制于肾积水程度，创伤大，出血风险较大；后者创伤小，但是梗阻严重时不易成功，因此往往首先尝试经膀胱镜输尿管支架管置入术，若失败则再次行经皮肾穿刺造瘘术。经输尿管镜输尿管支架管置入术及输尿管镜钬激光碎石术手术成功率高，甚至可以去除结石，已经逐渐应用于尿管结石梗阻导致急性肾衰竭的急诊处理。但是这两种方法往往需要在麻醉下实施，并且对手术者的技术水平要求较高，故需严格把握选择的指征。存在以下情况时，应积极解除梗阻，而不适合处理结石：①全身症状严重，并发心功能衰竭，血肌酐大于450μmol/L，血钾高于6.5mmol/L者，应首先行血液透析1~2次，待全身情况改善后再手术治疗；②结石伴有严重感染，存在全身中毒症状时，应首选经皮肾穿刺造瘘术及经膀胱镜输尿管支架管置入术，尽早解除梗阻，引流尿液，控制感染，待感染得到控制，肾功能恢复后再处理输尿管结石。

参 考 文 献

1. Wang SJ, Mu XN, Zhang LY, et al. The incidence and clinical features of acute kidney injury secondary to ureteral calculi. Urol Res, 2012, 40 (4)：345-348.

2. Al-Ghazo MA, Ghalayini IF, Al-Azab RS, et al. Emergency ureteroscopic lithotripsy in acute renal colic caused by ureteral calculi: a retrospective study. Urol Res, 2011, 39 (6)：497-501.

3. Yang S, Qian H, Song C, et al. Emergency ureteroscopic treatment for upper urinary tract calculi obstruction associated with acute renal failure: feasible or not? J Endourol, 2010, 24 (11)：1721-1724.

病例 16 反复右侧腰部胀痛不适 11 个月

患者男性,58岁,四川人,于2013年4月8日入院

一、主诉

反复右侧腰部胀痛不适11个月

二、病史询问

> **思维提示**:患者系中年男性,出现右侧腰部胀痛不适已有近一年时间,原因不明,应积极筛查患者腰部疼痛的原因。因此,问诊应主要了解患者疼痛的性质、程度及其伴随症状,筛查腰痛的常见病因,如泌尿系结石、腰肌劳损、腰椎间盘突出症等。

（一）问诊主要内容及目的

1．疼痛的特点? 疼痛是钝性疼痛还是锐性疼痛? 疼痛时持续性还是间歇性? 是否有放射痛或牵涉痛?

腰部疼痛的原因较多,不同疾病所导致的腰部疼痛性质有所不同。通过了解疼痛的性质可以初步筛查患者腰痛的原因,如肿瘤所导致的疼痛多为间歇性的钝痛;腰肌劳损引起的腰痛多为酸胀不适感;腰椎间盘突出症所导致的腰痛常伴有腿痛,甚至活动受限;结石导致急性梗阻所引起的疼痛多为绞痛,伴或不伴有放射痛,而结石慢性梗阻引起肾积水可为胀痛不适。

2．有无下尿路症状,如尿频、尿急、尿痛等?

输尿管结石尤其是壁内段结石可引起下尿路症状,包括尿频、尿急、尿痛等;泌尿系结石合并感染时,可因感染刺激引起下尿路刺激症状。而其他疾病所引起的腰痛往往不合并下尿路症状。

3．有无血尿,及其与疼痛的关系?

血尿的原因较多,包括了泌尿系肿瘤、损伤、结石、结核和泌尿系感染等。血尿可分为镜下血尿及肉眼血尿。泌尿系结石的血尿多为肉眼血尿,典型表现为急性疼痛后肉眼血尿。明确肉眼血尿的程度以决定是否需要急诊处理血尿,了解肉眼血尿为全程血尿、排尿前血尿还是终末期血尿有助于鉴别血尿来源的部位及原因。全程血尿多为上尿路来源,包括了肾脏内科疾病、肾脏或输尿管肿瘤及结石等;终末期血尿多为膀胱结核等;排尿前血尿多为尿道来源,如损伤、炎症等。

4．入院前是否有外伤病史?

部分外伤患者可损伤腰部软组织或骨折引起腰痛,损伤肾脏或输尿管可伴有腰痛,这些疾病往往有外伤史。

5．患者腰痛后尿量情况如何?

尿量是反映肾脏功能的重要指标。部分患者因结石导致梗阻可能发生急性肾功能不全或急性肾衰竭而导致尿量减少,因此需了解患者24小时尿量情况。

6．患者的家族史、长期居住地及职业?

患者家族是否有遗传性疾病史;患者长期居留地有何种高发病率疾病;患者亲属或长期

接触人群中是否有肺结核、泌尿系结核、结石、肾囊肿等疾病史。化学药品的暴露史可能与泌尿系肿瘤的发生有一定相关性，高温作业等因素可能与泌尿系结石的发病具有一定的相关性。

（二）问诊结果及思维提示

患者为农民，主要从事农业劳动。既往身体健康，无泌尿系统疾病史。无肺结核病史，家族史无阳性发现。患者腰痛无明显诱因，其腰痛表现为间歇性胀痛不适、无放射痛，无血尿，无尿频、尿急及尿痛等症状。此次腰痛出现后无发热，尿量亦无明显减少。患者长期居留于中国西南地区，为结石疾病的高发区域。

思维提示：通过问诊可以明确，患者既往无肺结核及泌尿系结核病史，无腰椎等疾病史，患者长期居留于中国西南地区，为结石疾病的高发区域。患者疼痛特点符合泌尿系结石的特点，应在体格检查时对腰部进行叩诊、输尿管压痛点进行触诊，进一步明确有无结石梗阻、感染的体征，同时通过影像学检查明确是否存在泌尿系结石，以及结石的大小及部位，进一步与泌尿系肿瘤、肾囊肿进行鉴别。

三、体格检查

（一）重点检查内容和目的

考虑患者右腰部疼痛多系泌尿系结石所致，因此对患者进行系统而全面的体格检查时，应重点注意测量患者的体温、叩诊肾区及输尿管走行区，了解有无结石梗阻、泌尿系感染的体征。

（二）体格检查结果及思维提示

T 36.7℃、P 90次/分、R 20次/分、BP 131/82mmHg；神志清楚，慢性病容，皮肤巩膜无黄染，全身浅表淋巴结未见肿大；颈静脉正常，心界正常，心律齐，各瓣膜区未闻及杂音；胸廓未见异常，双肺叩诊呈清音，双肺呼吸音清，未闻及干湿啰音及胸膜摩擦音；腹部外形正常，全腹柔软，无压痛及反跳痛，腹部未触及包块，肝、脾肋下未触及；双下肢无水肿；左肾区无叩痛，左侧输尿管走行区无深压痛及叩击痛，右肾区及输尿管走行区叩击痛，但无明显压痛，外生殖器发育正常。

思维提示：体格检查发现患者体温正常，右肾区及输尿管走行区有叩痛、右输尿管压痛点无压痛，其他查体也无阳性发现。因此，需进一步完善泌尿系彩超、数字化X线腹部正位片、CT、利尿肾图/SPECT肾显像等影像学检查进一步明确病因，了解泌尿系结石的具体情况，为治疗方案的制订提供依据。

四、实验室和影像学检查

（一）初步检查内容及目的

1. 泌尿系彩超　明确病因，具体了解泌尿系结石的情况，包括结石的位置、大小、分布及形态等，同时了解输尿管及肾脏集合系统是否存在积水以及积水的程度。

2. 数字化X线腹部正位片　进一步了解结石所在的部位、大小及形态等。

3. 腹部平扫 CT　必要时可行此项检查,主要是为了明确诊断,查找病因,了解肾实质的情况,并为治疗手段的选择提供更多的信息。

4. 利尿肾图或核素肾显像　了解上尿路有无梗阻,明确分肾功能情况。

5. 血常规、小便常规及尿培养　明确是否存在泌尿系感染,排除内科性疾病的可能。

6. 肾功能　明确总体肾功能。

(二)检查结果及思维提示

1. 泌尿系彩超　左肾大小正常,右肾体积变小,右肾集合系统分离约 3.2cm,中盏查见强回声伴声影,大小约 0.8cm;右侧输尿管上段明显扩张,最粗约 1.4cm,中段见一强回声团伴声影,长约 1.4cm,下段显示不清。

2. 数字化 X 线腹部正位片　右肾结石,大小约 0.8cm,右输尿管中段结石,位于第 4、5 腰椎之间,长约 2.0cm。

3. 全腹部平扫 CT　左肾正常;右肾结石伴积水,结石大小约 1.0cm,集合系统分离约 3.0cm;右侧输尿管上端扩张明显,右输尿管中段结石,长约 2.0cm。

4. SPECT 肾显像　左侧上尿路引流通畅,GFR 53.9ml/min;右肾功能受损,呈梗阻型曲线,GFR 18.6ml/min。

5. 血常规及肾功能　WBC 4.68×10^9/L;RBC 4.59×10^{12}/L;HGB 147g/L;PLT 100×10^9/L;CREA 99.7μmol/L,BUN 6.0mmol/L。

6. 小便常规　白细胞 5 个 /HP、红细胞 15 个 /HP、细菌 50/μl、脓细胞(-);尿蛋白(-)。

7. 尿培养　无细菌生长。

> **思维提示**:重要的辅助检查有如下四项:①泌尿系彩超;②数字化 X 线腹部正位片;③全腹部平扫 CT;④肾显像。结合患者病史、体检检查及辅助检查结果,排除了泌尿系肿瘤、结核、肾囊肿等疾病,也排除了非泌尿系疾病,确定了右肾结石伴积水,右输尿管结石的诊断。目前,患者肾功能正常、小便常规检查发现白细胞升高伴有镜下血尿,SPECT 肾显像提示左肾功能良好,右肾梗阻并功能明显受损。因此,结合患者情况,右肾结石直径约 0.8cm 暂不考虑外科手术治疗,而其输尿管结石引起的梗阻为肾脏积水及腰部胀痛的主要原因,应考虑积极的外科治疗。其治疗方案包括:①体外冲击波碎石术(ESWL);②输尿管镜钬激光碎石术;③输尿管软镜碎石术;④腹腔镜或开放输尿管切开取石术;⑤经皮肾镜碎石取石术(PNL)。

五、治疗方案及理由

1. 方案　输尿管切开取石术。

2. 理由　目前对于肾结石合并输尿管结石的处理原则为优先处理输尿管结石。输尿管结石的治疗方案包括了体外冲击波碎石术、输尿管镜钬激光碎石术、输尿管软镜碎石术、腹腔镜或开放输尿管切开取石术及经皮肾镜碎石取石术。其中输尿管切开取石术由于创伤大、恢复慢,现已不是手术治疗输尿管结石的首选治疗方案,但对于较大输尿管结石或合并有解剖结构异常时,可以选择该治疗方法。随着体外碎石机的发展,体外冲击波碎石术已成为目前治疗输尿管结石的最主要方法。对于保守治疗无效,ESWL 效果不佳的病例可选择输尿管镜钬激光碎石术或输尿管软镜。对于腰 4 平面以上较大的输尿管结石可选择经皮肾镜碎石取石术。

该患者在制订治疗方案时，考虑到患者右肾积水较重，右输尿管结石较大，约2.0cm，梗阻时间长，若行微创治疗则难以完全清除结石，而PNL困难较大，不易处理结石，故患者最终选择了输尿管切开取石术处理其右输尿管结石。

六、治疗效果及思维提示

经充分术前准备后，患者在全麻下施行了右侧输尿管切开取石术，术中见：右侧输尿管结石位于输尿管中段，结石大小约2.0cm，呈黄褐色，质硬，结石与输尿管黏膜粘连严重，周围肉芽组织形成。将右输尿管结石完整取出后，留置输尿管支架。术后患者康复出院，并于一个月后复查。

> **思维提示**：患者右输尿管结石诊断明确，结石的部位、大小均已通过影像学检查确定，结合患者情况治疗方案并不是唯一的。对于不同手术方案的取舍除了根据病情考虑外，还取决于患者自身需求。尽管ESWL及输尿管镜钬激光碎石术创伤小，恢复快，已成为大多数输尿管结石患者的首选治疗方案，但选择具体方法时应综合考虑患者结石情况，必要时可选择传统开放手术，来弥补微创手术无法完整取出结石等相对不足之处。此外，所有的治疗方案都应遵从患者最终的选择。

七、进一步治疗及思维提示

经第一次手术治疗后一个月，患者门诊复查腹部X线平片时发现仍有右输尿管结石。通过分析，患者第一次输尿管切开取石术将输尿管结石完整取出，此次出现的输尿管结石为原有肾结石脱落至输尿管内引起。复查腹部平扫CT时发现，患者右输尿管结石，右肾积水明显好转。

经由与患者沟通，介绍不同的治疗方法，包括ESWL及输尿管镜钬激光碎石术，患者最终选择了输尿管镜钬激光碎石术。经充分准备后，患者接受了输尿管镜钬激光碎石术，手术顺利将输尿管结石击碎，并再次安置输尿管支架管。术后一个月复查部X线平片显示右侧输尿管结石及肾结石排出完全，给予拔除输尿管支架管。

> **思维提示**：患者右输尿管结石术后，右肾结石脱落至右输尿管内，结石的部位、大小均已通过影像学检查确定，应继续按照输尿管结石的治疗原则继续治疗。治疗的方案仍主要为：①体外冲击波碎石术（ESWL）；②输尿管镜钬激光碎石术；③输尿管软镜碎石术；④腹腔镜或开放输尿管切开取石术；⑤经皮肾镜碎石取石术（PNL）。经与患者交流后，告知可选择ESWL或输尿管镜钬激光碎石术。患者最终选择了输尿管镜钬激光碎石术。

八、对本病例的思考

1. 输尿管结石治疗方案的选择　针对输尿管结石的治疗方案包括了内科治疗和外科治疗。具体治疗方案的选择主要取决于结石的发病时间、部位、大小及肾功能情况等，同时需结合患者自身需求。0.6cm以下的结石可以考虑内科治疗，辅助排石药物，定期复查观察结石是否排出；0.6cm以上、小于1.0cm的结石则可考虑体外冲击波碎石术；大于1.0cm的输尿管结石则可选择输尿管镜钬激光碎石术；1.5～2cm 的结石则可选择经皮肾镜碎石取石术或输尿管切开取石术。上述方案的选择应根据患者的具体病情来判断，如患者存在肥胖、脊柱畸形等特殊情况则需根据情况进行选择，而不是单独地依靠结石大小和部位决定治疗结石的方案。本病案中，患者结石大小在 1cm 左右，因此患者可首先选择 ESWL，但是在具体操作时受到骨盆的影响，定位困难，无法碎石。因此患者必须改变治疗方案，可选择输尿管镜钬激光碎石术。患者究竟如何选择，这就取决于患者对不同治疗方案的认识以及自身的需求。因此，告知患者各种治疗方案的利弊、风险是指导患者作出选择所必需的。

2. 肾结石合并输尿管结石的治疗　　临床中，常常可以见到肾结石合并输尿管结石的患者，对这类患者的治疗应遵循一个原则，即优先处理输尿管结石，然后再处理肾结石，主要治疗手段为几种外科治疗方法的联合应用。随着各种微创技术的发展，已有不少研究报道了同时处理输尿管结石及肾结石的病例，主要方法为输尿管镜钬激光碎石术治疗输尿管结石，经皮肾镜碎石取石术治疗同侧或对侧肾结石。但是，这种联合治疗的方法风险较大，需要严格选择病例，在顺利实施输尿管镜钬激光碎石术后再行经皮肾镜碎石取石术。

若输尿管结石采用开放手术时，引起创伤大，恢复慢，应尽可能不同期处理肾结石。对于本病案，该患者右肾结石合并右输尿管结石，右肾结石大小约 0.8cm，可暂不处理，也可在输尿管结石治疗后选择行 ESWL 治疗。但是不幸的是，患者在第一次术后恢复的过程中，右肾结石落入输尿管中，但患者不愿行 ESWL 治疗，而是选择了输尿管镜钬激光碎石术。

3. 输尿管结石的多种方法联合治疗　　输尿管结石的具体治疗方案主要有：①排石治疗；②体外冲击波碎石术（ESWL）；③输尿管镜钬激光碎石术；④输尿管软镜碎石术；⑤腹腔镜或开放输尿管切开取石术；⑥经皮肾镜碎石取石术（PNL）。因泌尿系结石具有残石率高、容易复发等特点，对于结石的治疗往往是多种方法的联合治疗。如输尿管结石小于 0.6cm，选择排石治疗无效时则应考虑及时行 ESWL 治疗。若输尿管结石行 ESWL 后效果不佳，则应考虑行输尿管镜钬激光碎石术，甚至结石较大时应考虑输尿管切开取石术。对于输尿管镜钬激光碎石术治疗后的输尿管结石，若有残石，同样可考虑排石治疗或 ESWL。

对于本病例，第一次手术选择了输尿管切开取石术，手术效果佳，术后肾结石可考虑行 ESWL 治疗。患者右肾结石因输尿管上段扩张明显滑落至输尿管内，此时仍可考虑行 ESWL，也可考虑行输尿管镜钬激光碎石术，但患者最终选择了后者，并且最终效果实现了完全清石。

病例 17　排尿困难 2 年余

老年男性,72 岁,于 2013 年 3 月 18 日门诊就诊

一、主诉

排尿困难 2 年余

二、病史询问

> **思维提示**:患者为老年男性,出现排尿困难 2 年余。老年男性排尿困难的常见原因为良性前列腺增生症,尿道狭窄,膀胱功能障碍。因此,问诊主要围绕是否有尿道外伤病史,排尿困难的严重程度,有无尿路感染病史,有无血尿、尿急、尿频、尿痛病史。

（一）问诊主要内容及目的

1. 排尿困难严重程度?

老年男性患者排尿困难最常见的原因为良性前列腺增生症,排尿困难的严重程度对于治疗的选择起着至关重要的作用。

2. 是否有尿道外伤病史?

尿道狭窄的常见原因为尿道外伤。询问患者既往是否有尿道外伤病史,或曾有医源性尿道损伤病史对于鉴别诊断尿道狭窄非常重要。

3. 有无尿路感染、血尿病史?

尿路感染、血尿为严重良性前列腺增生症的常见并发症,也是膀胱疾病的常见并发症。

4. 有无尿急、尿频、尿痛、尿潴留病史?

良性前列腺增生症为老年男性的常见疾病,其常见症状为尿频、尿急、排尿困难、尿滴沥,夜尿增多,严重排尿困难患者伴有急性尿潴留病史。

（二）问诊结果及思维提示

问诊结果:2 年余前出现排尿困难,伴有尿频、尿急、排尿不畅,夜尿 3~5 次,不伴有血尿、尿痛等症状,无尿道外伤病史及尿潴留病史。于外院口服前列康等药物后效果不佳,为求进一步诊治,于我院门诊就诊。

> **思维提示**:患者既往无尿道外伤病史,考虑尿道狭窄可能性小。排尿困难、尿频、尿急均为良性前列腺增生症的常见症状。

三、体格检查

（一）重点检查内容

直肠指诊是前列腺增生症最为重要的检查之一,其不但可判断前列腺体积大小,而且可触诊前列腺表面是否有异常结节,与前列腺癌进行鉴别诊断。

（二）体格检查及思维提示

患者心肺未见异常，腹软，未及压痛及反跳痛，双肾区无叩痛及压痛，双侧输尿管走行区无明显压痛及叩痛，耻骨上膀胱区未见膨隆。直肠指检见前列腺中央沟变浅，两侧叶表面光滑，未扪及异常结节。

思维提示：根据体检结果，考虑到患者直肠指检见中央沟变浅，前列腺表面光滑，未扪及异常结节，可触及前列腺底部，患者患有良性前列腺增生症可能性大，前列腺腺体Ⅱ度增大。

四、实验室检查和影像学检查

（一）初步检查结内容及目的

1. PSA 及 f-PSA 初步筛查可疑前列腺癌人群。

2. 泌尿系彩超 评估患者前列腺体积大小，判断患者是否伴有前列腺异常结节，或上尿路积水、膀胱结石等。

3. 膀胱残余尿彩超 膀胱残余尿即排尿结束后立即测得的膀胱内残余尿量。正常人残余尿量 <12ml。由于膀胱残余尿个体间差异较大，限制了其在临床的应用。膀胱残余尿与患者的症状及体征关联性较差。存在明显残余尿的前列腺增生症患者更应采用积极的方法观察与治疗。

4. 尿常规 排除尿路感染诊断。

5. IPSS 评分 评估患者良性前列腺增生症症状严重程度（表 17-1）。

（二）检查结果及思维提示

1. t-PSA 及 f-PSA t-PSA 2.1ng/ml, f-PSA 0.67ng/ml。

2. 泌尿系彩超 前列腺肿大，4.2cm×3.5cm×4.3cm 大小，内可见钙化灶形成，双肾、输尿管、膀胱未及异常。

3. 膀胱残余尿彩超 排尿后未见膀胱残余尿。

4. 尿常规 白细胞 2 个 /HP，红细胞 2 个 /HP。

5. 国际前列腺症状 (international prostate symptom score, IPSS) 评分 8 分。

思维提示：IPSS 评分是国际公认的判断 BPH 患者症状严重程度的一项评分系统，其内容详见如下。根据症状的严重程度，0~7 分为轻度症状，8~19 分为中度症状，20~35 分为重度症状。IPSS 评分可以初诊时用于评估患者下尿路症状的严重程度、对治疗的反应及观察等待治疗的疾病进展情况。IPSS 评分与前列腺体积大小、残余尿量及尿流率无相关性。

思维提示：PSA<4ng/m，直肠指检及泌尿系彩超均未发现前列腺异常结节，因此，患者目前诊断为良性前列腺增生症。

表 17-1 IPSS 评分表

在最近一个月,您是否有以下症状	在 5 次中						症状评分
	无	少于 1 次	少于 1/2	大约 1/2	多余 1/2	几乎每次	
排尿不尽感	0	1	2	3	4	5	
排尿后 2 小时又要排尿	0	1	2	3	4	5	
间断性排尿	0	1	2	3	4	5	
排尿不能等待	0	1	2	3	4	5	
有尿线变细现象	0	1	2	3	4	5	
排尿费力	0	1	2	3	4	5	
夜尿次数	无	1	2	3	4	5	

五、治疗方案及理由

1. 治疗方案　药物治疗。

2. 理由　该患者前列腺增生症诊断明确。IPSS 评分为 8 分,考虑为中度症状。患者未曾行规范良性前列腺增生症药物治疗,不伴有尿潴留、血尿、尿路感染、上尿路积水等并发症,且患者既往前列腺增生症无药物治疗史,因此建议首选药物治疗。

六、对本病例的思考

1. BPH 药物治疗的适应证　IPSS≤7 分或 IPSS≥8 分但生活质量未受到明显影响,且患者不伴有尿潴留、血尿、尿路感染、上尿路积水等并发症的良性前列腺增生症。

2. BPH 药物治疗的种类　①α 受体阻断药作用机制为松弛前列腺与膀胱颈部平滑肌,缓解膀胱出口动力性梗阻因素。常见的药物包括坦索罗辛,多沙唑嗪、阿夫唑嗪、特拉唑嗪等;②5α- 还原酶抑制剂作用机制为抑制体内睾酮向双氢睾酮的转化,进而降低前列腺内双氢睾酮的水平,从而缩小前列腺体积,改善膀胱出口静力性梗阻因素。常见的药物包括非那雄胺和度他雄胺;③M 受体阻断药作用机制为通过抑制膀胱逼尿肌的收缩,从而缓解逼尿肌不稳定收缩所致的尿频、尿急和急迫性尿失禁等症状。但该类药物可造成膀胱逼尿肌收缩功能下降,因此需判断患者下尿路症状是否由膀胱出口梗阻造成或逼尿肌收缩无力造成。如为逼尿肌收缩无力造成,应用该类药物可能造成患者下尿路症状加重甚至尿潴留发生。常见药物为托特罗定;④α 受体阻断药联合 5α- 还原酶抑制剂 α 受体阻断药与 5α- 还原酶抑制剂联合治疗适于前列腺体积大于 30ml,且有下尿路症状的 BPH 患者。研究发现,联合治疗可显著降低 BPH 临床进展的风险;⑤植物制剂目前已证实该类药物可能的作用机制为抗炎、抗雄激素或类雌激素作用等。由于不同种类植物制剂、甚至同一种类植物制剂不同萃取技术、不同批次或产地不同成分亦不相同,造成药物治疗的作用机制与药物的治疗效果相差很大。常见药物为舍尼通、棕榈碱等。

病例 18　排尿困难 5 年余，加重伴不能排尿 2 日

老年男性,78岁,于2013年4月2日入院

一、主诉

排尿困难5年余,加重伴不能排尿2日

二、病史询问

> **思维提示**：患者为老年男性,出现进行性排尿困难5年余,2日前不能排尿。老年男性排尿困难的常见原因为良性前列腺增生症,尿道狭窄,膀胱功能障碍。该患者2日前突发不能排尿,因此,还需询问患者不能排尿的诱因,是否2天前存在外伤病史、饮酒、手术麻醉、药物等造成膀胱收缩功能下降的因素。

（一）问诊主要内容及目的

1. 是否有尿道外伤病史?

尿道狭窄的常见原因为尿道外伤所造成。询问患者既往是否有尿道外伤病史,或曾有医源性尿道损伤病史对于鉴别诊断尿道狭窄非常重要。

2. 是否有饮酒史、手术麻醉史、药物等造成膀胱收缩功能降低的因素?

患者出现急性排尿困难,需考虑造成膀胱收缩功能急性降低的因素。大量饮酒,手术麻醉,及M受体阻断药等药物均可造成膀胱收缩功能障碍,进而造成急性尿潴留。

3. 有无尿急、尿频、尿痛、尿潴留病史?

良性前列腺增生症为老年男性的常见疾病,其常见症状为尿频、尿急、排尿困难、尿滴沥,夜尿增多,严重排尿困难患者伴有急性尿潴留病史。

（二）问诊结果及思维提示

问诊结果：患者5+年前出现排尿困难,伴有夜尿增多,4～5次/夜,于我院就诊,诊断考虑为良性前列腺增生症,予以坦洛新、非那雄胺联合药物治疗2年。2日前无明显诱因突发排尿困难加重,滴沥状排尿,下腹部胀痛不适,于我院就诊,诊断为急性尿潴留,给予保留导尿处理后收入我院。

> **思维提示**：患者既往无尿道狭窄病史,已于门诊诊断为前列腺增生症,并予以药物治疗。目前患者药物治疗失败,出现急性尿潴留。因此,该患者重点检查需排除长期的良性前列腺增生症是否伴有尿路感染、膀胱结石、上尿路积水等并发症,以及需排除前列腺癌可能。

三、体格检查

（一）重点检查内容

目前考虑患者为良性前列腺增生症,但需排除前列腺癌可能。因此,重点检查患者肾区

85

是否叩痛，耻骨上区是否膨隆，尿管引流是否通畅。直肠指诊前列腺表面是否有异常结节，与前列腺癌进行鉴别诊断。

（二）体格检查及思维提示

患者心肺未见异常，腹软，未及压痛及反跳痛，双肾区无叩痛及压痛，双侧输尿管走行区无明显压痛及叩痛，耻骨上膀胱区未见膨隆，尿管引流通畅。直肠指诊见前列腺中央沟消失，直肠指诊勉强触及前列腺底部，两侧叶表面光滑，未及异常结节。

> **思维提示**：根据体检结果，考虑到患者直肠指检见中央沟消失，勉强可触及前列腺底部，未扪及异常结节，考虑患者为良性前列腺增生症可能性大，前列腺腺体Ⅲ度长大。

四、实验室检查和影像学检查

（一）初步检查结内容及目的

1. PSA 及 f-PSA　初步筛查前列腺癌可疑人群。

2. 泌尿系彩超　评估患者前列腺体积大小，判断患者是否伴有前列腺异常结节，或上尿路积水、膀胱结石等。

3. 膀胱残余尿彩超　膀胱残余尿即排尿结束后立即测得的膀胱内残余尿量。正常人残余尿量 < 12ml。由于膀胱残余尿个体间差异较大，限制了其在临床的应用。膀胱残余尿与患者的症状及体征关联性较差。存在明显残余尿的前列腺增生症患者更应采用积极的方法治疗。

4. 尿常规　排除尿路感染诊断。

5. IPSS 评分　评估患者良性前列腺增生症症状严重程度。

6. 尿动力学检查　区分患者的排尿困难是由于膀胱出口梗阻或逼尿肌无力所造成。

（二）检查结果及思维提示

1. t-PSA 及 f-PSA　t-PSA 3.9ng/ml，f-PSA：0.87ng/ml。

2. 泌尿系彩超　前列腺长大，外腺大小约 5.2cm×4.7cm×4.3cm，前列腺突入膀胱 1.5cm，双肾、输尿管、膀胱壁增厚：膀胱炎？

3. 尿常规　白细胞 22 个/HP，红细胞 8 个/HP。

4. IPSS 评分　22 分。

5. 尿动力学检查　最大尿流率 8ml/min，排尿期逼尿肌无力，腹压辅助排尿，残余尿量 125ml。

> **思维提示**：直肠指诊联合 PSA 是发现前列腺癌最佳的筛查方法。目前国内比较一致的观点认为：t-PSA > 10ng/ml 时，前列腺癌发病可能性较高，推荐进行前列腺穿刺活检。对于 t-PSA 介于 4～10ng/ml 时，f-PSA 可提高前列腺癌的检出率，f-PSA 与前列腺癌的发病率成负相关，国内推荐 f/t PSA > 16% 为正常参考值。

该患者 PSA < 4ng/m，直肠指检及泌尿系彩超均未发现前列腺异常结节，因此，排除前列腺癌可能，诊断为良性前列腺增生症。患者尿动力学检查提示排尿期逼尿肌收缩无力，腹压辅助排尿，考虑患者造成急性尿潴留的主要原因是逼尿肌收缩无力。

五、治疗方案及理由

1.治疗方案　手术治疗。

2.理由　该患者前列腺增生症诊断明确。IPSS 评分为 22 分，考虑为重度症状。患者曾行规律药物治疗，但 2 天前出现急性尿潴留，考虑为药物治疗失败，因此建议选择手术治疗。

六、对本病例的思考

1.BPH 手术治疗的适应证　①中、重度良性前列腺增生症患者生活质量造成明显降低，或患者拒绝药物治疗或药物治疗效果不佳；②良性前列腺增生症下尿路症状伴有尿潴留、血尿、尿路感染、膀胱结石、上尿路积水等并发症；③良性前列腺增生症伴有膀胱大憩室、腹股沟疝、严重的痔疮等疾病，临床判断不解除下尿路梗阻难以达到治疗目的。

2.无法接受手术的 BPH 患者的治疗选择　①轻中度症状患者观察等待治疗或药物治疗；②重度症状患者如患者一般情况较差，且伴有下尿路重度症状或伴有尿潴留、血尿、尿路感染、膀胱结石、上尿路积水等并发症，在排除前列腺癌诊断后，可行经尿道前列腺支架植入、留置尿管或行耻骨上膀胱穿刺造瘘术。

3.BPH 手术治疗的方式　①开放前列腺摘除术：适于前列腺体积大于 80ml，或伴有膀胱结石、或膀胱憩室，需一并外科手术治疗者；②经尿道手术：经尿道前列腺电切术为目前为 BPH 手术治疗的经典术式与金标准。其它术式，如经尿道前列腺电气化术、经尿道前列腺切开术、经尿道前列腺等离子双极电切术，由于出血少或经尿道前列腺电切综合征发生率低，也广泛应用于临床；③激光手术：经尿道激光前列腺剜除术、经尿道激光气化术、经尿道激光凝固术借助激光所导致的组织气化或凝固性坏死后迟发性组织脱落的特点，达到解除尿道梗阻的目的；④其他治疗：经尿道微波热疗、经尿道针刺消融术、前列腺支架适于下尿路梗阻症状严重，但一般情况较差，不能接受外科手术的患者。

病例 19　尿频、尿急 5 年余，体检发现 PSA 升高 1 周

老年男性，70 岁，于 2013 年 1 月 13 日入院

一、主诉

尿频、尿急 5 年余，体检发现 PSA 升高 1 周

二、病史询问

> **思维提示：** 患者为老年男性，出现尿频、尿急 5 年余，按常见病优先考虑良性前列腺增生症，但患者伴有 PSA 升高，高度怀疑前列腺癌可能。因此，问诊主要围绕于尿频、尿急、排尿困难的病史及严重程度，PSA 水平的具体值，及是否有影响 PSA 值准确性的因素存在，并询问是否行前列腺穿刺活检或影像学检查，以寻找前列腺癌的临床证据。

（一）问诊主要内容及目的

1. 尿频，尿急的症状及严重程度，是否伴有排尿困难病史？

良性前列腺增生症为老年男性的常见疾病，其常见症状为尿频、尿急、排尿困难、尿滴沥，夜尿增多。

2. 是否伴有膀胱刺激症状？

严重的良性前列腺增生症患者可能合并慢性膀胱炎或慢性前列腺炎。良性前列腺增生症合并慢性前列腺炎的患者可能出现 PSA 水平的升高，造成过度前列腺穿刺活检。

3. PSA 水平值　检测 PSA 水平前是否有射精、导尿、前列腺按摩、膀胱镜检查、前列腺穿刺活检等病史。

PSA 检测为行前列腺穿刺活检前的重要血液学指标。射精、导尿、前列腺按摩、膀胱镜检查、前列腺穿刺活检均对其有影响。

4. 是否口服前列腺疾病药物？

治疗良性前列腺增生症的药物，如非那雄胺等，对血浆中 PSA 的水平有一定程度的影响。研究发现规律口服非那雄胺一年，可将 PSA 水平降低至原水平的一半。

5. 是否行前列腺穿刺活检？

前列腺穿刺活检为确诊前列腺癌的金标准。

（二）问诊结果及思维提示

问诊结果： 患者为老年男性，既往无尿路感染病史及尿路手术病史。本次无明显诱因出现尿频、尿急、伴有排尿困难，自服"前列康"等药物症状明显好转。1 周前体检发现 PSA 17.87ng/ml，遂收住入院。

> **思维提示：** 根据上诉结果，患者伴有典型的尿频、尿急、排尿困难的病史，初步考虑到患者可能是良性前列腺增生症。但患者近期体检发现 PSA 水平高于 10ng/ml，不排除前列腺癌可能。

三、体格检查

（一）重点检查内容

考虑患者 BPH 可能性大，但不排除前列腺癌可能。因此对患者进行全面检查的同时，应重点检查患者是否有耻骨上区的膨隆，同时，还应行直肠指检，触诊前列腺质地是否均一，中央沟是否消失，两侧叶表面是否光滑。

（二）体格检查及思维提示

患者心肺未见异常，腹软，未及压痛及反跳痛，双肾区无叩痛及压痛，双侧输尿管走行区无明显压痛及叩痛，耻骨上膀胱区未见膨隆。直肠指检见前列腺中央沟变浅，两侧叶表面光滑，未扪及异常结节。

> **思维提示**：根据体检结果，考虑到患者直肠指检见中央沟变浅，患者可能患有 BPH，但无法排除前列腺癌可能。

四、实验室检查和影像学检查

初步检查结内容及目的

1．血常规、生化、凝血常规　进一步了解患者的全身状况。

2．前列腺穿刺活检　明确有无前列腺癌。

3．增强盆腔轴位 MRI　了解前列腺局部情况，如前列腺包膜的完整性、肿瘤是否侵犯前列腺周围组织或器官以及盆腔淋巴结的情况。MRI 通常应在前列腺穿刺活检前进行，以免穿刺引起的前列腺改变干扰 MRI 的诊断。

4．全身骨显像　了解有无骨质病变及骨转移。

五、检查结果及思维提示

1．血常规　WBC $4.6 \times 10^{12}/L$；RBC $4.22 \times 10^{12}/L$；HGB 132g/L；PLT $332 \times 10^{9}/L$。

2．前列腺穿刺活检　前列腺癌，共穿刺 12 针，其中 1～5 针为前列腺右侧叶外周带，6～10 针为前列腺左侧叶外周带，11 针为前列腺右侧叶移行带，12 针为前列腺左侧叶移行带。其中第 4、5 针阳性，Gleason 评分：$4+3=7$ 分。

3．增强盆腔周围 MRI　前列腺增大，右前上份异常强化结节，前列腺 Ca 可能性大？请结合 PSA 及其他检查（图 19-1）。

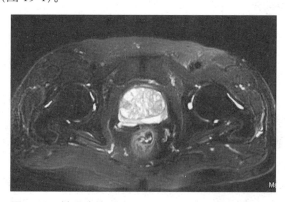

图 19-1　增强盆腔周围 MRI

4. SPECT 全身骨扫描　未见异常信号影(图 19-2)。

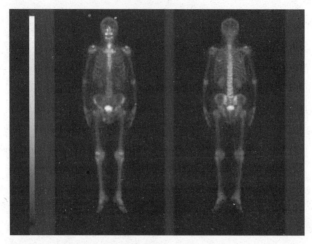

图 19-2　SPECT 全身骨扫描

> **思维提示:** PSA > 10ng/ml 为行前列腺穿刺活检的指诊,前列腺穿刺活检是诊断前列腺癌的金标准。通过前列腺穿刺活检,证实该患者为前列腺癌,Gleason 评分 7 分。同时,通过盆腔 MRI 检查明确前列腺癌局部侵犯情况。前列腺癌最常见的远处转移部位为骨骼,ECT 可比常规 X 片提前 3~6 个月发现前列腺癌骨转移病灶。SPECT 全身骨扫描未见有骨质异常信号影。

六、治疗方案及理由

1. 治疗方案　腹腔镜前列腺癌根治性切除术。

2. 理由　根据该患者的前列腺穿刺结果、MRI 与全身骨扫描结果,该患者前列腺肿瘤局限于右侧叶,未见前列腺周围组织、精囊腺及盆腔器官侵犯,未见骨转移等远处转移。因此术前临床分期为 T2a-bN_0M_0,Gleason 评分 7 分,PSA < 20ng/ml,根据前列腺癌指南,具有行前列腺癌根治术的指诊。因此,建议性前列腺癌根治性切除术。腹腔镜手术由于其创伤小、恢复快的特点,越来越为泌尿外科医师所采用。

七、对本病例的思考

1. BPH 与前列腺癌　BPH 与前列腺癌均为老年性疾病,BPH 为老年男性常见疾病,其典型症状为尿频、尿急、排尿困难。早期前列腺癌的临床表现与 BPH 相类似,但对于直肠指检或影像学检查发现异常结节、PSA > 10ng/ml、PSA 4~10ng/ml fPSA/tPSA 异常,则建议行前列腺穿刺活检明确诊断。BPH 常见的治疗方式为观察等待、药物治疗与手术治疗。前列腺癌常见的治疗方式为手术治疗、内分泌治疗与放化疗。

2. 完善的术前评估　早期前列腺癌行前列腺癌根治术需满足临床分期 < T2c,无远处转移,以及预期寿命大于 10 年、一般情况较好。因此,完善的术前评估对于术前患者的筛选至关重要。通过盆腔 MRI 明确前列腺局部病变的范围,通过全身骨显像明确有无骨转移,结合胸片等影像学检查排除其余部位转移。

3. 并发症　前列腺癌根治术的手术并发症主要为直肠损伤、膀胱颈尿道吻合口狭窄、尿失禁、前列腺肿瘤组织残留、出血、感染等。轻度的直肠损伤可通过留置肛管、禁食或使用收敛大便的药物治愈,严重的直肠损伤需行结肠造口术。前列腺癌根治术后需严密随访 PSA,如发现 PSA 水平 > 0.2ng/ml,考虑为前列腺癌生化复发,局部临床复发可采用主动监测或补救性放疗,对于广泛转移可能性大的患者则建议行内分泌治疗。

4. 根治术后的随访　行前列腺癌根治术后 3 周患者体内应不能检测到 PSA。如术后患者连续 2 次 PSA 水平大于 0.2ng/ml,则考虑为前列腺癌生化复发,需行进一步补救性放疗或内分泌治疗。

病例 20　排尿困难半年，发现前列腺癌伴骨转移 20 余天

老年男性，59 岁，于 2013 年 3 月 4 日入院

一、主诉

排尿困难半年，发现前列腺癌伴骨转移 20 余天

二、病史询问

> **思维提示**：患者为老年男性，出现排尿困难，按常见病优先考虑良性前列腺增生症，但患者入院前已行前列腺穿刺活检提示为前列腺癌，全身骨扫描提示全身多处骨代谢增高，考虑前列腺癌伴多发性骨转移。因此，该患者诊断比较明确，问诊重点为询问患者前列腺癌是否伴有其他组织或器官转移，骨转移的范围，及是否伴有骨相关事件发生。

（一）问诊主要内容及目的

1. 排尿困难的严重程度？

前列腺癌患者往往伴有前列腺增生症，其排尿困难如较严重，则需进行有效的治疗。

2. 是否伴有血尿的症状？

前列腺癌晚期患者偶伴发血尿，因此，需问诊患者是否伴有血尿，及血尿的严重程度。

3. 前列腺穿刺活检的结果。

前列腺穿刺活检的阳性针数，以及穿刺后 Gleason 评分与患者的治疗及预后密切相关，因此问诊前列腺穿刺的结果至关重要。

4. 是否伴有骨痛的症状？

前列腺癌伴发骨转移的患者往往发生骨相关事件，骨相关事件与患者的生活质量、治疗及预后密切相关。

（二）问诊结果及思维提示

问诊结果：患者因下腹隐痛半年，就诊于我院，辅助检查：PSA > 100ng/ml，游离 PSA 23.540mg/ml。2013-01-22 前列腺穿刺活检示：前列腺癌，Gleason 评分：4 + 4 = 8 分。2013-01-28 增强 MRI 盆腔示：前列腺癌可能，已突破包膜，前列腺肥大（图 20-1）。2013-01-16 全身骨显像示：全身多处骨代谢增高，考虑肿瘤多发性骨转移（图 20-2）。现为求进一步治疗收入我科。

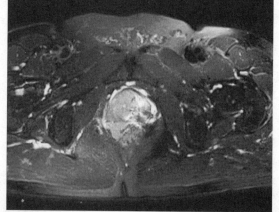

图 20-1　增强前列腺 MRI

> **思维提示**：根据上诉结果，患者 MRI 已经提示前列腺癌已突破包膜，前列腺肥大，全身骨扫描提示全身多处骨转移，因此患者目前诊断明确，为前列腺癌伴全身多处骨转移。

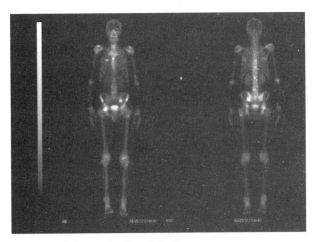

图20-2 全身SPECT骨显像结果

三、体格检查

（一）重点检查内容

该例患者目前诊断已经明确，体格检查的重点为寻找有无潜在的前列腺癌转移灶，以及其他的伴发疾病，如前列腺增生症等疾病。

（二）体格检查及思维提示

患者心肺未见异常，腹软，未及压痛及反跳痛，双肾区无叩痛及压痛，双侧输尿管走行区无明显压痛及叩痛，耻骨上膀胱区未见膨隆。直肠指检见前列腺长大，中央沟消失，勉强可触及前列腺底部。前列腺表面凹凸不平，坚硬如石，退指时指套未见血迹。

四、实验室检查和影像学检查

（一）检查内容及目的

1. 血常规、生化、凝血常规　进一步了解患者的全身状况。

2. 全腹部CT　对于判断早期前列腺癌，MRI的诊断敏感性优于CT。对于了解前列腺周围组织或淋巴结的侵犯，MRI与CT的诊断敏感性相似。对于判断有无腹部器官转移灶，CT略优于MRI。

3. 胸部CT　了解有无肺部转移。

（二）检查结果及思维提示

1. 血常规　WBC 5.6×10^{12}/L；RBC 3.25×10^{12}/L；HGB 122g/L；PLT 212×10^9/L。

2. 全腹部彩超　肝、胆、胰、脾、双肾、输尿管未及异常，膀胱壁增厚：膀胱炎？前列腺不均匀长大。

3. 胸片　双肺肺纹理增多。

> **思维提示**：患者血常规提示患者一般情况可，胸腹部CT未发现明确的前列腺癌肺部或腹腔器官转移灶。但全身骨扫描已发现多发骨转移，因此，仍考虑为晚期前列腺癌。

五、治疗方案及理由

1. 治疗方案 内分泌治疗。

2. 理由 该患者术前临床分期为 $T_3aN_0M_{1b}$，Gleason 评分 8 分，PSA > 100ng/ml。根据美国泌尿外科协会前列腺癌指南，该患者为转移性前列腺癌，适宜行内分泌治疗。常用的内分泌治疗方法包括去势治疗（包括手术去势治疗与药物去势治疗），最大限度雄激素阻断，间歇性内分泌治疗等治疗方法。

该患者由于经济方面考虑，选择行手术去势。术后 3 个月 PSA 降至 0.4ng/ml。

六、随访

患者行去势术后 3 个月 PSA 降至 0.4ng/ml，术后 4 月 PSA 上升至 1.2ng/ml，术后半年随访 PSA 升至 2.4ng/ml。予以加用比卡鲁胺 50mg 每日一次口服后，术后 7 个月随访 PSA 2.3ng/ml，术后 13 个月复查 PSA 升至 5.7ng/ml，予以更换氟他胺后，1 个月后复查 PSA 8.7ng/ml。予以停用氟他胺后 1 个月，复查 PSA 8.8ng/ml，停用抗雄激素药物第 2 个月 PSA 升至 16.4ng/ml，予以更换口服乙烯雌酚 1mg/d，1 个月后复查 PSA 29.3ng/ml，行睾酮检查提示 16ng/ml，考虑激素抵抗型前列腺癌，予以多西紫杉醇化疗，1 个月后复查 PSA 降至 15.7ng/ml。

七、对本病例的思考

1. 晚期前列腺癌的治疗选择

（1）内分泌治疗：目前内分泌治疗是对于Ⅲ～Ⅳ期前列腺癌的主要治疗方式。其主要目的为抑制患者体内雄激素水平，从而抑制前列腺癌细胞增殖。主要策略为抑制患者体内分泌睾酮与阻断雄激素与受体结合。常用的手术去势或药物去势可抑制患者体内睾酮分泌，采用抗雄激素药物竞争性结合雄激素受体，阻断雄激素与前列腺细胞雄激素受体的结合，从而抑制前列腺癌细胞增殖与进展。两者结合可达到最大雄激素阻断。

（2）姑息性放射治疗：Ⅲ～Ⅳ期前列腺癌局部照射可改善患者的局部症状，如骨痛、盆腔疼痛、淋巴结转移造成的下肢肿胀等症状，提高患者的生活质量。

（3）化疗：主要用于雄激素非依赖性前列腺癌的治疗。主要的治疗方案为多西紫杉醇为基础的化疗方案，可选择的方案为米托蒽醌为基础的化疗方案。

2. 前列腺癌骨相关事件 前列腺癌骨相关事件是晚期前列腺癌的常见并发症，主要临床表现为骨痛、高钙血症、病理性骨折脊髓压迫症等，严重者甚至造成患者死亡。其主要原因为抗雄激素治疗导致患者血中睾酮水平降低，影响骨代谢导致骨质丢失、骨密度降低，从而诱发骨相关事件。目前，双磷酸盐是治疗和预防前列腺癌骨转移的首选方法，Denosumab 可通过阻断 RANK-RANKL 从而预防和治疗激素非依赖性前列腺癌骨转移。

3. 去势抵抗型前列腺癌的治疗 去势抵抗型前列腺癌是指经过初次持续雄激素去除治疗后，前列腺癌仍出现复发、进展的前列腺癌。其主要表现为患者血浆睾酮达到去势水平，持续 2 周连续 3 次出现 PSA 升高，且较基础值升高 50% 以上，抗雄激素撤退治疗 4 周 PSA 仍出现进展、二线内分泌治疗期间 PSA 仍出现进展。

去势抵抗型前列腺癌，可采用二线内分泌治疗方案，如加用或停用抗雄激素药物，或更换抗雄激素药物，采用低剂量雌激素治疗或肾上腺雄激素抑制剂治疗。如仍无法控制肿瘤进展，可采用多西他赛或米托蒽醌为基础的化疗方案。

病例21　发现前列腺癌4个月，内分泌治疗3个月

老年男性,66岁,于2013年1月11日入院

一、主诉

发现前列腺癌4个月,内分泌治疗3个月

二、病史询问

> **思维提示：**患者为老年男性,已经于门诊行前列腺癌穿刺活检,证实为前列腺癌,并行内分泌治疗。因此,需对患者4月前与当前的情况进行对比,评估患者内分泌治疗的效果,判断患者在内分泌治疗期间肿瘤是否出现进展或缩小,对患者当前及既往的情况进行肿瘤临床与病理分级。

（一）问诊主要内容及目的

1.4月前患者前列腺癌的情况？

对于患者4月前前列腺癌的情况进行评估与临床分级,判断患者选择内分泌治疗是否合理,以及患者选择内分泌治疗的方案是否正确。

2.内分泌治疗后患者前列腺癌的情况？

重新对患者当前前列腺癌的情况进行临床与病理分期与分级,与内分泌治疗前的情况进行对比,从而决定患者下一步的治疗方案。

（二）问诊结果及思维提示

问诊结果：患者4个月前体检时发现前列腺肿块,遂于2012年8月就诊于我院门诊,2012-9-05 PSA 56.5ng/ml,超声示：前列腺弱回声团,Ca待排。MRI示：前列腺外周带右后下结节,大小约1.8cm×2.2cm,考虑肿瘤性病变可能（图21-1）。累及左侧精囊腺可能。前列腺穿刺活检示：前列腺癌,Gleason评分4+4。经门诊给予康士德＋诺雷德治疗后于2012-12-03

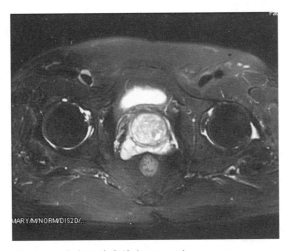

图21-1　内分泌治疗前(2012-9-5)

复查 PSA 0.674ng/ml, MRI 示：前列腺外周带右后下结节有所缩小，双侧精囊三角结构清晰（图21-2）。骨扫描示：全身骨显像未见肿瘤转移征象。现为求进一步治疗入我科（图21-3）。

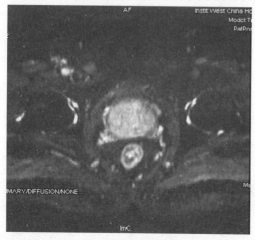

图21-2　内分泌治疗后 MRI（2012-12-11）

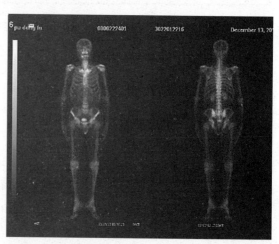

图21-3　全身骨扫描

> **思维提示**：患者内分泌治疗前前列腺穿刺活检证实为前列腺癌，Gleason 评分 4＋4，PSA 56.5ng/ml，MRI 前列腺增强扫描提示前列腺外周带右后下结节，大小约 1.8cm×2.2cm，考虑肿瘤性病变可能，累及左侧精囊腺可能。行内分泌治疗后 MRI 提示前列腺外周带右后方结节有所缩小，双侧精囊三角区结构清晰，复查 PSA 0.674ng/ml 考虑患者行内分泌治疗效果明显。

三、体格检查

（一）重点检查内容

1．患者全身情况　判断患者的精神状况，营养状况。

2．直肠指检　判断患者前列腺癌的局部情况。

（二）体格检查及思维提示

患者心肺未见异常，腹软，未及压痛及反跳痛，双肾区无叩痛及压痛，双侧输尿管走行区无明显压痛及叩痛，耻骨上膀胱区未见膨隆。直肠指检见前列腺右侧叶结节，表面粗糙不平，质硬，触之不动，退指时指套未见血迹。

四、实验室检查和影像学检查

（一）初步检查内容及目的

1．血常规、生化、凝血常规　进一步了解患者的全身状况。

2．胸部及腹部 CT　判断肿瘤是否伴有胸腹部转移。

3．盆腔轴位 MRI　MRI 提示前列腺外周带右后方结节较 2 个月前 MRI 有所缩小，双侧精囊三角区结构清晰。

（二）检查结果及思维提示

1．血常规　WBC $4.3×10^{12}$/L；RBC $4.12×10^{12}$/L；HGB 130g/L；PLT $192×10^{9}$/L。

2．胸片　心肺未及异常。

3．胸腹部 CT　胸腹部器官未见异常，盆腔淋巴结未见长大。

> **思维提示**：患者一般情况良好，年龄 66 岁，预期寿命大于 10 年，可耐受大型手术打击。

五、治疗方案及理由

1．治疗方案　前列腺癌根治性切除术。

2．理由　该患者入院前 4 月临床分期为 $T_{3b}N_0M_0$，Gleason 评分 8 分，PSA>20ng/ml，考虑为高危局限性前列腺癌。患者选择新辅助内分泌治疗后 3 个月，MRI 前列腺增强扫描提示肿瘤体积有所缩小，未见精囊腺侵犯征象，临床分期为 $T_2AN_0M_0$，PSA<20ng/ml，患者预期寿命大于 10 年，根据欧洲泌尿外科指南，该患者具有行前列腺癌根治术的指诊。因此，建议患者行前列腺癌根治性切除术＋内分泌治疗。术后病理结果提示前列腺右侧叶腺癌，Gleason 评分 4+4，累及左侧精囊腺。

六、随访

术后 1 个月患者 PSA 降至 1.2ng/ml，予以口服比卡鲁胺 50mg，每日一次，戈舍瑞林 3.6mg ih，每月 1 次，术后 3 个月复诊 PSA 降至 0.13ng/ml，术后规律复查 PSA，术后 6 个月 PSA 0.09ng/ml。

七、对本病例的思考

1．前列腺癌根治术前新辅助内分泌治疗　前列腺癌根治术前行新辅助内分泌治疗是在前列腺癌患者进行根治性前列腺癌切除术前实施辅助内分泌治疗，以期达到缩小肿瘤体积、降低临床分级、减少手术切缘阳性率、提高手术治愈率的目的。可抗雄激素治疗与去势治疗联合或单独应用，联合应用效果更为明显可靠。

2．局部进展型前列腺癌的治疗　$T_{3\sim4}N_0M_0$ 前列腺癌称为局部进展型前列腺癌。局部进展型前列腺癌由于患者往往伴有前列腺包膜、精囊腺或盆腔的局部浸润，因此不适宜行前列腺癌根治性切除手术。常用的治疗方式为内分泌治疗与放射治疗。部分局部进展型前列腺癌患者在采用辅助内分泌治疗后，部分患者出现局部肿瘤缩小，临床分期降低至 $T_{2a}\text{-}cN_0M_0$ 后，则可尝试采用前列腺癌根治性手术，改善患者预后。术后积极检测 PSA 及手术局部情况，如出现前列腺癌生化复发或临床复发，则可采用内分泌治疗或放射治疗进一步治疗。

病例22 反复无痛性全程肉眼血尿3个月

男性，59岁，因反复无痛性全程肉眼血尿3个月就诊，泌尿系超声发现膀胱后壁2cm×2cm占位。

一、主诉

反复无痛性全程肉眼血尿3个月。

二、根据患者的主诉，需要进一步地询问

1. 有无间歇全程无痛性血尿？
2. 血尿出现时间及出血量？
3. 有无尿频、尿急、排尿困难和盆腔疼痛？

思维提示：

1. 老年患者无痛性肉眼血尿是泌尿系肿瘤的典型症状，该患者的门诊超声检查已经发现存在膀胱占位，仅仅诊断为"膀胱占位"是不够的，因为不同的病理类型、分级及分期，治疗方案是不同的。

2. 膀胱癌90%以上为尿路上皮癌，70%以上初发患者为表浅型即非肌层浸润型，膀胱单发的非肌层浸润型尿路上皮癌可考虑行保膀胱的电切手术，术后膀胱灌注，其他类型的膀胱癌则建议行根治性膀胱全切，因此可以行以下检查以进一步了解病情。

3. 另外，对血尿的诊断不能只局限于泌尿系统，有时血液系统疾病所致的凝血机制异常也可引起血尿。因此，可考虑行以下检查：①凝血时间检查；②泌尿系CT及输尿管三维成像；③尿脱落细胞学检查及FISH检查；④尿道膀胱镜检查取活检。

检查结果： 凝血时间正常；尿脱落细胞学及FISH检查阴性；泌尿系CT及输尿管三维成像显示膀胱左后侧壁有一直径2cm左右带蒂的占位，双侧肾脏及输尿管未见异常；患者因为惧怕疼痛，拒绝行膀胱镜检查。

三、经与患者沟通，决定直接行膀胱占位诊断性电切术

思维提示：

1. 膀胱肿瘤是否已侵犯膀胱肌层目前缺少有效而敏感的无创检查。如果膀胱壁被肿瘤侵犯的范围广、深度深，则在CT、MR等影像学检查上显示为该处的膀胱壁僵硬，失去圆滑的外形，而一些受侵犯范围和深度较小的膀胱外形有可能无异常改变，MR对肌层浸润诊断的敏感性高于CT，但仍存在较高的假阴性率；膀胱尿道镜检查取活检可明确病理类型，但为一种有创检查，且因为取材范围局限，无法判断出病变是否已侵犯肌层。

2. 对于存在判断困难的患者，可以考虑直接在麻醉状态下行膀胱尿道镜检查和诊断性电切。

---

3. 诊断性电切时要将肿瘤及其基地的部分膀胱壁一起切除送病理检查，并且电切时尽量避免烧灼，以减少对标本组织的破坏。

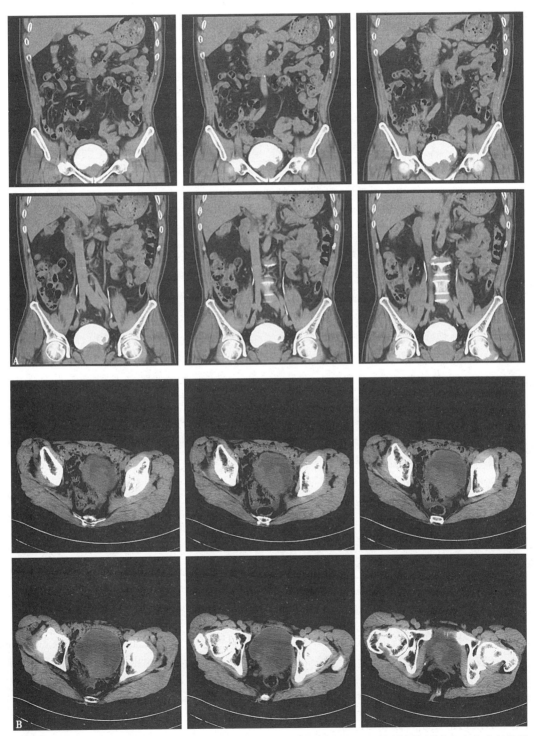

图 22-1　A 为一宽基底的新生物 (CT 三维成像) 经诊断性电切证实为肌层侵袭性尿路上皮癌后行根治性膀胱全切术；B (CT 平扫) 直接诊断为肌层侵袭性膀胱尿路上皮癌

电切结果：膀胱内单发菜花样宽蒂新生物，位于左后壁，直径约 2cm；术后病理结果：(膀胱) 高级别尿路上皮肿瘤，侵及深肌层。

四、根据诊断性电切结果，经与患者充分沟通商议，随即行 "保留性神经根治性膀胱切除术 ＋ 盆腔淋巴清扫术 ＋ 正位回肠膀胱术"

思维提示：

1. 除了身体条件不能耐受根治性膀胱切除，或不愿接受根治性膀胱全切患者外，建议对肌层浸润性膀胱癌患者行根治性膀胱切除术，因为经尿道膀胱肿瘤电切术无法做到对病灶的彻底切除，电切术后存在很高的复发率和病变进展的情况，并且已有研究证实：电切术后再次复发而被迫接受根治性膀胱切除的患者，其总生存率低于一开始就接受根治性膀胱切除的患者。

2. 关于根治性膀胱切除术的手术范围，目前主流的观点认为应该包括膀胱及周围脂肪组织，男性应包括前列腺、精囊，女性应包括子宫和附件，当后尿道受到肿瘤侵犯，或者尿道远端残端切缘阳性时需要同时切除尿道。性功能正常的男性患者，可以考虑术中保留性神经以维持患者术后的勃起功能，但实际有效率仅 50% 左右。保留勃起神经除了保留勃起功能，对于尿控的恢复有积极的作用；但对于 $T_3 \sim T_4$ 的肿瘤要首先考虑肿瘤治疗的彻底性 (安全性)。绝经期前女性患者可以考虑保留卵巢，以维持其术后女性性征。

3. 膀胱切除术后尿流改道有多种术式，归纳起来可以分成三大类：非可控性尿流改道、可控性尿流改道和原位新膀胱。可控膀胱方式为重建储尿囊自我间断导尿，因其手术操作复杂、远期并发症多，目前已很少用于临床；非可控尿流改道的代表术式为回肠代膀胱 (Bricker) 术，手术操作相对简单，远期并发症少，目前仍是经典的术式被广泛用于临床，尤其适用于老年患者及体质较差的患者，缺点是腹壁有可见的瘘口，瘘口需终生护理，需要终身佩戴外用式集尿袋，且有漏尿的可能，对患者的社交、运动等具有一定负面影响；回肠或结肠正位膀胱术操作复杂程度、并发症发生率高于 Bricker 术，但因为最接近患者术前的控尿和排尿模式，因此被越来越多的术者和患者所选择，由于失去了先前的排尿神经反射，采取正位膀胱术的患者需要重新适应和学习新的排尿模式，相对来讲年轻患者最终的控尿和排尿能力恢复较好，甚至可达到基本正常的程度，而老年患者相对恢复较差，另外，此种术式的远期效果仍缺少随访结果。无论是哪种尿道改道方式，都会极大的影响患者及其家属的生活方式，因此在术前一定要做到与患者及其家属的充分沟通，使其充分了解各种术式的优缺点再做决定。"

近年来对于肌层侵犯的膀胱尿路上皮肿瘤进行保留膀胱的探索性治疗，也取得了较快的进展，一般对于有根治性膀胱全切禁忌症的患者，不愿意切除膀胱的患者，可以采取局部切除肿瘤，结合局部放疗和系统化疗等综合治疗以达到最大限度控制肿瘤甚至治愈肿瘤的目的。但需要强调的是：肌层侵犯的膀胱癌的保留膀胱的综合治疗并不能替代根治性膀胱全切作为治疗肌层侵犯膀胱癌的标准治疗。

五、对于根治性膀胱全切术后患者进行肿瘤学和排尿功能的随访很重要,在此不展开讨论

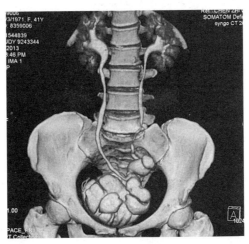

图22-2 术后CT三维重建观察重建尿路的状态

病例23 体检发现左肾占位性病变1周

男性,67岁,体检发现左肾占位性病变1周就诊

一、主诉

体检发现左肾占位性病变1周就诊

二、根据患者的主诉,需要进一步的询问

1. 患者可能有哪些不适症状?
2. 患者既往病史及过去史的询问?
3. 体格检查时需要重点注意哪些问题?

思维提示:

1. 典型的肾脏肿瘤三联症包括:腰部包块、血尿和疼痛,但随着无症状肾脏肿瘤的诊断检出率升高,具有上述三联症的肾脏肿瘤患者仅占6%~10%。值得注意的是,尽管无症状的肾脏肿瘤随着检测技术的改善,检出率不断提高,但在所有诊断的肾脏恶性肿瘤中,总有30%~40%的肿瘤为晚期转移性肿瘤。

2. 肾脏占位性病变多考虑肾脏肿瘤,其发病率约占人体所有肿瘤性病变的2%~3%,其中超过90%为肾脏恶性肿瘤。肾癌包括遗传性和散发性,遗传性肾癌的发病与VHL、BHD、FH等基因突变有关,患者具有明确的家族史;散发性肾癌发病的危险因素包括:吸烟、高血压、肥胖等。近20年来,肾脏恶性肿瘤的年发病率以2%的速度增长,但同时无症状的肾恶性肿瘤的检出率越来越高,这与影像技术的进步和人健康体检意识的提高密切相关。

3. 在问诊过程中不能忽视对肾外症状的问询(发热、体重减轻、咳嗽、咯血等)。体格检查对于肾脏肿瘤的诊断价值不大,但若为男性患者,需要特别注意是否出现精索静脉曲张,甚至下肢水肿等体征。

问诊和体格检查结果:患者体检发现左肾占位,无腰痛、血尿、发热、消瘦、咳嗽等不适症状。1年前曾行常规体检,未见肾脏占位病变。既往体健,40余年吸烟史,10余年高血压史,长期服用硝苯地平控制血压,无家族遗传病史,及其他成员肿瘤病史。体格检查未见阳性发现。

患者为老年男性,既往有长期吸烟及高血压史,结合患者年龄及罹患肾肿瘤危险因素,目前初步考虑左肾癌可能性大。

三、肾脏占位病变可能考虑哪些疾病,需要进行哪些检查以明确诊断?

思维提示:

1. 肾脏肿瘤包括肾细胞癌、肾肉瘤、肾Wilm's瘤、肾淋巴瘤、肾嗜酸细胞瘤、肾血管平滑肌脂肪瘤、肾腺瘤,其中肾细胞癌占绝大多数。

2．临床诊断技术，包括超声、CT及MRI等，可从影像学角度对肾脏肿瘤的性质进行鉴别。95%肾细胞癌的超声声像特征为低/等回声，这一特性可以与肾血管平滑肌脂肪瘤鉴别（脂肪组织在超声探测中呈强回声改变）。肾嗜酸细胞瘤的回声改变与肾细胞癌类似，超声鉴别有一定难度，但少数肿瘤中心可出现典型的高回声中央瘢痕改变。此外，超声对肾脏占位病变的囊实性改变具有极佳的价值。5%～23%肾细胞癌可能同时并发肾静脉或下腔静脉癌栓形成，超声彩色Doppler对于肾脏肿瘤血管内癌栓具有良好的诊断价值。CT和MRI在肾肿瘤的诊断中具有重要应用价值。典型的肾细胞癌在平扫CT影像中主要表现低CT值占位，而在增强CT中则表现为占位有强化，但CT值的增加明显弱于正常肾实质。血管平滑肌脂肪瘤在CT显像中往往可以观察到脂肪组织所致的极低密度影，此外，不同病理类型的肾细胞癌在CT或MRI中亦有不同表现，可以帮助医生进行治疗前评估。CT和MRI最为重要的应用价值在于其能较为准确地对肾脏肿瘤进行分期，准确性在91%以上。MRI在判断肿瘤肾外侵犯、血管癌栓形成及血管受累等方面则更具优势。由于肾脏肿瘤具有较高的异质性，临床诊断过程中往往需要结合超声、CT甚至MRI的检查结果，提高诊断和鉴别诊断的准确性。一旦考虑肾细胞癌诊断，尚需注意对可能的转移病灶的搜索，如进行胸部X线片甚至胸部CT排除肺转移。多数肾脏肿瘤在诊断后都需考虑行外科手术治疗，除了常规术前检查外，还需要在术前对患者分肾功能进行测定，测定肾小球滤过率（GFR），协助制订合适的手术方案。

影像检查结果：

（1）肾脏增强CT示：右肾GFR 55ml/min，左肾GFR 46ml/min。

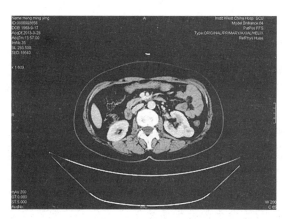

图23-1　肾显像：右肾GFR 55ml/min，左肾GFR 46ml/min

（2）胸部X线片：未见明显异常。

四、是否考虑肾脏占位病变组织活检？

思维提示：
1．肾脏位置深在，与周围其他重要器官毗邻，穿刺活检具有一定风险，活检假阴性率较高，且存在针道种植的可能。

2. 肾脏肿瘤的活检在临床诊断中并不推荐,仅在少数情况下才考虑(如:排除肾外肿瘤肾转移、淋巴瘤等非肾细胞癌;考虑诊断微小肾癌,冷冻、射频消融等微创治疗前或选择性采用临床观察等待前需要取得病理学证据;患者无法或拒绝手术,取得病理学证据后,据此选择合适的药物治疗等)。

临床诊断:结合患者影像检查结果,目前考虑左肾癌。

五、肾癌的诊断依据

思维提示:诊断左肾癌的依据主要包括:

1. 老年男性,肾细胞癌高发年龄段;

2. 具有肾细胞癌发病的危险因素,吸烟及高血压病史;

3. 超声及 CT 平扫均发现左肾下极弱回声的实性包块,增强 CT 显示包块强化明显弱于正常肾实质,符合肾细胞癌的声像表现;

4. 增强 CT 同时显示左肾占位边界清楚,未突破肾包膜,结合其他检查未见明确转移病灶。

六、如何选择治疗方案?

思维提示:

1. 根据现有的检查,目前考虑患者诊断为左肾癌,临床分期为 $T_1N_0M_0$,属于早期局限性肾癌。早期局限性肾癌通过手术治疗,10 年肿瘤特异性生存率高达 90% 以上,因此,外科手术治疗一直是局限性肾癌治疗的主要手段。

2. 对于某些选择性的局限性肾癌患者,观察等待或实施冷冻、射频消融等微创治疗可能是治疗的可选方案。

3. 结合本病例患者的情况,选择手术治疗应该是一个最佳方案。紧接着我们需要考虑具体的手术方案,是选择肾部分切除术(Partial Nephrectomy/Nephron-Sparing Surgery, NSS)还是根治性肾切除术(Radical Nephrectomy, RN)呢? RN 是肾癌外科手术的经典术式,近年来大量的前瞻性临床研究结果表明,对于局限性肾癌,NSS 不仅在肿瘤治疗疗效方面与 RN 相似,而且由于最大限度地保留了正常功能肾单位,从而改善患者的生存质量。NSS 已经取代了 RN 成为治疗小体积(<7cm,尤其是 <4cm)局限性肾癌的标准术式。至于在施行 NSS 时,经腹腔还是经后腹腔;采用开放、腹腔镜或者机器人的方式,则可以依据术者的经验和技巧所定。

治疗结果:患者最终接受经后腹膜腔腹腔镜下肾部分切除术。术中发现肿瘤大小 4cm,包膜完整,边界清楚,距肿瘤边缘约 0.5cm 完整切除肿瘤,术中未行同侧肾上腺及淋巴结清扫。术后病理结果示:肿瘤最大直径 3.7cm,左肾透明细胞癌,Furhman 分级 3 级,肉眼及镜下均未见出血坏死灶,肿瘤未累及肾包膜。

七、为何本病例术中未行同侧肾上腺切除及淋巴结清扫术？

思维提示：

1. 对于体积较大、肿瘤部位特殊或临床分期相对偏晚的局限性肾癌，根治性肾切除术仍然是外科治疗的金标准。

2. 标准的肾癌根治术范围包括：肿瘤患侧肾脏及 Geota's 筋膜内肾周脂肪、同侧肾上腺，同时行肾门及腹主动脉（下腔静脉）旁区域淋巴结清扫。

3. 愈来愈多的前瞻性临床研究发现，局限性肾癌是否施行同侧肾上腺切除并不是影响肾癌治愈的因素；对于术中或 CT/MRI 未见确切淋巴结肿大的局限性肾癌，肾门区域淋巴结清扫术并不能进一步延长患者的生存期，淋巴结清扫仅有助于术后准确的病理分期。因此，像该患者这类肾癌，术中可以不考虑行淋巴结清扫。

患者术后第三天拔除腹膜后血浆引流管，伤口愈合良好。术后 9 天伤口拆线出院。

八、术后是否需要接受辅助放化疗？

思维提示：

1. 肾癌患者术后是否需要接受辅助治疗，主要依据对患者疾病复发风险的评估情况。目前有多个局限性肾癌术后复发风险的评价系统，包括 UISS、SSIGN 及 Leibovich 评分等，其主要评价的指标包括肿瘤大小、分期、分级、是否存在出血坏死及肾门淋巴结受累情况等。

2. 本病例为最常见病理类型，复发风险为低危，5 年及 10 年的肿瘤特异性生存率极高，因此术后不考虑行辅助治疗。此外，肾细胞癌除肉瘤成分外，肿瘤对放化疗极不敏感。肾细胞癌的发病与免疫因素有关，通常术后的辅助治疗以免疫治疗为主，包括干扰素 α，白介素 -2 等，但多项 RCT 结果均显示：上述免疫治疗药物不但不能有效预防肾细胞癌复发，而且由于药物的毒副作用严重影响患者生活质量。而近年问世的针对肾细胞癌的靶向药物相关临床试验结果尚未出来。因此，目前尚没有任何支持局限性肾癌术后辅助治疗的临床证据。

3. 我们需要正确认识和了解肾癌辅助治疗的现状，并与患者及家属充分沟通，使其正确理解术后辅助治疗与肿瘤复发之间的关系，并做好对术后可能存在的肿瘤复发的密切监控。

结合术后病理，患者诊断为左肾透明细胞癌（$T_{1b}N_0M_0$），暂不考虑行术后辅助放化疗或其他辅助治疗。

九、如何制订患者术后随访计划？

1. 建议术后 1 个月复查腹部 CT 或 MRI，并以此作为今后复查的基线。

2. 建议此后每 6 个月复查 B 超，每 1 年复查腹部及胸部 CT 或 MRI。

3. 患者术后建议卧床休息 2 周，术后 1~3 个月应避免负重及剧烈运动。

4. 定期复查肾功能,适当进行饮食指导,最大限度保护肾功能。

思维提示:

1. NSS手术术后应按照肾损伤的处理原则指导患者康复。

2. 患者接受肾部分切除手术后肾脏的形态发生了改变,在术后1个月左右进行CT检查主要目的是在肾周水肿基本消退的情况下,对接受手术的肾脏形态进行较为准确的评估,利于今后肿瘤局部复发的观察。肾癌患者术后的随访周期与其复发风险的评估有关,复发风险越低,随访周期可适当延长,反之亦反。对肾功能的监测包括血清肌酐、肾显像等检查。对肾脏手术部位的复查采用超声结合CT或MRI,主要是考虑尽量减少患者的放射线暴露剂量,同时降低随访费用。肺部是肾细胞癌最常见的转移部位,普通的X线平片,对早期的微小转移病灶检出率低,因此建议采用胸部CT进行排查。

3. 此外,在随访过程中还应根据患者的不同症状选择不同的检查手段,如:必要时采用骨扫描排除肾癌骨转移、脑MRI排除脑转移等。

病例24 发现肉眼血尿9天余

患者女,59岁,无明显原因出现肉眼血尿,彩超示左肾盂可疑占位

一、主诉

发现肉眼血尿9天余

二、根据患者主诉,需要进一步询问

1. 患者出现的血尿具有哪些特点?
2. 患者发生血尿同时,是否有其他伴随症状?

> **思维提示:**
> 1. 当患者出现血尿症状时,有必要了解以下情况:①血尿为镜下血尿还是肉眼血尿,可以协助判断出血量;②血尿发生时为初始血尿、终末血尿还是全程血尿,有助于预估出血的大致部位。若为初始血尿,出血部位多位于前尿道;若为终末血尿,出血部位多位于后尿道、前列腺及膀胱颈;③血尿是否伴有血凝块及血凝块是否具有特殊形状。如出血发生在肾脏,形成血凝块并通过输尿管排出时,通常呈条形;④血尿是否伴有其他伴随症状。这些症状包括腰痛、尿频、尿急、尿痛、发热等。
> 2. 肾盂癌多见于50~70岁,很少发生在40岁以前,男女比例约3:1。最常见的典型临床症状是全程性、无痛性、间歇性肉眼血尿,但当血块通过输尿管亦可发生肾绞痛。一般临床上很少发现肾脏包块,肾盂有肿物的比例仅为5%~15%。尿路上皮癌为多中心性多发肿瘤,在临床诊断时不能忽略输尿管、膀胱及对侧尿路系统同时发生肿瘤的可能。7%肾盂癌可有全身症状,如消瘦、贫血、虚弱。

问诊和体格检查结果:患者于9天余前无明显诱因出现肉眼血尿,血尿为淡红色含有血凝块,每次小便均为全段血尿,无尿频、尿急、尿痛、腰痛,无畏寒发热等。于当地医院妇科就诊,未发现明显异常;后就诊于急诊科,急诊彩超检查示:左肾盂可疑占位。遂以左肾盂占位,收治入院。患者半年前曾反复出现过肉眼血尿,于当地医院治疗(具体不详)后症状消失,患者未予重视。既往体健,无烟酒及其他不良嗜好,无家族遗传病史,及其他成员肿瘤病史。体格检查未见阳性发现。

初步诊断:患者为老年女性,结合患者症状及超声检查结果,初步考虑左肾盂癌可能性大。

三、需要进行哪些进一步的检查以明确诊断?

> **思维提示**:肾盂肿瘤以尿路上皮癌最为常见。明确诊断及鉴别诊断的标准方法包括:
> 1. 影像学检查对肾盂占位的诊断具有很高的价值。经典的影像学检查包括排泄性泌尿系造影和逆行性泌尿系造影,50%~70%的病例可见病变部位充盈缺损,但对较小的尿路上皮肿瘤的检出率低。CT泌尿系成像(CTU)技术对肾盂占位诊断的敏感性和特异性均较高,在有条件的医院,现已取代泌尿系造影成为最主要的检查方法。

2. 上尿路肿瘤细胞学检查的阳性率较膀胱肿瘤低，但细胞学检查因其较高的特异性，结合尿 FISH 检查和某些尿路上皮肿瘤标志物（如：BTA 或 NMP22）具有较高的诊断率；同时，细胞学检查简便无创，并且可以提供细胞学证据，因此，笔者个人认为，该方法仍可为上尿路肿瘤诊断的推荐检查方法。

3. 上尿路肿瘤可能同时伴发膀胱肿瘤，膀胱镜检是诊断上尿路肿瘤的必要检查。通过膀胱镜检，可以排除膀胱腔内是否同时并发肿瘤；同时可能判断血尿是否来源于疑诊肾盂占位同侧输尿管开口；亦可以收集患侧肾盂尿进行细胞学检查协助诊断。

4. 少数疑难上尿路占位还可以考虑进行诊断性输尿管镜检。

一旦考虑肾盂癌诊断，尚需注意对可能的转移病灶（如：肺、肝、骨及淋巴结等）的搜索，如进行胸部 X 线片甚至胸部 CT 排除肺转移。多数肾盂肿瘤在诊断后都需考虑行外科手术治疗，除了常规术前检查外，还需要在术前对患者分肾功能进行测定，肾小球滤过率（GFR），预测术后患者肾功能的可能变化趋势。

患者各项相关检查：

1. CTU

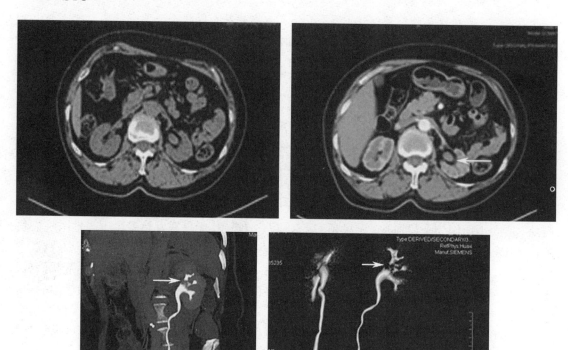

图 24-1 肾脏 CT 平扫及增强扫描横断面均可见左肾盂占位，CTU 三维重建结果显示左肾盂占位形成的充盈缺损改变，提示左肾盂癌可能

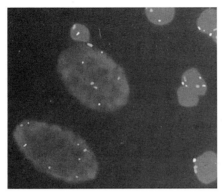 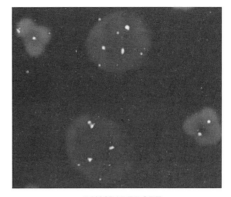

CSP3/CSP7 PROBE   p16/CSP17 PROBE

基因/染色体异常	异常细胞数（/100）	阈值
p16（-1）缺失	0	< 10
p16（-2）缺失	0	< 10
p16扩增	33	< 10
3号染色体多体	25	< 10
7号染色体多体	36	< 10
17号染色体多体	36	< 10

图24-2 FISH（+）：多组染色体异常，尿路上皮癌可能性大
请请结合临床和影像学资料考虑：
备注：1. FISH（+） 出现两种及两种以上染色体异常，提示尿路上皮癌可能性大。
2. FISH（±） 出现一种染色体异常或异常细胞数接近阈值，提示尿路上皮癌可疑。
3. FISH 结果（+） 不排除其他类型肿瘤

2. 肾显像 左肾 GFR：31.7ml/min 右肾 GFR：48.9ml/min。
3. 胸部 X 线片 未见明显异常。
4. 脱落细胞学检查 尿色浑浊，查见大量炎症细胞及异形肿瘤细胞。
5. 尿 FISH 检查结果。

四、临床诊断

结合患者症状、细胞学及影像学检查结果，目前考虑左肾盂癌。

思维提示：诊断左肾盂癌的依据主要包括：
1. 老年女性，肾盂癌高发年龄段；
2. 超声及 CTU 平扫均发现左肾盂弱回声的实性包块，CTU 增强重建显示：左肾盂中上盏充盈缺损，符合肾盂癌的声像表现；
3. 尿脱落细胞和 FISH 检查均发现尿路上皮肿瘤细胞及其特异性染色体改变。

五、如何选择治疗方案?

思维提示:

1. 根据现有的检查,目前考虑诊断患者为左肾盂癌,临床分期为 $T_2N_0M_0$,属于局限性肾盂癌。

2. 局限性肾盂癌通过手术治疗,术后 5 年生存率可达 88%。根治性肾输尿管全切术是目前处理肾盂肿瘤的标准术式,与肾癌根治手术不同的是,除了在 Gerota 筋膜外完整切除受累肾脏外,肾盂癌根治性切除手术强调同时切除全段输尿管和膀胱输尿管开口部分的袖状切除,切除方式可以是顺行,也可以在腔镜下选择逆行套叠式切除。另外,在术中需要特别警惕肿瘤种植,特别是肿瘤细胞顺输尿管膀胱种植的可能。

3. 对于某些选择性的早期局限性肾盂癌患者,甚至可以考虑选择输尿管镜、经皮肾镜等微创治疗方案。结合本病例患者的情况,患者最终选择标准手术方案进行治疗。

尽管影像学及细胞学检查均提示右肾盂尿路上皮癌可能性极大,但为了尽可能在术前能明确诊断,患者选择首先接受输尿管镜检,发现左肾盂乳头状新生物,基底宽,表面可见活动性出血,活检证实为乳头状尿路上皮癌。在与患方充分沟通后行根治性肾输尿管切除术及膀胱袖状切除术,术中发现肿瘤位于肾盂内,大小约 2.5cm×3cm,附有血凝块,与正常肾实质分界尚清,左侧输尿管及输尿管膀胱开口处未见明显异常。术后病理结果示:左肾盂、肾盏及输尿管上端见多灶乳头状尿路上皮癌(WHO 高级别),肌层受累。输尿管断端未见癌累及。肾门及腔静脉旁淋巴结共 12 枚,均未见肿瘤累及。

六、淋巴结清扫在肾盂肿瘤治疗中的价值如何?

思维提示:

1. 标准的肾盂癌根治术范围包括:肾、全段输尿管及其在膀胱开口附近尿路上皮。

2. 一般认为,膀胱尿路上皮肿瘤术中行淋巴结清扫可以在明确分期的同时,改善患者预后。而上尿路尿路上皮肿瘤(包括肾盂癌和输尿管癌)术中是否进行淋巴结清扫,清扫术是否能进一步提高术后生存率目前尚不明确。但早期局限性肾盂癌 $(Ta-T_1)$ 淋巴结清扫阳性率仅 2%,进展期肾盂癌 $(T_{2\sim4})$ 淋巴结清扫阳性率可达 16% 以上。

3. 借鉴膀胱尿路上皮肿瘤淋巴结清扫术对治疗的价值,在前瞻性临床试验结果出来之前,笔者认为应考虑进行标准淋巴结清扫。

七、术后是否需要接受辅助治疗?

思维提示:

1. 尿路上皮肿瘤,膀胱内有发生种植转移可能,此外,尿路上皮肿瘤本身就具有多中心性和易复发的特点,所以肾盂癌术后有必要进行适当的辅助治疗,降低肿瘤复发率。

2．已有前瞻性临床研究证实肾盂癌术后进行单次丝裂霉素膀胱灌注，可以降低患者术后 1 年肿瘤复发率。

3．但总体来说，目前尚缺乏上尿路尿路上皮肿瘤的标准辅助治疗方案，如何选择膀胱灌注药物、药物灌注剂量、灌注疗程等，可能需要根据患者的具体情况进行个体化治疗。需要注意的是，膀胱灌注治疗一定要在膀胱伤口痊愈后进行。

术后辅助治疗：结合术后病理，左肾盂、肾盏及输尿管内见多灶乳头状尿路上皮癌（WHO 高级别，$T_2N_0M_0$），肌层受累。输尿管断端未见癌累及。暂不考虑行术后全身辅助放化疗或其他辅助治疗，选择丝裂霉素 20mg 膀胱灌注治疗，每周一次，连续 6~8 次。

八、如何制订患者术后随访计划？

思维提示：

1．肾盂癌根治术后很少发生肿瘤局部复发。远处转移的几率与肿瘤的分期和分级有关。

2．需要注意的是，肾盂癌术后膀胱内肿瘤复发的比例高达 22%~47%，因此患者术后至少 5 年的定期膀胱镜检及细胞学检查是随访的重要内容。2%~8% 的肾盂癌患者术后可能发生对侧上尿路的尿路上皮肿瘤，对侧上尿路的检查亦值得重视。

术后随访方案：①建议术后每 3 个月行膀胱镜检及尿脱落细胞学检查，必要时进行活检；2 年后，检查频率可调整为 6~12 个月一次，直至术后 5 年为止；②建议术后每年至少进行 1 次 CTU 检查，了解健侧上尿路情况；③定期复查肾功能，适当进行饮食指导，最大限度保护肾功能。

病例 25　右侧睾丸肿大 3 个月

男性，21 岁，发现右侧睾丸肿大 3 个月就诊。

一、主诉

发现右侧睾丸肿大 3 个月。

二、根据患者的主诉，需要进一步询问

1. 有无患侧阴囊内容物疼痛？
2. 有无腮腺炎病史？
3. 有无隐睾病史和手术史？

思维提示：

1. 阴囊内容物肿大首先需明确病变的部位，是来源于附睾还是睾丸。另外，还需与睾丸鞘膜积液相鉴别。睾丸鞘膜积液也可继发于附睾和睾丸病变。

2. 附睾病变以急慢性炎症为主，肿瘤相对少见。急性附睾炎由尿道细菌移行而致感染，表现为局部肿痛、阴囊坠胀。重者有发热、畏寒等全身症状。慢性附睾炎多为急性感染迁延或结核性附睾炎。

3. 睾丸病变首先考虑为肿瘤，并需与睾丸炎症（病毒性睾丸炎、睾丸结核等）相鉴别。急性睾丸炎常为血源性感染或经淋巴途经感染，可与多种急性传染病伴发，最常见为流行性腮腺炎。急性发作，睾丸肿大疼痛，无尿路症状。

4. 睾丸肿瘤好发于 15～35 岁青年男性，一般表现为患侧阴囊内无痛性肿块。也有 30%～40% 患者出现阴囊钝痛或者下腹坠胀不适。10% 左右患者出现远处转移的相关表现。

5. 隐睾为睾丸肿瘤发病的重要危险因素。隐睾位置越高、在体内的时间越长，发生癌变的风险越大。即使采取了隐睾下降固定手术，将其降至阴囊，发生的肿瘤的风险仍然显著高于正常人。

　　询问结果： 患者为无意间发现右侧睾丸肿大，后感阴囊坠胀。无局部疼痛，无腮腺炎、隐睾病史。

　　根据结果初步考虑到的可能疾病为： 右侧睾丸肿大（原因：睾丸肿瘤？）。

三、初步的体格检查

1. 阴囊及阴囊内容物。
2. 全身体格检查。

思维提示：

1. 对于阴囊内容物肿大的鉴别诊断，阴囊局部的体格检查是基础而且重要的手段。多数病例通过体格检查，就能初步明确诊断。

---

2. 阴囊及其内容物的体格检查，通过触诊可以了解睾丸、附睾、精索的形态、大小、质地，有无结节、肿块等病变，以及病变的具体位置、大小、数量、质地等。以判断其来源于附睾还是睾丸。同时，还能了解有无睾丸鞘膜积液。如鞘膜积液程度重，则有可能无法触诊阴囊内容物，需借助 B 超等影像学检查手段。

3. 如怀疑睾丸肿瘤，体格检查方面除检查患侧阴囊外，需检查对侧阴囊。另外，还要进行全身检查，以便发现可能存在的远处转移。体检中可能有阳性体征的远处转移常见为肺部转移和锁骨上淋巴结转移，如有阳性发现，已属晚期。

体格检查结果：右侧睾丸肿大，约 5cm×4cm×3cm 大小，质地偏硬，有沉重下坠感（图 25-1）。右侧附睾、精索未扪及异常。无睾丸鞘膜积液表现。左侧阴囊及阴囊内容物未扪及异常。全身检查心肺阴性，全身浅表淋巴结未扪及明显肿大。

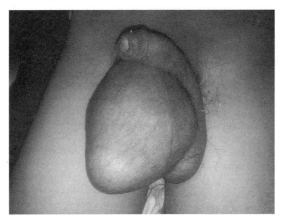

图 25-1　睾丸占位

根据结果进一步考虑到的可能疾病为：右侧睾丸肿瘤。

四、进一步的检查

1. 阴囊彩超、腹部彩超（重点检查腹膜后及盆腔有无肿块）。
2. 血清肿瘤标记物　人绒毛膜促性腺激素（β-HCG），甲胎蛋白 AFP。
3. 腹部和盆腔 CT（增强 CT）检查。
4. 胸部 X 线片（必要时胸部 CT）。

思维提示：

1. 睾丸肿瘤的影像学检查以彩色多普勒超声检查作为首选。彩超不仅可以确定肿块位于睾丸内还是睾丸外，明确睾丸肿块特点，还可以了解对侧睾丸情况，敏感性几乎为 100%。

2. 睾丸肿瘤的区域淋巴结为腹膜后淋巴结，最先和最常见的转移为腹膜后淋巴结的转移。B 超除了解睾丸情况外，还可探测腹膜后有无转移肿块、肾蒂有无淋巴结转移或者腹腔脏器有无肿块等。

3. 腹部和盆腔 CT 目前被认为是腹膜后淋巴结转移的最佳检查方法，可以检测到小于 2cm 的淋巴结。MRI 对腹膜后淋巴结转移的检测总体上来讲并不优于 CT 而且费用昂贵。

4. 原发睾丸肿瘤分为生殖细胞肿瘤和非生殖细胞肿瘤，其中大多数为生殖细胞肿瘤。睾丸癌一般即指睾丸原发的生殖细胞肿瘤，包括精原细胞瘤和非精原细胞瘤，后者可包含胚胎癌、卵黄囊癌、绒毛膜癌、畸胎瘤等一种或多种成分，恶性程度高于前者。如肿瘤既有精原细胞瘤成分，又有非精原细胞瘤成分，则视为非精原细胞瘤。

5. 血清肿瘤标志物对睾丸肿瘤的诊断、分期和预后有重要作用。非精原细胞瘤中的胚胎癌、卵黄囊癌成分产生 AFP，绒毛膜癌产生极高水平的 β-HCG。精原细胞瘤不会产生 AFP，部分精原细胞瘤伴有合体滋养细胞层细胞，可产生一定量的 β-HCG，但显著低于绒毛膜癌的水平。因此 AFP、β-HCG 的检测有助于初步判断睾丸肿瘤的组织病理类型。

6. 另外，高水平的 AFP、β-HCG 提示肿瘤负荷大，水平越高、睾丸外转移的可能性越大。LDH 则主要用于转移性睾丸肿瘤患者的检查，以协助判断睾丸外的肿瘤负荷。因此睾丸癌的分期中，特别包含了血清瘤标水平的 S (Serum) 分期。

7. 胸部 X 线检查是最基本的放射学检查，也是睾丸肿瘤的常规检查之一，可以发现 1cm 以上的肺部转移灶。如高度怀疑肺部转移，即使没有呼吸系统症状和体征，应行胸部 CT 检查，其诊断准确性优于 X 线胸片。

影像学检查结果：阴囊彩超显示右侧睾丸体积增大，5cm × 4cm × 4cm 大小，内查见约 3cm × 4cm 大小弱回声团块，内部血流信号较丰富。右侧附睾未见异常回声。左侧阴囊及其内容物未见异常。腹腔增强 CT 结果后腹膜淋巴结未见明显长大。血清肿瘤标记物：β-HCG 3700IU/L，AFP 1200ng/mL。胸部 X 线片未见异常。

五、临床诊断

右侧睾丸癌(非精原细胞型生殖细胞肿瘤)。

临床分期：Ⅰ S2。

思维提示：

1. 影响睾丸肿瘤预后最重要的因素为组织病理类型和肿瘤分期。总体而言，非精原细胞瘤的恶性程度高于精原细胞瘤。非精原细胞瘤中绒毛膜癌容易发生血行转移，但对化疗极为敏感。胚胎癌、卵黄囊(内胚窦癌)为胚胎性癌，恶性程度高。畸胎瘤有成熟、未成熟和恶性之分。成熟畸胎瘤恶性程度最低，但对放、化疗相对又不敏感。

2. 睾丸癌的临床分期对治疗决策和预后判断有直接关系。现多联合采用 2002 UICC 睾丸癌 TNM 分期系统(详见表25-1)及 AJCC 的简化分期(Ⅰ～Ⅲ期，详见表25-2)。Ⅰ期：病灶在睾丸(包含所有 T 分期)，未发现淋巴结与远处转移；Ⅱ期：区域淋巴结转移(腹膜后淋巴结)，Ⅱa，Ⅱb，Ⅱc 的区别在于淋巴结的大小和数量；Ⅲ期：非区域淋巴结转移(纵隔、锁骨上)、肺转移、以及肺外转移。

3. 睾丸癌如有血清瘤标升高，还应进行 S 分期。S 分期包括 S_1～S_3 期(详见附表)。如肿瘤局限在睾丸，无淋巴结和远处转移 ($pT_{1\sim4}N_0M_0$)，但瘤标升高，则为 I_S(1～3) 期。如肿瘤不局限在睾丸，S_2 和 S_3 的高 β-hCG、AFP、LDH 水平提示在腹膜后淋巴结转移之外，体内还有其他部位发生了转移、肿瘤负荷量大，应归为Ⅲb 和Ⅲc 期。

4. 国际生殖细胞癌协作组 (IGCCCG) 根据肿瘤的组织类型,病理分期以及肿瘤标志物的情况,制订了睾丸肿瘤的预后分期系统,分为预后良好、预后中等以及预后差三个等级。推荐参考此标准进行预后的判断 (详见表 25-3)。

六、初始治疗方案

腹股沟探查及根治性睾丸切除术。

思维提示:

1. 要明确睾丸癌的组织病理类型,需将患侧睾丸切除后进行组织病理学检查。不能只做单纯的睾丸切除,而应行根治性睾丸切除术。手术经腹股沟途径,在内环口处分离并首先结扎精索,再将睾丸、远端精索连同其鞘膜完整切除。

2. 虽然经阴囊睾丸穿刺活检在远处转移和生存率方面和根治性睾丸切除术相比没有显著性差异,但是局部复发率明显升高。因此,不推荐行经阴囊的睾丸穿刺活检。如果诊断不能明确,可根治术中切取可疑部位睾丸组织冷冻活检。对于转移患者也可以在新辅助化疗病情稳定后进行上述根治性睾丸切除术。

3. 睾丸癌为男性青少年最常见恶性肿瘤之一,且 I_S 期及以后的患者需要后续的辅助治疗,包括放、化疗,非精原细胞瘤患者还需腹膜后淋巴结清扫,术后可能发生射精功能障碍。这些都可能对患者的生育产生一定的影响。术前需加强这方面的沟通,特别对于隐睾以及对侧睾丸附睾有异常的患者。高危患者有条件的可行精子保存。

患者于全麻下接受右侧睾丸根治性切除手术。术后病检结果:右侧睾丸混合性生殖细胞肿瘤,胚胎癌为主,含少量绒毛膜及畸胎瘤成分。

术后诊断:右侧睾丸癌(非精原细胞性生殖细胞肿瘤), I_S 2 期。

七、后续辅助治疗方案

1. 术后监测血清瘤标水平。
2. 根据血清瘤标水平决定是否行腹膜后淋巴结清扫或者放疗、化疗。

思维提示:

1. 睾丸癌行根治性睾丸切除术后,治疗并未结束。如肿瘤发生转移,包括腹膜后淋巴结、非区域淋巴结、肺转移及肺外脏器转移,将威胁患者生存。睾丸癌的综合治疗可显著改善患者的预后,提高肿瘤治愈的机会。

2. 总体而言,生殖细胞肿瘤对放疗和化疗都敏感,特别精原细胞瘤为高度敏感。对于 I S 期~Ⅱ期的精原细胞瘤(区域淋巴结微小转移或转移),腹膜后淋巴结的区域性放疗可获满意疗效。对于Ⅲ期精原细胞瘤(远处转移及非区域淋巴结转移),则可先以全身性化疗,再辅助局部或区域性放疗。其余 I 期精原细胞瘤,可对腹膜后淋巴结进行中等剂量的预防性放疗;也可以严密随访监测,待怀疑区域淋巴结发生转移后再予放疗。

3. 非精原细胞瘤也对放化疗敏感,但恶性程度高于精原细胞瘤,有些转移性病灶放化疗后可残余肿瘤,特别是含畸胎瘤成分者。因此,对于 I S~II b 期的非精原细胞瘤,腹膜后淋巴结清扫能切除转移的区域淋巴结;同时可适当依据肿瘤负荷的多少,予术前新辅助化疗以及术后辅助化疗;对于手术不彻底者,还可辅助放疗。

4. II c 期非精原细胞瘤尽管转移病灶局限于区域淋巴结,但肿瘤多发、体积大,往往紧密包绕腹主动脉、腔静脉及其他重要结构,手术切除困难,故多先予化疗(3~4 个疗程),如腹膜后淋巴结有残留,手术切除残余转移性肿瘤。III 期非精原细胞瘤已属系统性疾病,应以全身性化疗(3~4 个疗程)为主,腹膜后淋巴结清扫价值有限。

5. 对于 I S 的生殖细胞肿瘤,无论 $S_{1\sim3}$ 期,虽然影像学未发现腹膜后淋巴结长大及远处转移,但均有区域淋巴结微转移的风险,特别是 S_2、S_3 期肿瘤。即使是 S_1 期,睾丸根治切除后血清瘤标水平未按其半衰期的时间逐渐下降(AFP 5~7 天,β-HCG 2~3 天),提示有睾丸癌的微小转移病灶。

6. 因此,I S 非精原细胞瘤睾丸根治切除术后应密切监测、及时评估血清瘤标水平,如下降不满意,应针对区域淋巴结进行积极的治疗。腹膜后淋巴结清扫不仅可切除微转移的病灶,还可以判断转移病灶的多少和范围,有助于准确地进行病理分期。

7. 其余 I 期的非精原细胞瘤可根据具体情况和患者的选择,行腹膜后淋巴结清扫术、辅助化疗或严密监测。

(1)患者术后 2 周复查血清瘤标水平:β-HCG 2300IU/L,AFP 760ng/mL。提示尽管已行原发右侧睾丸癌的根治切除手术,但体内仍有睾丸癌细胞。根据其组织病理类型为混合性生殖细胞肿瘤,含有绒毛膜成分和畸胎瘤成分,复查全腹增强 CT 示右肾门旁淋巴结长大(图 25-2)。决定行腹膜后淋巴结清扫术。

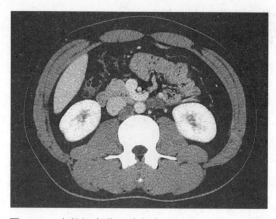

图 25-2 右肾门旁淋巴结长大

(2)患者于术后 1 个月接受改良腹膜后淋巴清扫手术(保留肠系膜下动脉以下的腹下神经及盆神经丛),术后病检结果:右肾门旁淋巴结 2 个肿瘤转移,其余淋巴结阴性。

八、后续治疗和随访方案

1. 哪些情况下需要术后辅助治疗。

2. 睾丸肿瘤的长期随访方案及其内容。

思维提示：

1. 临床Ⅰ期的 NSGCT 患者中约 30% 存在腹膜后淋巴结转移（病理分期Ⅱ期）。如术后证实存在腹膜后转移淋巴结，则应辅助化疗，或在其复发时再化疗。

2. 如无转移淋巴结（病理分期Ⅰ期），一般无需进一步治疗，但值得注意的是有资料显示大约 10% 的病理Ⅰ期患者存在远处转移，对于这部分患者，术后辅助化疗可使患者获益。

3. 睾丸癌的现代化疗均是铂类药物（顺铂、卡铂）为中心的联合化疗，其 3～5 年无瘤生存率可达 80% 以上。

4. PVB（顺铂＋长春碱＋博来霉素）是经典的睾丸肿瘤化疗方案，BEP 方案（博来霉素＋鬼臼乙甙＋顺铂）因对部分 PVB 治疗失败的病例也有效，并发症相对较少，现已成为一线化疗的首选方案。复发或初次化疗失败的病例采用 VIP 方案（依托泊苷＋异环磷酰胺＋顺铂）。

5. 睾丸癌需要长期、定期的随访，以便尽早发现肿瘤的复发和转移，及时采取有效的补救性治疗措施。50% 复发的患者仍可治愈，主要取决于复发形式和分期。晚期复发（完全缓解 2 年后复发）的患者，对化疗耐药性较高，预后差。

6. 血清肿瘤标志物（AFP 和 / 或 HCG）在大约 2/3 的非精原细胞瘤复发患者以及约 1/3 的精原细胞瘤复发患者中会升高。LDH 是预测肿瘤转移的重要指标，但用于预测复发还有争议。一些复发肿瘤的瘤标并不升高，因此临床体检和影像学的随访亦非常重要。

7. 由于大多数肿瘤在治疗后 2 年内复发，应每 3～6 个月密切监测，行常规体检和肿瘤标志物检查，必要时辅助腹盆腔 CT、胸部 X 线检查等。2 年后，应每 6～12 个月随访。对于高危或Ⅱ、Ⅲ期肿瘤，还可适当增加随访频率，并密切观察化放疗后的副作用和并发症。

鉴于患者睾丸肿瘤含有绒毛膜成分，且病理分期为Ⅱ期，于腹膜后淋巴结清扫术后 1 个月，给予了 3 个疗程 BEP 方案的辅助化疗。化疗结束后，每 3 个月门诊随访，体格检查无异常，复查血清瘤标 β-HCG，AFP 均降至正常水平。术后 12 个月复查腹部 CT：腹膜后淋巴结未见长大，未见腹部脏器转移征象。

表 25-1　TNM 分期（UICC，2002 年，第 6 版）

原发肿瘤（T）：	
pT_x	原发肿瘤无法评价（未行睾丸切除则用 Tx）
pT_0	无原发肿瘤的证据（如睾丸瘢痕）
pTis	精曲小管内生殖细胞肿瘤（原位癌）
pT_1	肿瘤局限于睾丸和附睾，不伴有血管 / 淋巴管浸润，可以浸润睾丸白膜但是无鞘膜侵犯
pT_2	肿瘤局限于睾丸和附睾，伴有血管 / 淋巴管浸润，或者肿瘤通过睾丸白膜侵犯鞘膜
pT_3	肿瘤侵犯精索，有或没有血管 / 淋巴管浸润
pT_4	肿瘤侵犯阴囊，有或没有血管 / 淋巴管浸润

续表

临床区域淋巴结(N):	
N_x	区域淋巴结转移情况无法评价
N_0	没有区域淋巴结转移
N_1	转移淋巴结最大径线≤2cm
N_2	转移淋巴结最大径线>2cm,但≤5cm
N_3	转移淋巴结>5cm
病理区域淋巴结(PN):	
pN_x	区域淋巴结转移情况无法评价
pN_0	没有区域淋巴结转移
pN_1	转移淋巴结数≤5个,且最大径线≤2cm
pN_2	单个转移淋巴结,最大径线>2cm,但≤5cm;或者5个以上≤5cm的阳性淋巴结;或者存在扩散到淋巴结外的证据
pN_3	转移淋巴结>5cm
远处转移(M):	
M_x	远处转移情况无法评价
M_0	无远处转移
M_1	远处转移
M_{1a}	区域外淋巴结或者肺转移
M_{1b}	其他部位转移
血清肿瘤标志物(S):	
S_x	无法评价标志物
S_0	标志物水平不高
S_1	AFP<1000ng/ml,且HCG<5000IU/L,且LDH<正常值上限的1.5倍
S_2	AFP 1000~10 000ng/ml,或HCG 5000~50 000IU/L,或LDH正常值上限的1.5~10倍
S_3	AFP>10 000ng/ml,或HCG>50 000IU/L,或LDH>正常值上限的10倍

AFP=甲胎蛋白,HCG=人绒毛膜促性腺激素,LDH=乳酸脱氢

表25-2 AJCC睾丸肿瘤的简化分期

分期		标准		
0	pTis	N_0	M_0	S_0
I	任何pT	N_0	M_0	Sx
I a	pT_1	N_0	M_0	S_0
I b	$pT_{2~4}$	N_0	M_0	S_0
I s	任何pT	N_0	M_0	$S_{1~3}$
II	任何pT	$N_{1~3}$	M_0	S_x
IIa	任何pT	N_1	M_0	$S_{0~1}$
IIb	任何pT	N_2	M_0	$S_{0~1}$
IIc	任何pT	N_3	M_0	$S_{0~1}$
III	任何pT	任何N	M_1	S_x

续表

分期		标准		
Ⅲa	任何 pT	任何 N	M_{1a}	$S_{0\sim1}$
Ⅲb	任何 pT	$N_{1\sim3}$	M_0	S_2
	任何 pT	任何 N	M_{1a}	S_2
Ⅲc	任何 pT	$N_{1\sim3}$	M_0	S_3
	任何 pT	任何 N	M_{1a}	S_3
	任何 pT	任何 N	M_{1b}	任何 S

表 25-3　国际生殖细胞癌协作组预后因素分期系统

分组	非精原细胞瘤	精原细胞瘤
预后良好	睾丸或腹膜后原发； 且无肺外器官转移； 且 AFP < 1000ng/ml，HCG < 5000IU/L，LDH < 正常值上限的 1.5 倍	任何部位原发； 且无肺外器官转移； 且 AFP 正常； HCG 和 LDH 可以为任意值
预后中等	睾丸或腹膜后原发； 且无肺外器官转移； 且有下列之一者：AFP 1000～10 000ng/ml，或 HCG 5000～50 000IU/L，或 LDH 高于正常值上限的 1.5～10 倍	任何部位原发； 且肺外器官转移； 且 AFP 正常； HCG 和 LDH 可以为任意值
预后不良	纵隔原发； 或肺外器官转移； 或 AFP > 10 000ng/ml； 或 HCG > 50 000IU/L； 或 LDH > 正常值上限的 10 倍	无

病例 26 阴茎新生物 9 个月

患者男性，32 岁，发现阴茎头新生物 9 个月

一、根据患者的主诉，需要进一步询问

1. 有无包茎和包皮环切术的病史？
2. 有无不洁性史以及因诊断尖锐湿疣就医的病史？
3. 龟头新生物有无溃烂、脓性分泌物？

思维提示：

1. 阴茎头新生物首先需要考虑原发性阴茎癌。
2. 阴茎癌多见于 40～60 岁有包茎或包皮过长者，包皮垢的长期慢性刺激是其发生的重要危险因素，新生儿行包皮环切术能有效防止此病。
3. 癌变常起始于阴茎头，冠状沟和包皮内板。临床表现多为阴茎头部丘疹、溃疡、疣状物或菜花样肿块，继而糜烂、出血、有恶臭分泌物等。包茎的存在经常掩盖阴茎癌的发生发展。
4. 人类乳头瘤病毒（HPV）感染与阴茎癌发病密切相关，HPV 感染导致的阴茎头尖锐湿疣也需要与阴茎癌相鉴别，另外阴茎头巨大尖锐湿疣可以合并发生阴茎癌。

询问结果： 患者为包茎，9 个月前触及阴茎头约指甲盖大小硬块，未予诊治。3 个月前包皮口出现恶臭分泌物，伴局部疼痛，半月前在当地医院行包皮环切术。术中发现阴茎头部约 2cm×1.5cm 菜花状肿物。否认有不洁性史和尖锐湿疣病史。

根据结果初步考虑到的可能疾病为： 阴茎癌。

二、初步的体格检查

1. 阴茎头原发病灶。
2. 双侧腹股沟淋巴结。
3. 阴茎、阴囊、会阴、双下肢。

思维提示：

1. 临床上大部分阴茎癌局限在阴茎。查体时应记录肿瘤大小、位置、活动度、是否侵犯海绵体，同时应注意阴茎根部及阴囊有无肿瘤侵犯。直肠指诊和双合诊能帮助提供会阴体侵犯和盆腔肿块的信息。
2. 阴茎阴囊的淋巴回流到腹股沟淋巴结。先至腹股沟浅组、再经腹股沟深组、之后汇入盆腔淋巴结。阴茎癌原发病灶常合并溃疡和感染，可导致腹股沟淋巴结炎性长大。
3. 阴茎癌进展则可发生腹股沟淋巴结乃至盆腔淋巴结的转移，而区域淋巴结的转移是影响患者生存最主要的危险因素。晚期的腹股沟淋巴结转移可融合成团、最终穿透皮肤溃破、导致严重出血、感染、威胁患者生命。因此，双侧腹股沟淋巴结触诊十分重要。

4．如果存在可触及的淋巴结，则需记录淋巴结或肿物的大小、单侧或双侧分布、每侧淋巴结的数量、活动度、与周围组织结构（如与皮肤、Cooper 韧带）的关系、是否存在下肢或阴囊水肿。

体格检查结果：阴茎头部背侧约 2cm×1.5cm 菜花状肿物，邻近尿道口（图 26-1）。表面有溃烂和脓性分泌物。冠状沟腹侧及右外侧分别有直径约 5mm 和 8mm 的片状皮肤角质样增厚，表面脱屑。阴茎体、阴囊无异常。左侧腹股沟可扪及 3 个约胡豆大小淋巴结，没有融合，活动度尚可，无触痛。双下肢无水肿。

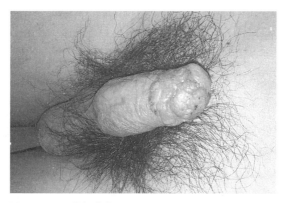

图 26-1　阴茎新生物

根据结果进一步考虑到的可能疾病为：阴茎癌左侧腹股沟淋巴结转移？

三、进一步的检查

1．腹股沟区彩超。
2．盆腔 CT（增强 CT）检查。
3．阴茎病灶活检。

思维提示：
1．**原发病灶的影像学**　对于阴茎头部较小的肿瘤，影像学检查在评估原发肿瘤方面意义不大，但疑有海绵体侵犯时，超声或 MRI 有相当价值，特别是考虑行保留阴茎手术时。超声能够判断有无阴茎海绵体侵犯，但常低估肿瘤的浸润深度，对阴茎头部肿瘤侵犯皮下结缔组织或尿道海绵体难以鉴别。超声检查不能明确时，可选用 MRI 检查。特别是在肿瘤侵犯阴茎海绵体时，可以判别浸润深度，有助于肿瘤分期。对临床 T_1 期肿瘤，MRI 价值不大。
2．**转移病灶的影像学**　腹股沟区彩超能够判断有无长大淋巴结。CT 由于其软组织分辨率低，在评估原发肿瘤方面价值不大。主要应用于扫描腹股沟区、盆腔及鉴别有无远处器官转移。对考虑有区域淋巴结转移的患者，应进行远处转移的评估。阴茎癌最常见的转移部位为肺、肝、骨。疑有远处转移时，可相应选择腹盆部 CT、放射性核素骨扫描、胸片检查。

3. 细胞学或组织学检查　可根据病灶特点采用切取病变活检、组织芯活检、微针抽吸活检或刷拭活检进行诊断。不仅可以确定病理诊断，而且可以确定肿瘤的分级。这有助于对原发肿瘤进行治疗决策，以及为局部治疗策略建立危险度分组。切除组织活检对于位于包皮或其他适宜位置的小病变可同时作为一种保守性的治疗措施。

影像学检查结果：腹股沟彩超显示左侧腹股沟区皮下可见多个长大淋巴结，直径约 1.5cm，右侧腹股沟区未查见长大淋巴结。盆腔 CT 未发现髂血管旁淋巴结长大。阴茎头病灶活检为：鳞状细胞癌（中分化）。

四、临床诊断

阴茎鳞状细胞癌、左侧腹股沟淋巴结可疑转移。

临床分期：$T_1N_2?M_0$。

思维提示：

1. 阴茎恶性肿瘤多数为鳞状细胞癌，占 95%，其他如基底细胞癌、腺癌、恶性黑色素瘤、肉瘤等相对少见。阴茎转移癌罕见，但膀胱、前列腺、肾脏、直肠等部位的肿瘤偶然可以转移到阴茎。

2. 阴茎鳞状细胞癌的分级（Broders 分级）简单常用，按细胞分化程度分为：高分化、中分化、低分化。分化程度越低细胞恶性程度越高，更易发生侵袭和转移。

3. 阴茎癌的准确分期与治疗决策和判断预后有直接关系。现多采用 2009 UICC 阴茎癌 TNM 分期系统（详见表 26-1）。T_1 侵犯皮下结缔组织，T_2 侵犯海绵体，T_3 侵犯尿道，T_4 侵犯其他相邻组织结构；N_1 单个活动腹股沟淋巴结，N_2 多个或双侧活动腹股沟淋巴结，N_3 单或双侧固定腹股沟淋巴结、髂血管淋巴结；M_1 远处转移。

4. 阴茎癌患者就诊时 40%～60% 可触及腹股沟肿大淋巴结，其中 50% 的可触及的腹股沟淋巴结是炎症反应性而非转移性。但在随访中出现的肿大淋巴结几乎 100% 是转移性的。因此区域淋巴结应该在原发肿瘤治疗后数周再次进行评估，以排除炎性反应。

五、原发病灶治疗方案

原发病灶的治疗：阴茎部分切除术。

思维提示：

1. 阴茎癌治疗前应进行准确的肿瘤分期和分级，明确肿瘤的浸润范围和所属淋巴结是否转移，然后针对原发病灶、区域淋巴结以及转移性疾病，选择适宜的治疗方法。

2. 原发病灶的治疗以手术切除为主，切除的范围取决于肿瘤大小、浸润深度及阴茎和周围组织受累的程度，包括保留阴茎的手术、阴茎部分切除术、阴茎全切术。原则上应做到切缘阴性。如能做到切缘阴性，不易发生局部复发。

3. 保留阴茎的治疗主要针对原发灶局限于包皮的早期小肿瘤，以及深部没有浸润、无淋巴结转移的 T_1 期前的肿瘤。分化良好且无淋巴血管侵犯的 T_1 期肿瘤、患者能够做到密切随访的 T_1G_3 肿瘤，也可选择。

4. 阴茎部分切除术适用于 T_1、T_2 期肿瘤，尤其是分化不良者。病灶局限于龟头时可切除部分和全部龟头。切缘距肿瘤1cm以上（G_3 级肿瘤切缘距肿瘤1.5cm）。

5. 阴茎全切术适用于 T_2 期以上的阴茎癌。另外，T_2 期阴茎癌行部分切除术后如阴茎残端不能完成站立排尿功能时也应行阴茎全切除和会阴尿道重建。

患者于全麻下接受阴茎部分切除术。术后病检结果：阴茎鳞癌，肿瘤侵犯皮下结缔组织，伴淋巴血管浸润。中分化，灶性低分化。

六、区域淋巴结治疗方案

1. 区域淋巴结的初始治疗　抗感染治疗4~6周，再次评估腹股沟淋巴结状况，决定是否性行区域淋巴结清扫术。

> **思维提示：**
>
> 1. 区域淋巴结有无转移、能否根治切除是影响生存率的决定因素。阴茎癌患者就诊时40%~60%可触及腹股沟肿大淋巴结，其中约半数为炎症性而非转移性。但在随访中出现的肿大淋巴结几乎100%是转移性的。
>
> 2. 因此，区域淋巴结应该在原发肿瘤治疗后数周再次进行评估，以排除炎性反应。与病灶溃疡和感染有关的炎症性肿大淋巴结经过4~6周的抗生素治疗，多可消失。

患者接受口服抗生素治疗4周。左侧腹股沟长大淋巴结缩小，但仍可扪及。

2. 行区域性淋巴结清扫术（髂腹股沟或腹股沟、双侧）。

> **思维提示：**
>
> 1. 目前对于初诊无区域淋巴结长大以及切除原发灶后经抗生素治疗腹股沟区未触及肿大淋巴结的患者，是否进行预防性的淋巴结清扫存有争议。因其中仅约30%左右今后可能发生淋巴结转移。但可以肯定的是，当出现转移后再行治疗性淋巴清扫者其生存更差。
>
> 2. 因此，对于下列情况之一者：①阴茎癌为低分化；②阴茎癌 G_3 级及以上；③T_2 期及以上；④肿瘤伴有血管及淋巴管浸润，应考虑行预防性腹股沟淋巴结清扫。并且，根据阴茎淋巴交叉引流的特点，需行双侧清扫。
>
> 3. 切除原发灶后经抗生素治疗腹股沟区可触及肿大的淋巴结者应考虑为 N_1~N_2 期，需进行治疗性区域淋巴结清扫。如腹股沟转移淋巴结大于2个或有淋巴结外累及，发生盆腔淋巴结转移的风险显著增加。而一旦发生盆腔淋巴转移，预后不良，5年生存率0~10%。因此，对于此类情况应行髂腹股沟淋巴结清扫术。

患者于全麻下接受双侧腹股沟淋巴结清扫术。采用腹股沟皮桥法做平行腹股沟韧带的上下双切口,于皮桥下方整块切除腹股沟区浅组和深组淋巴结。术后病检:右侧腹股沟区查见8枚淋巴结,均无转移。左侧7枚淋巴结,2枚查见鳞癌转移。

七、后续治疗方案

1. 哪些情况下需要术后辅助治疗。
2. 辅助治疗 以化疗为主的术后辅助治疗。

思维提示:

1. 单个表浅腹股沟淋巴结转移的患者无论是否进行辅助化疗,其复发率没有差别。有多个腹股沟淋巴结转移、淋巴结固定或盆腔淋巴结阳性患者术后应进行辅助化疗。有证据显示:伴有区域淋巴结转移的根治性切除术后进行辅助化疗其5年生存率显著优于单纯行根治性切除术者。
2. 辅助化疗应联合用药,如顺铂+5-氟尿嘧啶,长春新碱+甲氨蝶呤+博来霉素。
3. 术后放疗对有多个腹股沟淋巴结转移或囊膜破裂的患者可降低局部肿瘤复发。
4. 另外,对于腹股沟淋巴结固定或临床怀疑盆腔有阳性淋巴结的患者,可新辅助化疗或新辅助放疗之后再行根治性髂腹股沟淋巴结清扫。

患者接受了4个疗程顺铂加5-氟尿嘧啶的化疗。化疗结束后复查盆腔CT:盆腔及双侧腹股沟区未见肿大淋巴结。

八、治疗后随访

1. 随访的时机 术后前2年每2~4月,以后根据情况每3~6个月复查。
2. 随访的内容 阴茎和腹股沟区的体格检查、盆腔及腹股沟区彩色超声、CT扫描和胸部X线等,以及生活质量的评估。

思维提示:

1. 切缘阴性的阴茎部分或全部切除术可显著降低局部复发率至0~7%。保留阴茎的治疗其复发率较高,且有发生腹股沟淋巴转移风险,但如及时发现并行切除手术,局部复发并不会降低肿瘤特异性生存率。
2. 因此,保留阴茎者以及已经有区域淋巴结转移者,应更密切的随访,前2年应每2个月一次。并教会患者熟悉肿瘤复发和转移的危险信号,能行自我检查。对于阴茎部分切除或全切、低危、无区域淋巴结转移的患者,可于前2年每4月随访一次。以后根据情况每6个月随访。
3. 阴茎癌的随访以视诊和查体为基础。CT盆腔和胸部扫描可作为鉴别是否有盆腔淋巴结转移和远处转移的常用手段,分期在N_2以及N_2以上的阴茎癌患者,肿瘤的播散主要在这些部位。但CT扫描并不作为随访的常规检查,可每年1次。
4. 生活质量的评估,应包括性活动、淋巴水肿及日常生活等情况。

患者每3个月门诊随访1次,已随访2年6个月。阴茎局部和盆腔、腹股沟区均未见肿瘤复发。患者术后6个月恢复性生活,可完成经阴道性交。腹股沟淋巴清扫术后3个月双下肢轻度水肿,阴囊淋巴水肿较为明显,术后 6 个月双下肢水肿消失,术后 1 年阴囊淋巴水肿完全改善。

表 26-1　2009 年阴茎癌 TNM 分期

原发肿瘤(T)	
T_x	原发肿瘤不能评估
T_0	未发现原发肿瘤
Tis	原位癌
T_a	非浸润性疣状癌
T_1	肿瘤侵犯皮下结缔组织
T_{1a}	肿瘤侵犯皮下结缔组织,无淋巴血管浸润,且分化良好
T_{1b}	肿瘤侵犯皮下结缔组织,伴淋巴血管浸润或分化差
T_2	肿瘤侵犯阴茎海绵体或尿道海绵体
T_3	肿瘤侵犯尿道
T_4	肿瘤侵犯其他相邻组织结构
区域淋巴结(N)	
N_x	局部淋巴结不能评估
N_0	未发现局部淋巴结转移
N_1	单个活动的腹股沟淋巴结转移
N_2	多个或双侧活动的腹股沟淋巴结转移
N_3	单侧或双侧固定的腹股沟淋巴结或髂淋巴结转移
远处转移(M)	
M_x	不能评估远处转移
M_0	无远处转移
M_1	远处转移

病例 27 体重增加明显、月经不调1年

患者，女性，36岁

一、主诉

体重增加明显、月经不调一年

二、根据患者的主诉，需要进一步询问

> **思维提示：** 可以引起体重增加明显、月经不调的疾病很多，甚至很多不良的生活方式也会导致体重增加明显、月经不调。应详细询问患者完整病史，以及整个病程中体重、月经的具体变化过程、孕产史，以及病程进展中出现的其他症状，同时应注意有无长期使用药物，尤其是激素类药物。

1. 何时发现体重增加，增加数量及增加速率？
2. 体重增加前数年体重变化情况？
3. 生活习惯（饮食，作息等）有无明显变化？
4. 面部、脸型有何变化？
5. 体重增加是全身均匀增加，还是单以身体某部位增加为主？
6. 体重增加过程中，皮肤及毛发有无改变？
7. 孕产史？
8. 月经周期变化？
9. 月经期（行经期）变化？
10. 经血量变化？
11. 经血颜色变化？
12. 有无妇科疾病史？
13. 有无长期服药史？

询问结果： 患者既往体重在54公斤上下波动，一年以来已经增加到66公斤，饮食，作息，运动习惯均无改变，体重增加后，自觉脸型变圆，眉毛变浓，易长青春痘。半年前体检时发现血压升高，最高达 150/100mmHg，诊断为高血压，予硝苯地平缓释片 10mg/d 治疗，但血压控制欠佳。患者既往无妇科病史，孕1产1，3个月前出现月经改变，以周期紊乱为主，3个月前主要为月经推迟，近一个月来月经不潮。一年来患者易发怒，自觉失眠，记忆力下降。患者无长期服药史。

疾病初步印象： 皮质醇增多症。

> **思维提示：** 皮质醇增多症即通常所称库欣综合征（Cushing syndrome，CS），指长期高糖皮质激素血症导致的一系列症状体征。需要泌尿外科手术治疗者，约占内源性库欣综合征的15%，多系非 ACTH 依赖性库欣综合征，如肾上腺腺瘤、肾上腺腺癌、小结节性双侧肾上腺增生，大结节性双侧肾上腺增生，其中以肾上腺腺瘤最为常见。

三、初步的体格检查

生命体征正常，满月脸，面部皮肤发红，多处痤疮，眉毛粗黑，面部毛发较明显。躯干肥胖，水牛背，肩宽背厚，颈背部突出，四肢瘦小，腹部丰满、悬垂。四肢皮肤菲薄，多处见皮下瘀斑瘀点，下腹部及上臂内侧可见粗大紫纹，伴双下肢轻度凹陷性水肿。

> **思维提示**：大部分的皮质醇增多症患者会出现特殊的临床表现，例如向心性肥胖、满月脸、水牛背、腹部显宽大紫纹，对于明确诊断（是否是皮质醇增多症）有重要提示意义，其他可能出现的症状还包括高血压、糖尿病、性功能障碍、月经不调、精神症状等。这对于疾病定性诊断有重要的参考价值。

根据问诊查体结果考虑到的可能疾病为：皮质醇增多症。

四、进一步的检查

> **思维提示**：皮质醇增多症的临床诊断主要依靠实验室和影像学检查，前者主要了解下丘脑 - 垂体 - 肾上腺轴系的功能状态，后者注重垂体和肾上腺形态学变化。因此检查分两步：定性诊断和病因分型。定性诊断即通过检查判断有无库欣综合征，病因分型即判断为 ACTH 依赖或非 ACTH 依赖，病变部位在垂体、肾上腺或异位。诊断检查开始前必须排除医源性皮质醇增多症，即排除使用糖皮质激素病史。

1．定性诊断方法　至少行下列四项检查中任意一项：① 24 小时尿游离皮质醇（24h-UFC，至少 2 次）；②深夜血浆或唾液皮质醇（至少 2 次）；③过夜 1mg 小剂量地塞米松抑制试验（过夜 1mg-LDDST）；④ 48h-2mg/d- 小剂量地塞米松抑制试验（48h-2mg-LDDST）。为加速诊断，对于高度怀疑的皮质醇增多症患者可联合行 2 项检查。

2．定性诊断标准　①如果临床表现符合皮质醇增多症，24h-UFC> 正常上限的 5 倍，无需其他检查即可确诊。如结果为可疑阳性，则需 48h-LDDST 确诊。②深夜唾液皮质醇 >4nmol/L（145ng/dL）。③深夜血浆皮质醇 >50nmol/L（1.8μg/dL），如≤1.8μg/dL，可排除皮质醇增多症。④过夜 1mg-LDDST，血皮质醇 >1.8μg/dL。

3．病因诊断和功能定位

（1）血浆 ACTH：2 次 ACTH< 1.1pmol/L（5pg/mL），提示 ACTH 非依赖性 CS（肾上腺来源）。持续 ACTH>3.3pmol/L（15pg/mL），提示 ACTH 依赖性 CS（来源垂体或异位 ACTH）。

（2）大剂量地塞米松抑制试验（HDDST）：80%～90% 的库欣病可被抑制；肾上腺皮质肿瘤不被抑制；异位 ACTH 综合征者，除支气管类癌外均不被抑制。

（3）CRH 刺激试验：对于库欣病诊断的敏感度为 86%。如同时 HDDST 被抑制，诊断库欣病的特异性约为 98%。

（4）岩下窦静脉插管分段取血（BIPSS）测 ACTH：推荐用于 CRH 兴奋试验和 HDDST 检查结果不一致，垂体肿瘤 <5mm 者。如果血 ACTH 中枢与外周比值 >2:1 或 CRH 兴奋后比值 >3:1 则诊断为库欣病。BIPSS 有助垂体左右定位。如果无 ACTH 梯度差别则可能为异位 ACTH 综合征。

4．解剖定位

（1）垂体MRI：推荐于ACTH依赖性CS。库欣病中垂体微腺瘤（直径<10mm）占90%以上，但约40%鞍区MRI正常，扰相梯度序列MRI增加鞍区肿瘤发现率。正常人群中，垂体偶发瘤出现率为10%左右。故应强调生化检查鉴别库欣病和异位ACTH综合征的重要性。

（2）肾上腺CT/MRI：推荐于ACTH非依赖性CS。CT对肾上腺的分辨率最高，肾上腺MRI主要用于肾上腺疾病的分型。ACTH依赖性CS也可有肾上腺结节，双侧可不对称，故生化检查功能定位是影像解剖定位的基础。

（3）胸腹部CT/MRI：垂体影像正常、CRH兴奋试验无反应和HDDST无抑制的ACTH依赖性CS。查找异位内分泌肿瘤。约5%～15%的患者经过详细的检查仍不能发现具体的病因，应严密随访。

（4）奥曲肽显像（99mTc-EDDA/HYNIC-TOC somatostatin receptor scintigraphy）：有利于发现异位ACTH综合征。

实验室检查结果：

1．血浆皮质醇上午8点为888nmol/L，下午4点为444nmol/L，24小时游离皮质醇为333nmol/L。

2．小剂量和大剂量地塞米松抑制试验均不被抑制。

3．彩超检查发现右肾上级一卵圆形包块32mm×44mm。

4．CT发现右肾上腺占位直径约2cm（图27-1）。

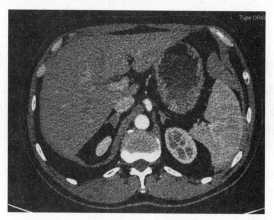

图27-1　CT图像示右肾上腺占位

五、初步诊断

皮质醇增多症
右肾上腺占位

六、初步治疗方案

思维提示：病因不同，治疗方案迥然，对于肾上腺腺瘤导致的皮质醇增多症，针对病因的手术是一线治疗方案。皮质醇增多症治疗的基本内容和目标是：①原发肿瘤的切除；②高皮质醇血症及其并发症的及早有效控制；③减少永久性内分泌缺陷或长期的药物替代。

本患者通过检查排除库欣病,确诊为肾上腺腺瘤导致的库欣综合征,拟行右侧肾上腺占位切除术,围术期使用糖皮质激素。

表 27-1 肾上腺手术前后糖皮质激素的应用

时间	激素用量(mg)		径路
术前 1 日	泼尼松龙	100	i.m.
手术当日晨	泼尼松龙	50	i.m.
术中	氢化可的松	200	i.v.
术后当日	氢化可的松	100	i.v.
术后 1~2 日	氢化可的松	200	i.v.
术后 3~4 日	氢化可的松	150	i.v.
术后 5~8 日	氢化可的松	100	i.v.
术后 9~14 日	泼尼松	20	p.o.
术后 15~60 日	泼尼松	15	p.o.

七、随访内容和下一步的治疗计划

1. 肿瘤有无残留。

2. 监测下丘脑－垂体－肾上腺轴功能状态,调整激素替代剂量。

3. 并发症的监测与控制。

4. PPNAD/Carney 综合征其他伴随肿瘤的及早发现。

5. 随访内容包括临床表现、生化指标(血常规、血糖、电解质、血脂等)、激素水平(ACTH、午夜血浆或唾液皮质醇、24h-UFC、LDDST、CRH- 刺激试验)、CT/MRI 扫描等。

6. 随访方案

(1) 推荐术后 10~14 天复查血尿生化及激素指标(激素替代者停药 24 小时);

(2) 每 3 个月检查激素水平,并结合临床症状判断丘脑－垂体－肾上腺轴分泌功能恢复情况;

(3) 随访期限:肾上腺腺瘤 5 年以上。

八、出院医嘱

术后两周门诊复诊查血尿生化及激素指标。

参 考 文 献

1. 那彦群,叶章群,孙光. 中国泌尿外科疾病诊断治疗指南(2011 版). 北京:人民卫生出版社,2011.

2. 余叶蓉. 内分泌与代谢疾病. 北京:人民卫生出版社,2012.

病例 28 四肢进行性乏力、夜尿增多 20 天

患者，女性，48 岁

一、主诉

四肢进行性乏力、夜尿增多 20 天

二、根据患者的主诉，需要进一步询问

> **思维提示**：四肢无力感涉及众多疾病，如神经系统疾病、骨科疾病等，还有可能是缺钙导致，或者某些免疫系统疾病，也可能是内分泌异常导致，因此应重点询问具有鉴别价值的症状。

1. 四肢乏力是否有诱因，是否伴有感觉异常，分布区域，是否对称？
2. 有无肌肉疼痛？
3. 有无肢体运动障碍？
4. 皮肤是否有湿疹等病变？
5. 有无外伤、中毒等可能神经损伤病史？
6. 有无糖尿、帕金森病史？
7. 生活习惯、饮水习惯有无变化？
8. 既往有无高血压病史？

询问结果：患者 20 天前无明显诱因出现四肢乏力，下肢显著，皮肤有麻刺感逐渐出现步态不稳、不能行走。近日感恶心，呕吐，腹胀，便秘，伴胸闷、心悸。患者夜间小便 3～4 次，每次尿量如常，小便颜色无异。当地医院测血钾 2.5mmol/L，予补钾后乏力症状有所缓解。患者既往高血压病史，服用硝苯地平 10mg tid，卡托普利 50mg tid，血药控制在 130～140mmHg/100～110mmHg。否认外伤史，药物使用及中毒史，糖尿病、帕金森病史。

疾病初步印象：高血压、低钾血症。

三、初步的体格检查

血压：180/105mmHg，意识清，表情淡漠，言语流利，左侧鼻唇沟变浅，伸舌居中，颈软；双肺呼吸音低，心律齐，心浊音界向左下略扩大。四肢肌力 1～3 级，腱反射减弱。

> **思维提示**：患者青年起病，高血压以舒张压升高为主，两种降压药物联合使用效果不佳，低血钾，周期性瘫痪，乏力，补钾后症状可缓解。这些提示患者有原发性醛固酮增多症可能。

根据问诊查体结果考虑到的可能疾病为：原发性醛固酮增多症。

思维提示：高血压低血钾症状的鉴别诊断：任何原因导致体内盐皮质激素过多，进而促使肾小管保钠排钾的作用增加，同时增加肾小管上皮细胞氢 - 钾交换，最终都会导致高血压低血钾症状。原发性醛固酮增多症、继发性醛固酮增多症、先天性肾上腺增生症、Liddle 综合征等均可导致高血压低血钾。

四、进一步的检查

思维提示：原发性醛固酮增多症的确诊依赖于实验室检查以及影像学检查，检查结果可提示碱中毒、钠潴留，尿醛固酮增多等。影像学可提示占位性病变。

醛固酮 / 肾素比值 (aldosterone/renin ratio，ARR) 是目前学界推荐筛查原发性醛固酮增多症的最可靠方法。若该比值 (血浆醛固酮的单位：ng/dl，肾素活性单位：ng/ (ml·h)) ≥40，提示醛固酮过多分泌为肾上腺自主性，结合血浆醛固酮浓度大于 20ng/dl，则 ARR 对诊断的敏感性和特异性分别提高到 90%，91%。

ARR 需标化试验条件 (直立体位、纠正低血钾、排除药物影响)，以使 ARR 结果更加准确可靠。结果可疑需多次重复。血浆醛固酮 >15ng/dl，肾素活性 >0.2ng/ (ml·h)，计算 ARR 有意义。

多种药物治疗可能干扰 ARR 的测定：如螺内酯、β 受体阻断药、钙通道阻滞剂、血管紧张素转换酶抑制剂、血管紧张素受体阻断药等，建议试验前至少停用螺内酯 6 周以上，其他上述药物 2 周。α- 受体阻断药和非二氢吡啶类钙拮抗剂等对肾素和醛固酮水平影响较小，在诊断 PHA 过程中，推荐短期应用控制血压。

1. 心电图检查示：Ⅰ、Ⅱ、Ⅲ、aVL、aVF、V4～6 导联 ST 段下移 0.2～0.5mV，aVR 导联 ST 段上移 0.2mV，QT 间期 0.52～0.56 秒。

2. 多次 24 小时尿醛固酮在 14.6ng/24h 以上，尿 pH 值 6.9。

3. 生化示：血钾 3.1mmol/L，血钠 141mmol/L。

4. ARR：166.32。

5. 血气分析示：TCO_2 24mmol/L。

6. CT 显示左肾上腺占位，大小约 1.8cm×2.2cm (图 28-1)。

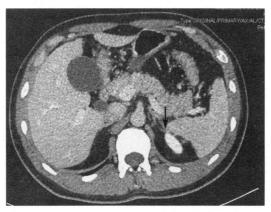

图 28-1　CT 显示左肾上腺外支结节占位，大小约 1.8cm×2.2cm

五、初步诊断

> **思维提示**：除高血压低血钾以及低钾血症导致的神经肌肉功能障碍、心律失常外，通过进一步检查，我们还可以发现碱中毒、钠潴留，尿醛固酮增多，其他电解质紊乱例如低钙导致手足抽搐以及醛固酮对肾脏和心脏的影响，例如肾小管上皮细胞空泡样病变、心肌肥大和心肌细胞纤维化。影像学可提示肾上腺占位病变，通常CT薄层扫描最适合用于发现肾上腺占位性病变。

1. 原发行醛固酮增多症。
2. 左肾上腺占位。

> **思维提示**：原发性醛固酮增多症的亚型：①特发性醛固酮增多症（idiopathic hyperaldosteronism, IHA）是最常见的临床亚型，约占60%。②醛固酮腺瘤（aldosterone-producing adenomas, APA）是临床表现最典型的临床亚型，其比例约占30%醛固酮分泌不受肾素及血管紧张素Ⅱ的影响。单侧醛固酮腺瘤占90%，其中左侧多见，双侧约10%。③单侧肾上腺增生（unilateral adrenal hyperplasia, UNAH）具有典型的原醛表现，病理多为单侧或以一侧肾上腺结节性增生为主。UNAH症状的严重程度介于APA和IHA之间，可能是APA的早期或IHA发展到一定时期的变型。其比例只占1%～2%。④分泌醛固酮的腺癌，肾上腺醛固酮癌很罕见，约占1%。肿瘤直径常>5cm，肿瘤形态不规则。病程进展快，手术、化疗和放射效锅均不理想。术后复发率约70%，5年生存率约52%。⑤家族性醛固酮增多症（familial hyperaldosteronism, FH），FH-Ⅰ即糖皮质激素可抑制性醛固酮增多症（glucocorticoid-remediable aldosteronism, GRA），是一种常染色体显性遗传病。高血压与低血钾不十分严重，常规降压药无效，但糖皮质激素可维持血压和低血钾正常。FH-Ⅱ病因机制尚不完全清楚，但不同于FH-Ⅰ，糖皮质激素治疗无效，肾上腺切除可治愈或显著缓解高血压。

六、初步治疗方案

腹腔镜左肾上腺占位切除术。

> **思维提示**：针对病因的手术是一线治疗。
> 1. **推荐手术指征** ①醛固酮瘤（APA）；②单侧肾上腺增生（UNAH）；③分泌醛固酮肾上腺皮质癌或异位肿瘤；④由于药物副作用不能耐受长期药物治疗的IHA者。
> 2. **手术方法**
> （1）APA推荐首选腹腔镜肾上腺肿瘤切除术，尽可能保留肾上腺组织。腹腔镜与开放手术疗效一致。如疑多发性APA者，推荐患侧肾上腺全切除术。
> （2）UNAH推荐醛固酮优势分泌侧腹腔镜肾上腺全切。

（3）IHA、GRA：以药物治疗为主，双侧肾上腺全切仍难控制高血压和低血钾，不推荐手术。但当患者因药物副作用无法坚持内科治疗时可考虑手术，切除醛固酮分泌较多侧或体积较大侧肾上腺。单侧或双侧肾上腺切除术后高血压治愈率仅19%。

围术期处理：

（1）术前准备：注意心、肾、脑和血管系统的评估。纠正高血压、低血钾。肾功能正常者，推荐螺内酯术前准备，剂量100~400mg，每天2~4次。如果低血钾严重，应口服或静脉补钾。一般准备1~2周，在此期间，注意监控患者血压和血钾的变化。肾功能不全者，螺内酯酌减，以防止高血钾。血压控制不理想者，加用其他降压药物。

（2）术后处理：术后第1天即停钾盐、螺内酯和降压药物，如血压波动可据实调整药物。静脉补液应有适量生理盐水，无需氯化钾（除非血钾＜3mmol/L）。术后最初几周推荐钠盐丰富的饮食，以免对侧肾上腺被长期抑制、醛固酮分泌不足导致高血钾。

罕见情况可能需要糖皮质激素的补充。

七、随访内容和下一步的治疗计划

1．随访目的　①了解治疗效果、判断治疗方案是否合理；②可能的多发醛固酮瘤；③了解药物治疗副作用。

2．随访内容　①临床症状；②血压的评估；③常规血生化检查：电解质、肝肾功能（尤其螺内酯等药物治疗者）；④内分泌学检查：血、尿醛固酮，血浆肾素活性水平；⑤腹部CT检查：了解对侧肾上腺和／或患侧残留腺体的情况；药物治疗者需与治疗前的肾上腺对比评估。

3．随访方案　①术后短期内即可复查肾素活性和醛固酮，了解早期生化变化。②第1次随访术后4~6周，主要评估血压、血电解质及有无手术并发症。③术后3个月待对侧肾上腺正常功能恢复后，可根据情况行氟氢可的松抑制试验等生化方法了解PHA是否治愈。④每6个月1次，连续2年以上，药物治疗者长期随访。

八、出院医嘱

术后4~6周门诊复诊，评估血压、血电解质及有无手术并发症。

参考文献

1．那彦群，叶章群，孙光．中国泌尿外科疾病诊断治疗指南（2011版）．北京：人民卫生出版社，2011.

2．余叶蓉．内分泌与代谢疾病．北京：人民卫生出版社，2012.

病例 29　血压升高，伴头痛，心悸，多汗

患者，女性，37岁

一、主诉

发现血压升高一年半，伴头痛，心悸，出汗多

二、根据患者的主诉，需要进一步地询问

> **思维提示**：除了血压升高常见表现外，头痛，心悸，多汗也是比较有特征的嗜铬细胞瘤临床表现三联症，有进一步筛查的指征。还需要进一步询问高血压的相关细节情况，血压波动情况，治疗情况及治疗效果。

1. 是否发现时就是伴有头痛、心悸、大汗等"三联症"的高血压？
2. 是否顽固性高血压，药物治疗效果不佳？
3. 是否血压易变不稳定？
4. 既往是否有麻醉、手术、血管造影检查、妊娠中血压升高或波动剧烈者，不能解释的低血压？
5. PHEO/PGL家族遗传背景者？
6. 是否有特发性扩张性心肌病等病史？

询问结果：患者一年半前因头痛、心悸、大汗等就诊，发现高血压，血压不稳定，每日波动较大，最高220mmHg/140mmHg，最低140mmHg/95mmHg，服药治疗血压控制不佳，既往体健，无心脏病史，无外科手术史。

疾病初步印象：阵发性高血压。

三、初步的体格检查

血压180/140mmHg，余无异常发现。

> **思维提示**：嗜铬细胞瘤患者临床常见的症状和体征除血压升高，头痛，心悸，多汗外，还可能包括心悸、焦虑、胆怯、心动过速或反射性心动过缓、乏力、恶心、呕吐等，应注意鉴别诊断。

根据问诊查体结果考虑到的可能疾病为：嗜铬细胞瘤。

四、进一步的检查

> **思维提示**：嗜铬细胞瘤诊断主要是根据临床表现对可疑患者的筛查、定性诊断、影像解剖和功能定位诊断等，对于有遗传倾向者尚需基因筛查。

实验室测定血浆和尿的游离 CA(E、NE、DA)及其代谢产物如 VMA 是传统诊断 PHEO/PGL 的重要方法。肿瘤 CA 的释放入血呈"间歇性",直接检测 CA 易出现假阴性。但 CA 在瘤细胞内的代谢呈持续性,其中间产物甲氧基肾上腺素类物质(metanephrines,MNs)以"渗漏"形式持续释放入血,血浆游离 MNs 和尿分馏的甲氧肾上腺素(urinary fractionated metanephrines)的诊断敏感性优于 CA 的测定。MNs 包括甲氧基肾上腺素(MN)和甲氧基去甲肾上腺素(NMN),进入循环的 MNs 为游离形式,主要来源于 PHEO/PGL 肿瘤细胞,经消化道、脾、胰的相关酶修饰为硫酸盐结合的 MNs,消化道等本身也可合成大量的硫酸盐结合的 NMN,故结合型 MNs 特异性略差。临床疑诊但生化检查结果处于临界或灰区者应标化取样条件,推荐联合检测以提高准确率。

定性诊断

1. 24 小时尿 CA 仍是目前定性诊断的主要生化检查手段。敏感性84%,特异性81%,假阴性率14%。结果阴性而临床高度可疑者建议重复多次和(或)高血压发作时留尿测定,阴性不排除诊断。

2. 血浆游离 MNs 包括 MN 和 NMN。敏感性97%~99%,特异性82%~96%,适于高危人群的筛查和监测。阴性者几乎能有效排除 PHEO/PGL,假阴性率仅 1.4% 无症状的小肿瘤或仅分泌多巴胺者,可假阴性。国内仅有少数单位开展,建议推广。

3. 24 小时尿分馏的 MNs 须经硫酸盐的解离步骤后检测,故不能区分游离型与结合型,为二者之和。但可区分 MN 和 NMN。特异性高达98%,但敏感性略低,约69%,适于低危人群的筛查。

4. 24 小时尿总 MNs(MN+NMN)敏感性77%,特异性93%。

5. 24 小时尿 VMA 敏感性仅46%~67%,假阴性率41%,但特异性高达95%。

6. 血浆 CA 检测结果受多种生理、病理因素及药物的影响。

血浆游离 MNs 和尿分馏的 MNs 升高≥正常值上限 4 倍以上,诊断 PHEO/PGL 的可能几乎100%。

定位诊断

包括解剖影像学和功能影像学。

1. 解剖影像学定位

(1) CT 平扫+增强:优点是价格适中、敏感性高、扫描时间短。可发现肾上腺 0.5cm 和肾上腺外 1.0cm 以上的 PHEO/PGL。肿瘤内密度不均和显著强化为其特点,能充分反映肿瘤形态特征及与周围组织的解剖关系。

(2) MRI:优点是敏感性与 CT 相仿、无电离辐射、无造影剂过敏之虞。PHEO/PGL 血供丰富,T_1WI 低信号、T_2WI 高信号,反向序列信号无衰减为其特点。

(3) 超声检查:敏感性低,但因其简便、无创、价格低廉,可作为初筛检查。但不推荐用于定位。

2. 功能影像学定位 ①间碘苄胍(metaiodobenzylguanidine, MIBG)显像;②生长抑素受体(somatostatin receptor)显像;③PET 显像。

1. 实验室检查

(1) 多次 24 小时尿 CA:482.0~5562.0mmol/L;

（2）多次24小时尿VMA排出量：89～129mmol/L。

2．彩超检查　发现左肾上级区域一圆形包块36mm×40mm。

3．CT检查　发现左肾上腺占位直径约4cm，CT值35Hu，伴中心坏死（图29-1）。

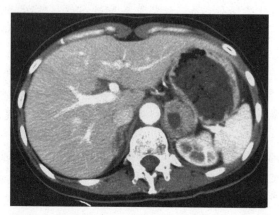

图29-1　嗜铬细胞瘤CT图像

五、初步诊断

1．右肾嗜铬细胞瘤

2．继发性高血压

六、初步治疗方案

右侧肾上腺嗜铬细胞瘤切除术

思维提示：术前充分的准备是手术成功的关键，未常规予α-受体阻断药以前PHEO手术死亡率达24%～50%，充分的药物准备可使手术死亡率低于3%。术前药物准备的目标在于阻断过量CA的作用，维持正常血压、心率／心律，改善心脏和其他脏器的功能；纠正有效血容量不足；防止手术、麻醉诱发CA的大量释放所致的血压剧烈波动，减少急性心衰、肺水肿等严重并发症的发生。

1．控制高血压

（1）α-受体阻断药：服药期间饮食中增加含盐液体的摄入，以减少体位性低血压的发生，并有助扩容。

（2）钙离子通道阻滞剂。

2．控制心律失常　对于CA或α-受体阻断药介导的心动过速（>100～120次／分）或室上性心律失常等需加用β-受体阻断药，使心率控制在<90次／分。但β-受体阻断药必须在α-受体阻断药使用2～3日后，因单用前者可阻断肾上腺素兴奋β2受体扩张血管的作用而可能诱发高血压危象、心肌梗死、肺水肿等致命的并发症。推荐心选择性的β1-受体阻断药如阿替洛尔、美托洛尔等。

3．高血压危象的处理推荐硝普钠、酚妥拉明或尼卡地平静脉泵入。

4. 术前药物准备的时间和标准　至少 10～14 天，发作频繁者需 4～6 周。以下几点提示术前药物充分：①血压稳定在 120/80mmHg 左右，心率＜80～90 次 / 分；②无阵发性血压升高、心悸、多汗等现象；③体重呈增加趋势，红细胞压积＜45%；④轻度鼻塞，四肢末端发凉感消失或有温暖感，甲床红润等表明微循环灌注良好。

七、随访内容和下一步的治疗计划

1. 随访原因　①肿瘤有无残留；②病理难于鉴别良恶性，主要依据其临床出现转移；③易复发、多发，特别是家族发病者。

2. 随访内容　包括临床症状（如高血压）、生化指标（如血浆游离 MNs、24 小时尿 CA 和分馏的 MNs）、CT 扫描等。

3. 随访方案　①推荐术后 10～14 天复查血尿生化指标，判断肿瘤是否残留、有无转移等；②散发病例单侧肾上腺切除者每年一次，至少连续 10 年；③高危群体（SDHB 突变、PGL、肿瘤体积巨大）和遗传性 PHEO/PGL 者每 6～12 个月复查 1 次临床和生化指标，终生随访。

八、出院医嘱

术后两周门诊复诊查血尿生化及激素指标。

参 考 文 献

1. 那彦群，叶章群，孙光. 中国泌尿外科疾病诊断治疗指南（2011 版）. 北京：人民卫生出版社，2011.
2. 余叶蓉. 内分泌与代谢疾病. 北京：人民卫生出版社，2012.

病例 30　血精两年余

患者男性,39岁,于 2006 年 6 月 15 日入院

一、主诉

血精两年余

二、病史询问

> **思维提示**:患者其就诊时主诉为血精,且年龄相对较轻,病程长,进展缓慢,无明显特异性临床表现。而与此类临床表现相关的常见疾病有:精囊及生殖系统炎症、精囊及生殖系统结核、泌尿生殖道外伤、精囊及生殖系统肿瘤等。其中精囊及生殖系统炎症最为常见,故在门诊就诊时应首先考虑该类疾病。但若出现病程长且行相关检查发现新生物后,则需考虑肿瘤的可能性。因此,问诊目的主要围绕上述疾病展开:主要了解有无慢性炎症、结核病史及外伤史等;有无进行抗感染治疗及效果如何等;有无小便及大便变化等问题。因本病为排除性诊断,所以需详细询问重要鉴别疾病的临床表现,以达到排除及明确诊断目的。

（一）问诊主要内容及目的

1. 有无精囊及生殖系统急慢性炎症史及是否应用了抗生素? 什么药? 效果如何?

精囊及生殖系统急慢性炎症可导致血精,抗生素可使病情得到控制或缓解。

2. 有无全身各系统结核病史及是否服用抗结核药物?

精囊及生殖系统结核可导致血精,抗结核药物可使病情得到控制或缓解。

3. 既往有无泌尿生殖道外伤史?

泌尿生殖道外伤可致血精,一般有明确的外伤史。

4. 有无类似疾病家族史?

了解是否为遗传性疾病。

（二）问诊结果及思维提示

患者两年前在无明显诱因下出现精液中带血丝,无射精障碍,无性功能障碍。无畏寒发热,无会阴部疼痛不适,否认结核病史及泌尿生殖道外伤史。症状呈进行加重,近半年来于性生活后出现明显血精且排小便时亦有血尿,另半年前 CT 检查发现精囊长大。

> **思维提示**:通过问诊可基本排除急慢性炎症、结核及外伤所致血精,应在体格检查时重点注意会阴部有无不适,并通过实验室检查进一步排除炎症及结核,通过影像学检查寻找精囊占位的证据。

三、体格检查

（一）重点检查内容和目的

排除炎症、结核、外伤所致血精考虑患者肿瘤可能性大,因此在对患者进行系统的、全面的检查同时，应重点注意腹盆部、会阴部及泌尿生殖系统有无不适及异常，腹股沟淋巴结有无肿大等。

（二）体格检查结果及思维提示

全腹平坦，触软，无压痛及反跳痛，未触及包块；双肾区无叩痛，双输尿管行经区无压痛；阴茎阴囊睾丸及附睾未触及异常。双侧腹股沟区未触及明显肿大淋巴结。

> **思维提示**：进一步实验室和影像学检查的主要目的是明确占位并判断病情，为治疗方案提供依据。

四、实验室和影像学检查

（一）初步检查内容及目的

血常规、尿常规、胸片　进一步排除包括结核在内的感染性疾病。

（二）检查结果及思维提示

> **思维提示**：精囊癌的早期诊断主要依靠影像学检查，包括超声、CT、MRI 等。经直肠彩超引导下穿刺活检下可进行精囊腺肿瘤组织的穿刺活检，为临床诊断提供影像、病理等相关检查资料，提高了精囊肿瘤的诊断率。

1. 血常规　WBC $6.3 \times 10^9/L$；N：60%，L：6%，M：2%，RBC：$4.22 \times 10^{12}/L$；HGB 132g/L；PLT $332 \times 10^9/L$。

2. 小便常规未见明显异常。

3. B 超示　左侧精囊腺占位。

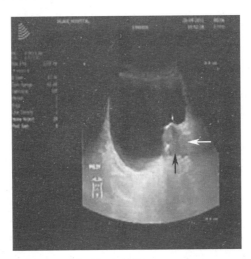

图 30-1　入院时超声所见

4. CT 示　左侧精囊腺肿胀，密度稍低，考虑占位性病变。

5. MRI 示　左侧精囊腺增大，内中份可见一 3.5cm×3cm 大小结节，有轻度强化现象，边界不清，性质：肿瘤？请结合临床及实验室检查。

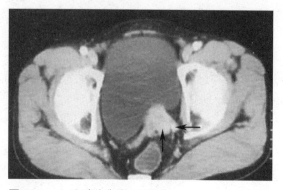

图 30-2　入院时的盆腔 CT 所见

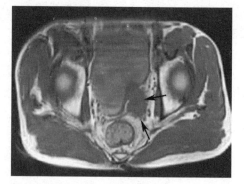

图 30-3　入院时的盆腔 MRI 所见

6.膀胱镜　膀胱内未见明显异常,精阜肥大,精阜周围水肿,充血,见少许炎性坏死组织附着。

> **思维提示**:患者影像学检查结果:左侧精囊腺占位。支持我们的考虑诊断。到目前为止诊断较为明确,且磁共振提供了肿瘤大小及有无邻近组织浸润,为手术方式的选择及术后后续治疗提供了重要的依据。进一步的治疗方案应选择手术切除,既达到了治疗又能明确诊断,为后续治疗提供依据。

五、治疗方案及理由

> **思维提示**:原发性精囊恶性肿瘤病例极为少见,临床上易与前列腺肿瘤、直肠转移瘤等混淆,且早期诊断存在一定困难。故精囊恶性肿瘤暂无统一治疗方案,以往病例均以手术治疗为主。目前手术治疗的方式多样,一般在切除精囊肿瘤基础上,切除肿瘤侵犯的周围组织器官,有全膀胱、双侧输尿管下段、双侧精囊切除、直肠膀胱术或膀胱、前列腺、精囊切除、回肠代膀胱术、亦有行精囊、前列腺切除、膀胱尿道吻合术甚至全盆腔脏器根治性切除等术式的报道。其他治疗包括激素治疗或局部盆腔放疗,但效果均未肯定。

1.完善相关检查及术前准备。

2.择期于全麻下行"腹腔镜下左侧精囊切除术"。术中发现:左侧输精管形态、行经正常,左侧精囊形态失常,大小约 5.5cm×3.5cm,与前列腺左侧叶及膀胱底粘连紧密;剖开包块呈实性,剖面为灰黑色,见坏死组织及增生纤维组织。

3.术后病检　左侧精囊腺癌,精索断端未见癌累及。并行免疫组化证实。

> **思维提示**:本例患者发现肿瘤时,体积为 3.5cm×3cm,MRI 及 CT 显示肿瘤侵犯周围组织器官的范围亦较小,手术中探查发现肿瘤与周围器官分界尚清楚,综合考虑后行腹腔镜下左精囊切除术,而保留了患者盆腔内其他器官。本手术切除较彻底,患者术后情况良好。但最终诊断往往依靠病理标本结果,并为后续治疗提供依据。

六、治疗效果及思维提示

手术完整切除肿瘤,术后一月复查盆腔 MRI 见包块已完全消失。PET-CT 也证实肿瘤已完整切除且全身无明显转移征象。

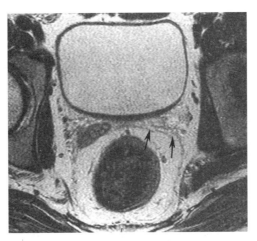

图 30-4　MRI 示病变局部无复发

> **思维提示**:手术切除效果较好,且获得了最终的病理诊断,进一步的免疫组化检查有助于明确原发肿瘤的部位。可为下一步的治疗提供了指导。

七、随访内容和下一步的治疗计划

1. 局部放疗 30 次及 IL-2 辅助治疗。
2. 定期复查胸腹部 CT 或 MRI 及实验室检查等。

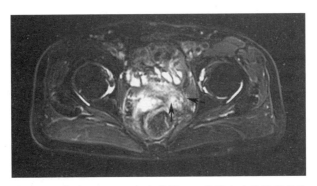

图 30-5　术后 6 年 MRI 复查结果——盆腔内未见肿瘤复发

> **思维提示**:鉴于精囊癌发病率低,治愈病例较少,目前对于术后进一步治疗尚缺乏统一认识。现术后治疗包括干扰素治疗,激素治疗或局部盆腔放疗等,且该病患者均需术后长期规律随访。

八、出院医嘱

1. 定期泌尿外科门诊随访。

2. 肿瘤科继续治疗。

思维提示：原发性精囊癌临床极其罕见，临床上主要易与前列腺肿瘤，直肠转移瘤等混淆。由于精囊肿瘤位置较深，症状不典型，发现有一定难度。据统计，超过 90% 的患者有肉眼血尿，但仅有不超过 35% 的患者有血精的表现，其他症状可有排尿困难、尿少、排便困难、性交后会阴部疼痛等。早期诊断主要依靠影像学检查，包括超声、CT、MRI等。精囊癌的影像鉴别诊断主要包括前列腺癌、膀胱癌及精囊囊肿。本病例以手术治疗为主，而且手术治疗的方式多样，一般在切除精囊肿瘤基础上，切除肿瘤侵犯的周围组织器官，有全膀胱、双侧输尿管下段、双侧精囊切除、直肠膀胱术或膀胱、前列腺、精囊切除、回肠代膀胱术。亦有行精囊、前列腺切除、膀胱尿道吻合术等术式的报道。

病例 31 持续性血精半年余

患者男性，21岁，于2012年4月1日入院

一、主诉

持续性血精半年余

二、病史询问

思维提示：血精常见病因为前列腺和精道远端区域的感染、慢性炎症、囊性病变压迫或精道结石等导致的射精管梗塞或不畅，从而引起精囊内压增高，内膜表面毛细血管充血、出血，表现为性生活后射出的精液带血，可以是新鲜出血或陈旧性出血。另外，生殖道肿瘤如前列腺癌，精囊癌和睾丸癌等也可引起血精，但相对发病率较低。问诊关键在于仔细询问有无反复生殖道感染病史，血精时间长短，持续还是间断，血精为鲜红色还是暗红色、咖啡色等，有无血凝块，有无射精疼痛，有无精液量减少和性高潮快感降低等，自我有无发现睾丸精索区域疼痛不适和异常肿块，该情况的诊疗病史等。

（一）问诊主要内容及目的

1. 发病前有无外伤、手术和前列腺炎等病史？

血精顾名思义为精液中带血，一般肉眼可见的血精往往会引起患者重视，精液成分中60%～80%为精囊液，20%～25%为前列腺液，尿道球腺液为5%～10%，睾丸附睾液为1%～3%，若睾丸、附睾或精道区域有外伤、手术情况可导致血精，如临床上的前列腺活检等可导致血精，但往往时间较短，对症治疗后均可消失。同时，血精所伴随的症状对血精的病因诊断具有重要价值，如有无慢性前列腺炎病史和症状，有无生殖道反复感染的病史等，这类病史可导致血精的反复出现。

2. 射精时精液量有无变化，射精快感有无降低？

精道远端梗阻情况往往可出现精液量的显著减少甚至高潮后无明显精液射出，同时部分患者可合并高潮时快感降低或缺乏。

3. 血精同时是否存在血尿及其血尿特点？

部分患者平时尿液颜色正常，但性生活射精后或阴茎勃起后出现初始血尿或血凝块，这种情况需特别关注精阜区域及其后尿道有无异常血管曲张或病变。血精同时伴有反复血尿需考虑泌尿系其他疾病的可能性，如前列腺癌侵犯尿道或可引起血尿和血精。

4. 首次出现血精时有无明显的诱因，如性生活情况较平时有无特别，饮食有无特别？

部分患者平素规律性生活情况下无明显血精，但偶尔出现性生活过度频繁，长时间节欲后首次性交，性交时间过长，采用特殊的性交体位和姿势，为追求更强烈性刺激自行尿道填塞异物等，均可能是血精的诱发因素。饮食中大量酗酒或频繁辛辣刺激食物的大量摄入等因素也可能是偶发血精的诱因。

5. 出现血精后相关诊疗？效果如何？

由于生殖道细菌感染等导致的血精，往往可通过消炎、止血等对症治疗后缓解，而精道梗阻导致的慢性精囊炎引起的血精往往会反复出现,由于其病因并非是细菌或病原体感染,因而抗感染治疗一般无效,病情常迁延不愈。这类顽固性血精的病例多存在明显的精道梗阻情况,常需要采用微创的精囊镜技术疏通精道。

6. 近期有无其他泌尿生殖道疾病?是否服用抗凝药物或其他特殊药物?

结核分枝杆菌可通过血液循环或精道逆行感染引起精囊结核从而出现血精,因而详细询问患者有无这类相关疾病具有重要意义,其次部分中年患者自觉性功能有所降低,听取某些秘方,服用后出现明显血精。另外,长期服用抗凝药物或自身凝血功能存在异常时可导致血精。

（二）问诊结果及思维提示

患者为教师,主要从事教育活动。既往身体健康,无泌尿生殖系统疾病。本次发病前无明确诱因,每次射出精液均为咖啡色,偶有少量血凝块,射出精液量较前有明显减少,约为1ml左右,性高潮快感无明显下降,虽然性生活频率较低但尚规律,平均每周1次,无不洁性嗜好,无服用任何特殊药物史,既往无凝血功能异常情况。2年前出现血精后曾到当地医院就诊,考虑精囊炎,予以口服消炎、止血药物治疗后未见明显好转。2年余来辗转多家医院,反复消炎、止血等治疗均无明显好转。

> **思维提示**:通过问诊可明确患者血精出现前无急性生殖道和尿路感染等病史,通过抗感染、止血治疗效果不明显,说明细菌感染导致血精的可能性不大。同时患者病情迁延不愈、精液量明显减少需考虑精道梗阻的可能性,进一步查体和行辅助检查时需特别注意精囊大小、形态和影像检查中精道区域内在结构和影像特征的改变情况。

三、体格检查

（一）重点检查内容和目的

初步考虑患者为精道远端梗阻引起的慢性精囊炎从而出现的血精,除常规系统体格检查外,专科体格检查重点在于:①双侧睾丸、附睾大小、质地、有无肿块;②精索内输精管有无增粗或结节;③直肠指检触摸双侧精囊大小和饱满程度,有无触压痛,同时注意前列腺大小、轮廓、质地,有无前列腺囊肿或脓肿,排除前列腺癌和肿瘤侵犯精囊等情况。

（二）体格检查结果及思维提示

T:36.5℃,R:20次/分,P:76次/分,BP:120/80mmHg;神志清楚,心脏、腹部、四肢等系统检查均未见异常;双侧睾丸、附睾大小、质地均无异常,未触及包块,硬结等;输精管粗细如常,光滑,无压痛,无串珠状改变;指肛检查可发现双侧精囊明显增大饱满,无明显压痛,前列腺双侧叶大小、质地无明显异常。

> **思维提示**:体格检查结果与问诊后初步考虑精道远端梗阻导致慢性精囊炎。直肠指检发现双侧精囊明显增大饱满,从而说明双侧精囊可能存在射精管远端梗阻,但具体梗阻原因和是否出血来自于双侧精囊需进一步行相关影像学检查,同时为进一步制订治疗方案提供有效的影像学证据。

四、实验室和影像学检查

（一）初步检查内容及目的

1．血常规、尿常规、大便常规、肝肾功能、凝血、传染病学常规检查排除由于凝血功能异常和泌尿生殖系感染所导致的血精，同时为后续的微创精囊镜检查和治疗做好术前准备。

2．胸片、心电图、肝胆胰脾B超检查及其他外科术前常规检查。

3．泌尿生殖系统B超检查　排除泌尿系统疾病，并初步观察前列腺、精道远端区域的形态特征和可能的病理性改变。

4．精液常规检查和培养　排除细菌性感染，同时为围术期抗生素使用提供参考。若有生育要求患者，该检查可评估精液质量的相关指标并为判断术后改善情况提供参考。

5．PSA检查　排除前列腺癌引起的血精（一般仅需要用于年龄40岁以上的顽固性血精患者）。

6．盆腔MRI检查　进一步明确诊断并了解出血部位和原因，指导手术方案的制订和判断治疗效果。

（二）检查结果及思维提示

1．血常规、尿常规、大便常规、肝肾功能、凝血、传染病学常规检查　未见明显异常。

2．胸片、心电图、肝胆胰脾B超结果提示　未见明显异常。

3．泌尿生殖系统B超检查结果提示　前列腺内中线区域可见一 1.5cm×2.0cm 液性暗区，双侧精囊明显增大，约 1.8cm×3.4cm，内部回声尚均匀。

4．精液常规　精子密度 $12.6×10^6/ml$，精子活率32%，A＋B级：23%，提示为少弱精症；精液细菌培养：未见细菌生长。

5．盆腔MRI显示　前列腺小囊囊肿伴双侧精囊陈旧性出血。

> **思维提示**：与正常男性精道远端区域的MRI特征性影像相比较，顽固性血精患者的影像学特征改变主要有：精囊区域信号强度改变，精囊大小的改变和异常的囊性结构的存在。精囊区域的特征性信号强度改变包括：鲜红色新鲜血精患者在 T_1 加权相（T_1-weighted images，T_1WI）下精囊内呈明显高信号影，在 T_2 加权相（T_2-weighted images，T_2WI）呈明显低信号影；存在暗红色、咖啡色或巧克力样陈旧性血精的患者在 T_1WI 相和 T_2WI 相均呈中至高强度信号影。盆腔MRI可有效显示顽固性血精患者精囊、前列腺、射精管区域的精细结构改变，对顽固性血精的病因学诊断及治疗方式的选择具有重要的指导价值。

五、治疗方案及理由

1．方案　经尿道射精管远端切开，前列腺小囊囊肿切开减压＋精囊镜检查术，主要是达到囊肿减压，解除由于囊肿压迫导致的射精管梗阻，并进行精囊内的冲洗和观察，必要时对其他可疑病变进行活检的目的。术后从第2天开始需予以经直肠双侧精囊按摩，同时在患者术后恢复顺利情况下可在术后近期适当增加性刺激和射精频率，以促进精囊液的排出，达到对射精管远端的扩张作用，减少射精再次发生狭窄梗阻的机会。

2．理由　根据患者长期的血精病史，经积极药物保守治疗效果不佳，可见其为顽固性血精。长期持续的血精严重影响患者心理状态，有时导致患者心理恐慌，顾虑，并惧怕性生活，

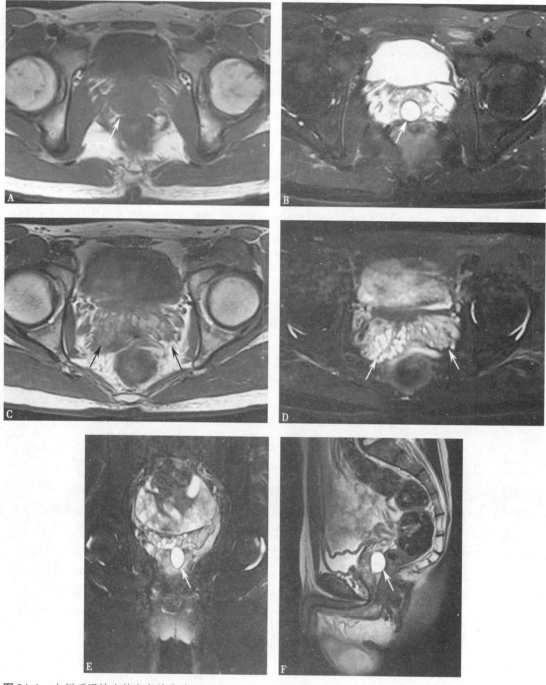

图 31-1 本例顽固性血精患者的盆腔 MRI 所见

在前列腺的中线区域存在一卵圆形囊性结构，在 T_1WI 下呈低信号（A），在 T_2WI 下呈高信号（B）；在冠状平面，该囊肿对双侧射精管造成明显的侧方推挤（E），该囊肿在矢状面下位于前列腺的后上方区域，边界局限于前列腺轮廓之内（F），双侧精囊形态明显增大，内部在 T_1WI（C）和 T_2WI（D）下均呈中等偏高信号影，卷曲的管道结构依然清晰可见，提示该患者为前列腺小囊囊肿伴双侧精囊陈旧性出血。

并可能导致其精液质量下降,影响生育能力,因此有强烈的治疗愿望。精液培养排除了精道细菌感染,为手术安全提供有利条件。精液量明显减少,精子质量降低结合重要的影像学检查结果尤其是盆腔 MRI 提示该患者存在明显前列腺小囊囊肿合并精道远端梗阻,双侧精囊扩张伴出血。可见解除梗阻,恢复精道通畅性是治疗该疾病关键所在。

六、治疗手术过程

首先应用尿道镜在直视下观察精阜和射精管开口区域,辅以经直肠双侧精囊按摩,可观察双侧射精管开口精囊液溢出的情况和精阜开口处液体溢出情况。生理情况下,以柔和的手法按摩精囊区域,可见双侧输精管开口有明显的乳白色胶冻样精囊液溢出,提示射精管远端不存在梗阻。反之,如果精道远端欠通畅或完全梗阻,可发现一侧或双侧射精管开口无精囊液溢出,或溢出欠顺畅,在血精患者则可见到患侧有血性精囊液溢出。本例患者精囊按摩时双侧射精管开口均未见精囊液溢出,但前列腺小囊开口处可见明显暗红色液体溢出,表明双侧射精管开口均不通畅,且射精管开口已经在前列腺小囊内形成短路开口。

结合精囊按摩法辨别射精管开口及血精来源后,考虑该患者存在明显前列腺小囊囊肿,遂决定予以行精阜去顶状电切,既可进行囊肿的减压,又可解除射精管远端的梗阻,更加容易暴露射精管开口位置和判断其通畅性。去顶状电切后可清晰分辨双侧射精管开口和前列腺小囊开口。充分暴露前列腺小囊后,发现双侧射精管在前列腺小囊内形成短路开口,分别位于前列腺小囊的侧后壁。经该短路开口即可顺利置入精囊镜,对双侧精囊进行冲洗,并对异位的双侧射精管进行有效扩张。退镜,留置 F22 三腔气囊尿管,结束手术。

治疗效果及思维提示

术后第 2 天拔除导尿管,并从术后第 2~3 天即开始给予患者经直肠双侧精囊按摩,同时鼓励患者术后早期即开始积极进行频繁的性刺激和性生活。其主要目的是通过精囊液的早期充分排出,减少射精管开口炎性粘连和狭窄的机会。术后早期精囊按摩后或性刺激后排出的精囊液或精液一般为血性,该类患者通过多次射精后,一般在术后 3~4 周,血性精液颜色逐渐变淡并消失,转而恢复为正常乳白色精液。术后随访 12 个月以上,血精无复发,高潮及快感均同术前,每次射精的精液量为 2~4ml,精液常规分析,精子质量参数各项均恢复正常。

思维提示:引起顽固性血精的病因,常见的是感染或炎性因素所导致的射精管远端狭窄,射精管远端区域的囊肿压迫导致的射精管梗阻,精道内结石形成等。部分患者由于射精管远端的梗阻可导致射精管在前列腺小囊内形成异位开口。引起顽固性血精的核心环节是精道的梗阻,所以,经尿道射精管远端扩张或切开,囊肿去顶减压及精囊镜下冲洗观察已经成为处理由于射精管远端梗阻导致的慢性非细菌性精囊炎治疗的常用微创外科手术方法。该技术的主要目的是解除精道远端梗阻。该技术的操作区域为泌尿外科医生极少涉足,该区域相对解剖特征复杂;紧邻重要的组织器官,操作空间微小;涉及男性的生育和射精功能,具有较大的手术风险,因此,该手术目前在国内尚未广泛开展。大多数泌尿外科医生尚缺乏对该手术方式的认识和理解,为此,提醒初期从事该类疾病诊治的泌尿外科医生,需熟练掌握该区域精细解剖结构,在对患者病情有充分分析判断的基础上,在有精囊镜操作经验的医生指导下,谨慎从事该类技术操作。

七、对本病例思考

我们通过对大量顽固性血精症患者诊断、治疗的基础上,通过分析总结,得出下列几个方面的思考:

1. 在血精的治疗方案选择方面,临床上确有许多偶发性或病史较短的血精患者,经过一般性对症治疗可治愈,治疗药物选择上,有感染证据者,首选抗感染治疗,没有感染迹象者,首选非那雄胺治疗;但对保守治疗无效的长期顽固性血精患者,需要积极通过相关影像学检查尤其是 MRI 检查明确病因,并给予积极的经尿道微创技术或精囊镜技术处置。

2. 关于手术的技巧方面,如何准确判断精道的问题所在,并通过尽量微小的创伤性操作达到治疗的目的是治疗的关键。我们的经验是根据患者的病情和病因不同,可通过四种不同的操作途径或方式处理精道远端并达到顺利置入精囊镜的目的:①直接扩张进镜:以导丝做引导,扩张射精管口并置镜于精囊内进行冲洗,电灼或活检,恢复精道的通畅性;②切开进镜:切开精阜及射精管远端,显露射精管,进镜观察;③小囊内进镜:扩张前列腺小囊开口,精囊镜进入小囊内观察并经小囊壁侧后方的异位开口直接进入精囊;④小囊内戳开进镜:精囊镜进入小囊内观察,如射精管与小囊无通道,可在小囊侧后壁的 5、7 点方位,具有半透明状膜的区域直接应用精囊镜戳开一通道进镜。

3. 术后长期随访中发现少部分患者存在射出精液较为稀薄,精液黏稠度下降,射精量明显增加或者较少的情况,分析其可能原因为射精管本身为连接精道和泌尿道的微小结构,其管道极细,管壁被平滑肌包裹,有抗反流机制,通常情况下,精囊液被储存于精囊内,若手术中对射精管切除过多或破坏太大可能会影响到射精管原有的抗反流机制和精囊液贮存状态,导致精囊液储存不佳,和(或)尿道内尿液逆流进入精囊,射精时,射精管阻力过低,使更多或更少的精囊液射出。故该类手术操作应不断总结和改良,尽量减少对射精管本身生理性机制的破坏。

4. 结合我们的临床经验和国外相关文献,我们对以往通常认为的所谓慢性精囊炎导致的血精患者,采用下列临床诊治流程进行处理,均取得比较理想的临床效果,该流程图如表 31-1,可供临床参考。

表 31-1　血精诊治流程图

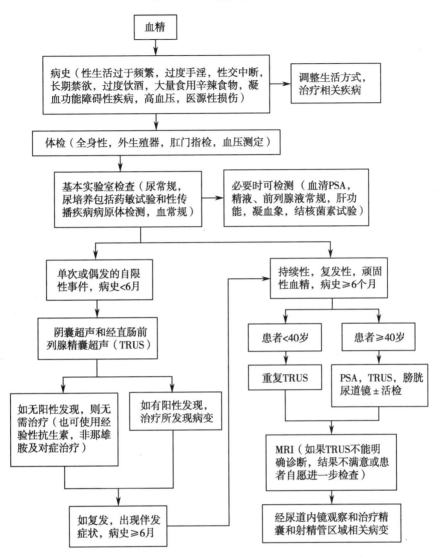

病例 32　骑跨伤伴会阴部疼痛 4 小时

患者男性,26 岁 8 个月

一、主诉

骑跨伤伴会阴部疼痛 4 小时

二、病史询问

思维提示:以创伤为主诉就诊的病例询问病史的重点是创伤史,以评估伤情。创伤评估的询问要点包括受伤时间,致伤因素,致伤部位,闭合性创伤还是开放性创伤,致伤力的大小,致伤作用机制,有无复合伤可能,受伤后的处理情况及患者的生命体征是否稳定。根据该病例的主诉,我们可以大致获取到的患者创伤史信息包括:患者的受伤时间为 4 小时前,致伤部位为会阴部,致伤机制为骑跨伤。因球部尿道固定于耻骨下方,骑跨伤时可因压伤而致球部尿道损伤,因此该病例有尿道损伤的可能。病史问诊应着重围绕以下 4 个方面进行伤情评估:①是否存在尿道损伤的症状;②初步判断尿道损伤的部位为后续检查提供思路;③初步确定尿道损伤的程度;④有无合并其他脏器损伤的可能。与此同时,应该关注患者的生命体征。根据本病例主诉,问诊要点如下所示:

（一）创伤史相关询问要点

1.受伤时间　主诉已经明确,4 小时前。

2.致伤因素及部位、致伤力大小及作用机制　明确患者发生骑跨伤的原因,如高坠伤所致骑跨伤时应明确坠落高度及判断致伤力的大小。这时需要明确的致伤机制主要包括:发生骑跨伤时致伤物与受伤部位的夹角及接触面积。

3.致伤部位为开放性创伤还是闭合性创伤　受伤部位有无开放性创口? 闭合性损伤有无皮肤擦伤、皮下血肿、瘀点或瘀斑等。

4.受伤后的处理　包括现场急救及外院处理情况,这对于进一步救治方案的拟定意义重大。

5.有无休克　如患者生命体征存在异常,因首先抢救稳定患者的生命体征。

（二）尿道损伤症状相关询问要求

1.有无尿道外口出血　尿道外口出血可作为提示尿道损伤的首要指征,但在临床实践中应当注意以下问题:①尿道出血程度和尿道损伤严重程度可能不一致。因尿道黏膜及尿道壁血供丰富,故挫伤或尿道壁小部分撕裂可伴发大量出血,而尿道完全断裂则因尿道的连续性断裂而表现为尿道外口出血少或无;②无特异性,泌尿系损伤,如膀胱、输尿管损伤等均可表现为尿道外口流血。

2.有无排尿困难　排尿困难的程度包括:伤后立即无法排尿,能够排尿数次后不能排尿,能够排尿但是存在尿痛等。排尿困难的程度与尿道损伤的程度相一致。

3.疼痛及其部位、放射部位　前尿道损伤疼痛可向阴茎头及会阴部放射,并在排尿时加重。后尿道损伤疼痛可放射至肛门周围、耻骨后及下腹部,并在排尿时加重。但不可单根据疼痛的部位来判断尿道损伤的部位。

4. 有无尿外渗及尿外渗范围　尿外渗通常是严重创伤的表现，其范围因受损部位不同而各异，因此尿外渗的范围可作为判断受损部位的参考依据之一。尿外渗的临床表现主要为局部肿胀，如尿液进入腹腔还可表现为腹痛、腹胀、板状腹等腹膜刺激症状。

　　询问结果：患者 4 小时前工地施工时，于约 2m 高处坠落，致骑跨于钢管上，受伤时意识清楚，伤后出现会阴部剧烈疼痛，无明显放射部位，并出现尿道外口出血，表现为滴血，量少，伤后即无法排尿，无腹部疼痛、发热、呼吸困难等不适。现就诊于我院急诊。患者伤前无排尿困难症状，否认会阴部手术史，否认高血压、糖尿病、心脏病等病史。

> **思维提示**：通过问诊初步了解了患者的创伤史及伤后的症状，问诊结果提示患者存在尿道损伤，特别是球部尿道损伤的可能。因此，下一步应进行体格检查进一步明确是否存在尿道损伤的相应体征，判断是否存在合并伤。查体重点应放在会阴部查体。

三、初步的体格检查

> **思维提示**：首先评估患者的生命体征，之后重点查体部位为会阴部和下腹部。视诊主要是了解局部有无开放性损伤，有无红肿以及尿外渗的范围？局部有无陈旧性血肿及包块？有无尿瘘？耻骨上膀胱叩诊主要是判断膀胱是否充盈，如膀胱未充盈，应考虑膀胱破裂的可能。会阴部触诊的重点是直肠指检，其目的是确定尿道损伤的部位、程度及是否合并直肠损伤。直肠指检时通过判断前列腺的位置是否固定可初步判断有无后尿道断裂的可能，此外直肠指检时通过环形触诊直肠壁观察有无指套染血或血性尿液溢出，可判断有无直肠损伤或尿道 - 直肠贯通伤的可能。

　　检查结果：患者生命体征平稳，头颈胸部及心肺查体未见特殊，神经系统查体无明显异常。会阴部皮肤红肿，可见局部挫伤出血，局部压痛明显，阴茎及阴囊轻微肿胀可疑。耻骨上区叩诊提示膀胱充盈。直肠指检示前列腺位置固定，未见直肠出血及渗尿。

> **思维提示**：患者体检结果初步排除了膀胱破裂及直肠损伤的可能，同时患者生命体征平稳，这时应该行辅助检查以明确尿道损伤的程度及范围并进一步明确有无合并伤。

四、辅助检查

1. 逆行尿道造影　示造影剂能进入膀胱，见球部尿道周围造影剂大量外溢，提示球部尿道不完全裂伤。

> **思维提示**：逆行尿道造影是指南推荐的对于怀疑有尿道损伤的患者需要采用的检查。它对于评估尿道损伤的程度、部位意义重大。尿道造影时加做骨盆平片检查可以了解骨盆骨折情况。

2. 全腹部增强 CT 示未见异常。

> **思维提示**：仅对于怀疑有骨盆及腹部器官损伤的患者安排增强 CT 扫描，以排除可能的合并伤。

3. 血常规、血生化、凝血、输血前全套等检查 患者血常规、血生化、凝血、输血前全套未见明显异常。

根据结果初步诊断为：球部尿道裂伤

五、初步治疗方案

> **思维提示**：钝性前尿道损伤治疗方案主要根据尿道造影结果进行选择。尿道连续性存在，如前尿道挫伤或不完全性断裂，可单独使用尿道引流或一期行耻骨上膀胱造瘘术。而尿道连续性不存在，则应行耻骨上膀胱造瘘术。钝性前尿道损伤不推荐一期尿道修复重建手术，其原因是创伤后局部组织炎症反应重，难以区分应切除的组织及应保留的组织，加之水肿等因素导致局部缝合困难。安置尿管可以恢复尿道的连续性，减少尿外渗，促进局部炎症的消退，但安置尿管需要避免尿道二次损伤或使部分断裂的尿道变为完全断裂。一期行耻骨上膀胱造瘘术是钝性前尿道损伤特别是球部尿道损伤的主要治疗方法。耻骨上膀胱造瘘术的优点在于能够在避免尿道操作造成尿道进一步损伤的情况下，充分引流尿液，避免局部感染，为延期修复重建创造条件。研究表明在约 50% 的尿道部分断裂患者在造瘘后尿道内腔得到了自行修复而无需进一步处理。因此，尿道部分断裂的患者行耻骨上膀胱造瘘后应在数周后行顺行尿道造影片，如排尿正常且无尿外渗则可拔除膀胱造瘘管。

1. 试行安置尿管失败。

2. 行超声引导下耻骨上膀胱造瘘术 待患者尿道损伤稳定后，根据尿道造影结果对患者的尿道情况进行详细的评估并进一步制订尿道修复重建的计划。

六、进一步治疗方案

6 个月后，患者再次入院行进一步治疗。

1. 进一步的病史询问

> **思维提示**：损伤后的尿道可因断裂、移位、挫伤、血肿及后期瘢痕增生所致的外伤性尿道狭窄或闭塞等从而导致排尿困难。了解尿道损伤后的处理，如手术史等，可以为进一步的治疗方案制订提供参考。了解患者目前的排尿困难的具体表现直接影响手术方式。如患者仅为尿线变细或呈滴沥状可行冷刀切开，但完全不能排尿需要开放手术。此外，骑跨伤后尿道狭窄也可导致男性性功能障碍及术后尿失禁，术前了解相应情况进行评估对于术后预后的估计意义重大。

询问结果：患者于 6 个月前于我院行耻骨上膀胱造瘘术后，带造瘘管生活至今，期间规律更换造瘘袋及造瘘管,无法自行排尿,量表评估患者男性性功能未见明显异常。

2.进一步体格检查

一般查体未见特殊,会阴部无隆起、红肿、溃烂和瘢痕,阴囊有无肿胀,外生殖器发育正常,耻骨上膀胱区可见一造瘘管,造瘘管周围皮肤无红肿、流血、渗尿及溃烂,造瘘管引流通畅,小便浅黄清亮,造瘘袋中可见少量絮状沉淀。

3.辅助检查

> **思维提示**:行延期重建术前,必须行逆行尿道造影及排泄性膀胱尿道造影以明确尿道闭塞的位置及长度,判断有无尿瘘、结石、假道、憩室等。由于患者尿道狭窄严重,造影剂无法通过狭窄处,因此单纯的逆行尿道造影不能明确狭窄的长度,故需要联合使用顺行尿道造影及逆行尿道造影,而患者由于已施行膀胱造瘘,故顺行造影时造影剂可从造瘘口管注入,排尿时拍片。

(1)顺行尿道造影及逆行尿道造影:尿道球部与海绵体部不连续,长度约为2cm,提示局部狭窄或断裂(图32-1,图32-2)。

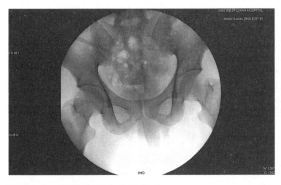
图32-1　尿道造影骨盆正位片

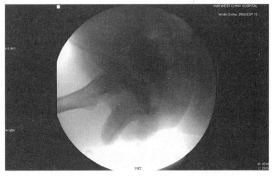
图32-2　尿道顺行造影和逆行造影合成图像

(2)小便检查:因尿道狭窄患者常合并尿道感染,而尿路感染可能导致术后感染引起局部化脓等导致治疗失败,甚至引发败血症危及患者生命,故需要检查患者小便。

1)小便常规:白细胞:71/HP,红细胞:97/HP,脓细胞:无;尿细菌定量70/μl。

2)小便培养及药敏试验:粪肠球菌,头孢类抗生素敏感。

以上结果提示患者存在尿路感染

(3)腹部彩超、X胸片、心电图、血常规、血生化、凝血剂输血前全套:术前检查未见特殊。

4.进一步治疗

> **思维提示**:一般认为,当最大尿流率<5ml/s时,尿道狭窄应予积极治疗。而对于完全不能排尿的外伤性尿道狭窄患者,开放性手术多是最佳选择。该患者属于单纯性外伤性球部尿道狭窄,狭窄段长度约为2cm,行经会阴入路尿道狭窄瘢痕切除+尿道重建手术预期效果非常理想。该手术成功的关键在于彻底切除狭窄段后,尿道的黏膜对黏膜无张力吻合,各层组织对位良好,而黏膜外翻技术极大地提高了无张力吻合的成功率,该手术的成功率可达95%以上。

（1）术前予艾力克＋生理盐水清洁会阴部5次/天，予口服头孢地尼治疗尿道感染，术中及术后予输注头孢西丁抗感染。

（2）行经会阴入路尿道狭窄瘢痕切除＋尿道重建手术，术中见球部中份狭窄，长约1.5cm，瘢痕致密。

（3）术后予留置18Fr双腔硅胶尿管28天。

对本病例的思考：外伤性尿道狭窄病例的治疗手段包括尿道扩张、尿道内切开术（冷切及冷切＋电切）、尿道瘢痕切除＋尿道重建术、游离移植物移植＋尿道重建术等。尿道瘢痕切除＋尿道重建术适用于膜部、球膜交界部、球部的狭窄。术前、术中及术后均需要预防感染的发生，如术前发现尿路感染严重或存在多量膀胱结石等情况，应先处理感染或结石再处理尿道狭窄，以防止手术区域感染、坏死等。对于球部及膜部狭窄，应考虑到外伤本身所导致的性功能障碍及术后尿道通畅后出现的尿失禁问题，并于术前与患者及家属充分沟通，避免医患矛盾。

参 考 文 献

1．Antoci JP, Schiff MJ Jr. Bladder and urethral injuries in patients with pelvic fractures. J Urol, 1982, 128：25-26.

2．闵志廉. 临床泌尿外科学. 北京：人民军医出版社，2003.

3．Jackson DH, Williams JL. Urethral injury：a retrospective study. Br J Urol, 1974, 46 (6)：665-676.

4．Cass AS, Godec CJ. Urethral injury due to external trauma. Urology, 1978, 11 (6)：607-611.

病例 33　车祸伤后不能站立伴排尿困难 8 小时

患者男性,48 岁 5 个月

一、主诉

车祸伤后不能站立伴排尿困难 8 小时

二、病史询问

> **思维提示**:交通事故所致的钝性损伤是造成骨盆骨折的常见原因,也是造成骨盆骨折相关的尿道损伤(pelvic fracture urethral distraction defect, PFUDD)的主要原因。研究表明,骨盆骨折的发生率约为 10/10 万,而 PFUDD 为骨盆骨折的 2.5%～10%。PFUDD 多为不稳定性骨盆骨折,双侧坐骨耻骨支骨折及耻骨联合分离。目前认为,骨盆单支骨折尿道损伤发生率是 0.6%,骶骨间骨折尿道损伤发生率是 3.4%,双侧坐骨耻骨支骨折尿道损伤发生率是 3.9%。车祸伤后行动障碍高度提示骨盆骨折的可能,如出现尿道外口出血、不能排及触及充盈膀胱尿道断裂"三联症"或其中之一时,应高度怀疑尿道损伤的可能。PFUDD 多合并多系统损伤,因此在处理伤者尿道损伤时需要评估其他脏器的损伤,而处理其他系统损伤时需要注意尿道损伤的存在。针对此类患者,询问病史的重点是创伤史,以评估伤情。创伤评估的询问要点包括受伤时间,致伤因素,致伤部位,闭合性创伤还是开放性创伤,致伤力的大小,致伤作用机制,有无复合伤可能,受伤后的处理情况及患者的生命体征是否稳定。尿道损伤伴骨盆骨折及合并伤的患者约占尿道损伤患者的 27%,因此,全面评估伤情意义重大。

1. 创伤史相关询问要点

(1) 受伤时间:主诉已经明确,8 小时前。

(2) 致伤因素及部位、致伤力大小及作用机制:应详细询问发生车祸时机动车的种类,车速,有无制动操作,人遭受撞击的具体位置,遭受撞击后的着地位置,撞击后有无碾压等二次损伤,这些信息能够为伤情严重程度评估提供参考。

(3) 致伤部位为开放性创伤还是闭合性创伤。

(4) 受伤后的处理:包括现场急救及外院处理情况,这对于进一步救治方案的拟定意义重大。

(5) 有无休克:如患者生命体征存在异常,因首先抢救稳定患者的生命体征。

2. 尿道损伤症状相关询问要求

(1) 有无尿道外口出血:尿道外口出血是后尿道损伤三联症之一,出现则高度提示尿道损伤。但在临床实践中应当注意以下问题:①尿道出血程度和尿道损伤严重程度可能不一致。因尿道黏膜及尿道壁血供丰富,故挫伤或尿道壁小部分撕裂可伴发大量出血,而尿道完全断裂则因尿道的连续性断裂而表现为尿道外口出血少或无;②无特异性,泌尿系损伤,如膀胱、输尿管损伤等均可表现为尿道外口流血。

(2) 有无排尿困难:排尿困难的程度包括:伤后立即无法排尿,能够排尿数次后不能排尿,能够排尿但是存在尿痛等。排尿困难的程度与尿道损伤的程度相一致，如出现无法排尿，则提示有尿道断裂或重度尿道裂伤的发生。

（3）有无下腹胀痛：触及充盈的膀胱作为后尿道损伤三联症之一，反映的不仅是尿道损伤后尿液排出受阻，同时亦反映没有膀胱破裂的发生。

（4）疼痛及其部位、放射部位：前尿道损伤疼痛可向阴茎头及会阴部放射，并在排尿时加重。后尿道损伤疼痛可放射至肛门周围、耻骨后及下腹部，并在排尿时加重。但不可单根据疼痛的部位来判断尿道损伤的部位。

（5）有无尿外渗及尿外渗范围：尿外渗通常是严重创伤的表现，其范围因受损部位不同而各异，因此尿外渗的范围可作为判断受损部位的参考依据之一。尿外渗的临床表现主要为局部肿胀，如尿液进入腹腔还可表现为腹痛、腹胀、板状腹等腹膜刺激症状。

3. 系统回顾排查合并伤的可能　车祸伤后的合并伤主要包括腹腔及胸腔重要脏器的损伤，颅脑损伤及四肢的合并伤，可通过系统回顾逐一问诊。

询问结果：8小时前患者过马路时被QQ微型车撞倒，撞击部位为骨盆部，撞击时的车速约为50km/h，伤后短暂昏迷，自诉清醒后能够自行呼救，四肢能够运动，但不能站立，自觉下腹部及会阴部疼痛难忍，伤后尿液不能自解，无尿道外口流血、发热、呼吸困难等不适，急诊送入当地医院，行平片、CT等检查后诊断为"1. 骨盆粉碎性骨折，2. 盆腔内血肿"，行补液、抗感染等治疗后入我院。患者伤前无排尿困难症状，否认会阴部手术史，否认高血压、糖尿病、心脏病等病史。

三、初步的体格检查

思维提示：首先评估患者的生命体征，之后重点查体部位为骨盆区。应当明确骨盆骨折的类型，是稳定性骨折还是不稳定性骨盆骨折，因为不稳定性骨盆骨折是造成后尿道损伤的常见因素，而不稳定性骨盆骨折的程度常与尿道损伤的程度相关。前环骨折如耻骨支骨折，髂前上棘撕脱骨折等不破坏骨盆稳定性，骨盆结构位移小，为稳定骨盆骨折。稳定性骨盆骨折患者查体时主要表现为仅为局部肿痛或内收肌痛。如患者出现站立困难，下肢外旋畸形，脐棘距及髂后上棘高度异常时，则高度提示不稳定性骨盆骨折。骨盆骨折可通过骨科专科查体进行初步判断，如进行骨盆挤压分离试验，测量大粗隆髂前上棘连线及测量Brant三角等方式。

　　会阴部视诊内容为皮肤有无隆起、红肿、溃烂和瘢痕，阴囊有无肿胀，外生殖器发育情况，其目的为了解局部有无开放性损伤，有无红肿以及尿外渗的范围？局部有无陈旧性血肿及包块？有无尿瘘？会阴部触诊的重点之一是直肠指检，其目的是确定尿道损伤的部位、程度及是否合并直肠损伤。直肠指检时通过判断前列腺的位置是否固定可初步判断有无后尿道损伤的可能，如后尿道断裂时前列腺向上移位，有浮动感。但在盆腔存在血肿的情况下，加之年轻人的前列腺较少，前列腺触诊可能不能很好地扪及前列腺。此外直肠指检时通过环形触诊直肠壁观察有无指套染血或血性尿液溢出，可判断有无直肠损伤或尿道-直肠贯通伤的可能。另一触诊重点是检查膀胱是否充盈，这对判断有无膀胱破裂有一定帮助。

检查结果：患者生命体征平稳，头颈胸部及心肺查体未见特殊，神经系统查体无明显异常。骨科专科检查示患者站立困难，被动体位，骨盆区压痛明显，Brant 三角改变。会阴部皮肤无明显隆起、红肿、溃烂和瘢痕，阴茎、阴囊无明显肿胀，外生殖器发育正常，下腹部及骨盆区压痛明显。耻骨上区触及充盈的膀胱。直肠指检扪不清前列腺，指套无血染，未见尿液。

> **思维提示**：通过问诊及查体初步了解了患者的创伤史及伤后的症状，问诊及查体结果提示患者存在骨盆骨折及后尿道损伤的可能。因此，下一步应进行影像学检查进一步明确损伤的部位及程度，明确是否存在合并伤。

四、辅助检查

1. 逆行尿道造影　示造影剂不能进入膀胱，膜部尿道不连续，周围造影剂大量外溢，提示膜部尿道断裂。

> **思维提示**：逆行尿道造影是指南推荐的对于怀疑有尿道损伤的患者需要采用的检查。它对于评估尿道损伤的程度、部位意义重大。尿道造影时加做骨盆平片检查可以了解骨盆骨折情况。

2. 血常规、血生化、凝血、输血前全套等术前检查　检查结果：患者血常规、血生化、凝血、输血前全套未见明显异常。

> **思维提示**：因存在骨盆骨折及由骨盆骨折引发的骨盆内重要血管损伤导致的大出血的可能，因此需要监测全血细胞计数、血红蛋白检测等，如发现指标进行性下降，常提示持续性出血，需要考虑及时手术。

3. 全腹部增强 CT

> **思维提示**：全腹部增强 CT 对于评估车祸伤后伤员合并伤的情况有重要意义，必要时应进一步行胸腹联合 CT 检查。该患者在院外已经做过 CT 检查，且患者无明显的腹部体征，故入院未再次做 CT 检查。

4. 全腹及男性泌尿生殖系统彩超、心电图及 X 线胸片检查

> **思维提示**：全腹及男性泌尿生殖系统彩超、心电图及 X 线胸片为可选择的检查手段。这些检查手段具有检查耗时短的优点，对于全面了解伤情有一定帮助。

根据结果初步诊断为：①骨盆骨折；②膜部尿道损伤；③盆腔血肿。

五、初步治疗方案

思维提示：目前共识认为男性后尿道损伤的处理原则是防治休克、感染及并发症，引流外渗尿液，争取早期恢复尿道的连续性，控制勃起功能障碍，并实现有效的尿控。而防治休克、感染及处理其他脏器的损伤是首要任务。在患者生命体征平稳的情况下，可根据患者后尿道的损伤程度，尿道部分破裂还是完全断裂选择治疗方案。

如为尿道部分破裂，可试行安置尿管，如安置尿管失败，切忌反复尝试或暴力操作，防止因安置尿管造成撕裂的尿道完全断裂或进一步加剧局部损伤，这时可以采用耻骨上膀胱造瘘分流尿液。耻骨上膀胱造瘘可以预防局部感染和尿路感染，减少局部瘢痕形成，保护上尿路功能，为后期尿道修复创造条件。

如为尿道完全破裂，可急诊行超声引导下耻骨上膀胱造瘘术，造瘘之后可根据患者的伤情选择行尿道会师术、一期尿道修复重建手术或延期尿道修复重建手术。

尿道会师术：尿道会师术是一期恢复尿道连续性的主要方式，其优势是通过重建尿道的连续性缩短尿道缺损的长度，恢复尿道的正常解剖结构为二期修复创造有利条件，并可一定程度上减少尿道狭窄的发生率。有研究表明，与单纯行耻骨上造瘘术相比，尿道会师术能够使约1/3的患者免于行二期尿道修复重建手术治疗。但是尿道会师术并不能有效减少勃起功能障碍，尿失禁及尿道再狭窄的发生率，尿道会师术勃起功能障碍的发生率约为35%，尿失禁的发生率为5%，尿道再狭窄的发生率为60%。尿道会师术分为内镜下尿道会师术及开放尿道会师术。内镜下尿道会师术通常在伤后7天左右进行，因为这时病人身体状况较稳定，骨盆内出血被有效控制。而开放性尿道会师术多用于病人合并开放性损伤需要一期清创修补，或合并膀胱颈损伤及直肠损伤需要一期清创修补的情况。

一期尿道修复重建手术：性钝性后尿道损伤不推荐一期行尿道修复重建手术，原因是钝性损伤后局部组织出血水肿明显，导致清创或缝合不满意，造成尿道狭窄、尿瘘等并发症发生。一期尿道修复重建手术后尿失禁、勃起功能障碍及尿道再狭窄的发生率分别为21%，56%和49%。

延期尿道修复重建手术：延期尿道修复重建手术是治疗后尿道损伤治疗的金标准，其术后再狭窄率低于10%。延期尿道修复重建手术的手术时机一般在伤后3个月以上。由于患者需要长期带造瘘管生活，因此在一定程度上影响了患者的生活质量，并增加了尿路感染的发生风险。

目前共识认为，约20%~60%的后尿道损伤患者会发生勃起功能障碍，而勃起功能障碍的发生与初次受伤的严重程度关系密切。目前认为，双侧坐骨耻骨支骨折最易损伤神经血管束而造成勃起功能障碍，而尿道开放性修复重建术本身造成勃起功能障碍的发生率仅为5%。因此在患者受伤后即评估患者可能的勃起功能损害情况对于预测患者尿道损伤治疗效果意义重大。

在女性尿道损伤中，一般推荐一期行修复重建手术，理由一方面是女性尿道损伤一期行修复重建成功率较高，另一个方面是女性尿道粗且短，尿道两端相对固定，断裂后两断端会分别向膀胱颈和会阴部移动，这时如二期进行修复，由于局部瘢痕增生重，而尿道两断端位置相对固定，尿道缺损段较长，难以实现无张力吻合和维持局部较好的血供，造成二期修复后出现尿道狭窄及尿瘘的几率高。

1. 补液抗感染,监测生命体征。

2. 行超声引导下耻骨上膀胱造瘘术　根据患者尿道造影结果,患者膜部尿道断裂,故行超声引导下耻骨上膀胱造瘘术。待患者尿道损伤稳定后,根据尿道造影结果对患者的尿道情况进行详细的评估并进一步制订尿道修复重建的计划。

3. 转入骨科行骨盆内固定术。

六、进一步治疗方案

10个月后,患者再次入院行进一步治疗。

1. 进一步的病史询问

> **思维提示**:男性外伤性尿道狭窄的部位与损伤部位一致,骨盆骨折所致的尿道狭窄部位多见于膜部及前列腺部尿道。了解受伤时骨盆骨折情况、盆腔内出血情况、是否能够排尿,有无尿道外口流血、有无尿外渗、伤后能否留置尿管及拔除尿管后的排尿情况可判断损伤程度及可能的瘢痕增生情况。了解尿道损伤后的处理,如手术史等,可以为进一步的治疗方案制订提供参考。了解患者目前的排尿困难的具体表现直接影响手术方式。此外,由于骨盆骨折可损伤勃起神经及尿道外括约肌,可导致男性性功能障碍及术后尿失禁,术前了解相应情况进行评估对于术后预后的估计意义重大。

询问结果:患者于10月前于我院行耻骨上膀胱造瘘术后,带造瘘管生活至今,期间规律更换造瘘管及造瘘袋,无自行排尿,量表评估患者男性性功能未见明显异常。

2. 进一步体格检查

> **思维提示**:在对患者一般查体的基础上,重点查体部位为会阴部、下腹部及膀胱造瘘情况,主要目的是为二期手术治疗术前评估提供信息。

检查结果:会阴部皮肤无明显隆起、红肿、溃烂和瘢痕,阴茎、阴囊无明显肿胀,外生殖器发育正常,耻骨上膀胱区可见一造瘘管,固定在位,造瘘管周围皮肤无红肿、流血、渗尿及溃烂,造瘘管引流通畅,小便浅黄清亮,膀胱区叩诊阴性。

3. 辅助检查

(1) 排泄性膀胱尿道造影及逆行尿道造影:排泄性膀胱尿道造影及逆行尿道造影示球部尿道狭窄;尿道膜部断裂(图33-1)。

> **思维提示**:对于尿道狭窄的患者,需要通过尿道造影确认狭窄长度、狭窄部位、有无结石、膀胱憩室、尿瘘及假道。由于患者尿道狭窄位置较高,逆行造影时,造影剂常无法通过狭窄处,因此单纯的逆行尿道造影不能明确狭窄的长度,故需要联合使用顺行尿道造影及逆行尿道造影,而患者由于已施行膀胱造瘘,故顺行造影时造影剂可从造瘘口管注入,排尿时拍片。但是,如为一些后尿道狭窄,由于造影剂无法通过外括约肌等原因造成拍片质量低时,需要使用膀胱软镜检查狭窄两断端尿道情况,特别在非外伤性尿道狭窄时,膀胱软镜检查还可排除尿道新生物等。

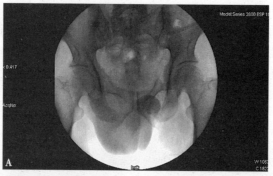

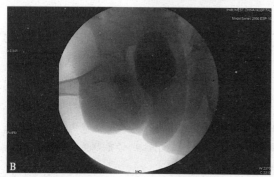
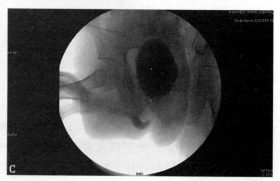

图 33-1 尿道造影
A. 骨盆正位片；B. 逆行尿道造影片；C. 排泄性+逆行尿道造影片

(2) 小便检查：因尿道狭窄患者常合并尿道感染，故需要检查患者小便。

1) 小便常规：白细胞：129/HP，红细胞：7/HP，脓细胞：(++)；尿细菌定量 1500/μl。

2) 小便培养及药敏实验：大肠埃希菌，哌拉西林他唑巴坦敏感。

以上结果提示患者存在尿路感染。

(3) 腹部彩超、X 胸片、心电图、血常规、血生化、凝血剂输血前全套：未见明显异常。

4. 进一步治疗

> **思维提示**：对于骨盆骨折后尿道断裂所致的外伤性膜部尿道狭窄患者，因尿道移位、局部瘢痕重，组织条件差，故行经会阴入路尿道狭窄瘢痕切除+尿道重建手术是最佳选择。但该患者狭窄段长度约为 4cm，要实现无张力吻合两断端，可采用耻骨下支楔形切除或将尿道从阴茎海绵体脚的上方绕过（劈开阴茎脚）缩短前尿道到前列腺尖的距离，但术后出现感染、出血、吻合口漏的风险增大，术前应与患者及家属充分沟通。该手术成功的关键在于彻底切除狭窄段后，尿道的黏膜对黏膜无张力吻合，各层组织对位良好，而黏膜外翻技术极大地提高了无张力吻合的成功率。

(1) 术前予艾力克+生理盐水清洁会阴部 5 次/天：由于患者尿路感染较重，术前予输注哌拉西林 4 天，术中及术后予输注哌拉西林他唑巴坦抗感染治疗 4 天。

(2) 使用量表评估患者性功能。

(3) 行经会阴入路尿道狭窄瘢痕切除+尿道重建手术，尿道狭窄位于膜部高位，长度约 3cm，周围瘢痕明显、闭锁。

(4) 术后予留置 18Fr 双腔硅胶尿管 28 天。

> **思维提示**：此病例尿道缺损长，术后需要卧床制动，并保持大便通畅避免因用力导致伤口破裂。尿管留置 1 个月后行尿道造影检查，如尿道造影显示尿道完整性恢复，无尿外渗，则可择期拔除尿管及膀胱造瘘管。

七、对本病例的思考

对于长段后尿道狭窄，宜采用经会阴入路尿道瘢痕切除 + 尿道重建术治疗，术前、术中及术后均需要预防感染的发生，如术前发现尿路感染严重或存在多量膀胱结石等情况，应先处理感染或结石再处理尿道狭窄，以防止手术区域感染、坏死等。对于球部及膜部狭窄，应考虑到外伤本身所导致的阴茎勃起功能障碍及尿失禁，并于术前与患者及家属充分沟通，避免医患矛盾。

参 考 文 献

1．Andrich DE，Greenwell TJ，Mundy AR. Treatment of pelvic fracture-related urethral trauma：a survey of current practice in UK. BJU，2005，96：127-130.

2．Carlin BI，Resnick MI. Indications and techniques for urologic evaluation of the trauma patient with suspected urologic injury. Semin Urol，1995，13：9-24.

3．Antoci JP，Schiff MJ Jr. Bladder and urethral injuries in patients with pelvic fractures. J Urol，1982，128：25-26.

4．闵志廉. 临床泌尿外科学. 北京：人民军医出版社，2003.

5．Webster GD，Mathes GL，Selli C. Prostatomembranous urethral injuries. A review of the literature and a rational approach to their management. J Urol，1983，130（5）：898-902.

6．Koraitim MM. Pelvic fracture urethral injuries. Evaluation of various methods of management. J Urol，1996，156：1288-1291.

7．Moudouni SM，Patard JJ，Manuta A et al. Early endoscopic realignment of post-traumatic posterior urethraldisruption. Urology，2001，57：628-632.

8．Kotkin L，Koch MO. Impotence and incontinence after immediate realignment of posterior urethral trauma：result of injury or management? J Urol，1996，155：1600.

9．Elliot DS，Barrett DM. Long-term follow-up and evaluation of primary realignment of posterior urethral disruptions. J Urol，1997，157：814-816.

10．Mouraviev VB，Coburn M. The treatment of posterior urethral disruption associatied with pelvic fractures：comparative experience of early realigement versus delayed urethroplasty. J Urol，2005，173：873-876.

病例34 前列腺电切术后排尿困难5年，加重2个月

患者男性，49岁7个月

一、主诉

TURP (transurethral recision of prostate，TURP) 术后排尿困难5年，加重2个月

二、病史询问

> **思维提示**：医源性尿道损伤的发生率近年来呈现逐年升高的趋势，医疗操作不当，如安置尿管用力过猛，拔除尿管时气囊抽气不尽，如TURP术、尿道尖锐湿疣激光切除术等，均可能损伤尿道黏膜及深层组织，导致局部瘢痕增生，从而发生尿道狭窄及排尿困难症状。故对于此类尿道狭窄病例，应明确医源性尿道损伤的部位、程度及机制。此外，医源性尿道损伤可呈现多发性尿道狭窄，应在治疗前仔细评估整个尿道及周围组织的情况。

1. 排尿困难相关情况　排尿困难表现为尿线变细、滴沥状或者完全无法排尿？症状是否呈现渐进性？TURP手术前排尿困难相关情况，术后排尿情况有无改善，之后排尿困难症状再次出现的整个过程。

2. 询问有无感染症状　如有无阴囊红肿疼痛、下腹部疼痛、尿道流脓、发热、寒战等？

3. 行TURP手术的情况　包括手术次数，术后是否留置尿管？

4. 询问既往排尿情况　TURP手术后患者需要关注患者。

5. 询问既往相关病史　如会阴部手术史、高血压、糖尿病、心脏病等。

询问结果：患者5年前因"前列腺增生"于外院行TURP手术，术后留置尿管，拔管后出现尿线变细，偶呈滴沥状，排尿费力，偶伴血尿，行尿道扩张5次，排尿困难症状反复发作；2个月前，患者出现无法排尿，于我院急诊行耻骨上膀胱造瘘术，后持续膀胱造瘘引流。患者自述病程中能够进行正常性生活。否认会阴部手术史，否认高血压、糖尿病、心脏病等病史。

三、初步的体格检查

> **思维提示**：在对患者一般查体的基础上，重点查体部位为会阴部和下腹部。会阴部视诊内容为会阴部及阴茎部皮肤有无隆起、红肿、溃烂和瘢痕，阴囊有无肿胀，外生殖器发育情况，其目的为了解局部有无感染，有无开放性损伤？既往有无会阴部开放性手术史？会阴部及阴茎部触诊局部有无硬结？其目的为了解局部的瘢痕情况。下腹部视诊内容主要为造瘘口有无红肿、流血、渗尿及溃烂，引流管是否通畅，引流袋中尿液的颜色，有无沉淀等。

检查结果：头颈胸部及心肺查体未见特殊，神经系统查体无明显异常。会阴部及阴茎部皮肤无隆起、红肿、溃烂和瘢痕，阴囊有无肿胀，外生殖器发育正常，耻骨上膀胱区可见一造瘘管，固定在位，造瘘管周围皮肤无红肿、流血、渗尿及溃烂，造瘘管引流通畅，小便浅黄清

亮, 膀胱区叩诊阴性。使用探条探及距离阴茎口约 5cm 处有 1 狭窄, 8F 探条不能通过。

四、辅助检查

1. 小便检查　因尿道狭窄患者常合并尿道感染, 故需要检查患者小便。

(1) 小便常规: 白细胞: 32/HP, 红细胞: 20/HP, 脓细胞: 无, 尿细菌计数 12 000/μl。

(2) 小便培养及药敏试验: 鲍曼 / 溶血不动杆菌, 环丙沙星敏感。

以上结果提示患者存在尿路感染。

2. 逆行及顺行尿道造影示　尿道膜部狭窄, 球膜交界部狭窄。

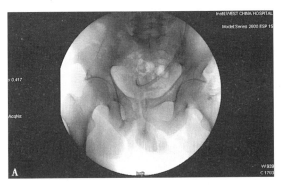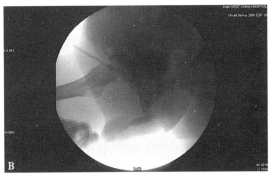

图 34-1　尿道造影

A. 骨盆正位片; B. 尿道顺行造影和逆行造影合成图像

思维提示: 对于尿道狭窄的患者, 需要通过造影确认狭窄长度、狭窄部位、有无结石、膀胱憩室、尿瘘及假道。由于患者前尿道狭窄, 逆行造影造影剂不能到达后尿道, 因此单纯的逆行尿道造影不能明确狭窄的长度, 故需要联合使用顺行尿道造影及逆行尿道造影, 而患者由于已施行膀胱造瘘, 故顺行造影时造影剂可从造瘘口管注入, 排尿时拍片。

---

3. 全腹及男性泌尿生殖系统彩超　未见特殊, 膀胱内未见结石。

4. 血常规、血生化、输血前全套检查、凝血、心电图及 X 线胸片　未见明显异常。

根据结果初步诊断为: ①多段尿道狭窄; ②尿路感染; ③耻骨上膀胱造瘘术后。

五、前尿道治疗方案

思维提示: 尿道狭窄的治疗原则为: ①积极治疗尿路及尿道周围感染; ②以恢复尿道的解剖连续性和完整性为原则, 避免施行永久性尿路改道手术; ③避免在治疗过程中发生新的并发症, 如阴茎部尿道手术要考虑如何预防尿瘘和阴茎弯曲, 后尿道手术应注意保护括约肌功能和性功能并防止直肠损伤; ④有明显的慢性肾功能不全者, 应先行膀胱造瘘和其他全身治疗, 待肾功能好转再行尿道手术; ⑤如有尿道直肠瘘宜先行结肠造瘘; ⑥如尿道年扩张次数 >2 次或尿道内切开术失败 2 次以上, 宜行开放性手术; ⑦长段 (大于 2cm)、多段及复杂性尿道狭窄首选开放尿道成形术; ⑧阴茎部尿道狭窄段较长者为避免阴茎腹侧瘢痕形成或阴茎弯曲, 禁忌狭窄段切除 + 尿道端端吻合术。

前尿道狭窄的处理术前需要评估尿道板的情况及尿道海绵体的活动性。如尿道板瘢痕重，局部组织情况差，需先行尿道板成形术，二期再重建尿道。如尿道板情况可，则行游离移植物移植及尿道重建手术，游离移植物可以是阴囊皮瓣、口腔黏膜等。

对于该患者的多段尿道狭窄应首先处理前尿道狭窄，再处理后尿道狭窄。

1. 术前予艾力克 + 生理盐水清洁会阴部 5 次 / 天。术前予口服头孢地尼抗感染，术中及术后输注环丙沙星抗感染 4 天。

2. 行游离移植物背腹侧镶嵌补片成形尿道重建手术，术中见狭窄位于阴茎阴囊交界部，长约 3.0cm，黏膜表面凸凹不平，炎性改变。

3. 术后予留置 18Fr 双腔硅胶尿管 28 天。1 个月后入院处理后尿道狭窄。

五、出院医嘱

1. 出院后多喝水，勤排尿，保持尿管引流通畅，保持大便通畅。

2. 保持伤口清洁干燥，术后 2 周左右开始盐水坐盆泡洗，定期艾力克消毒手术伤口。

3. 术后 4 周门诊复诊，视情况拔除尿管后行尿道造影，并安排进一步治疗方案。

4. 如有血尿、伤口疼痛等不适，及时就诊。

5. 门诊随诊。

六、1 个月后，患者再次入院处理后尿道狭窄

思维提示：对于该患者后尿道狭窄的处理是经会阴入路尿道狭窄瘢痕切除 + 尿道重建手术。该手术成功的关键在于彻底切除狭窄段后，尿道的黏膜对黏膜无张力吻合，各层组织对位良好，而黏膜外翻技术极大地提高了无张力吻合的成功率。

（一）术前检查

1. 逆行及顺行造影 示膀胱内见造影充盈。尿道前列腺部、海绵体部均可见造影剂通过，尿道前列腺部稍显扩张；尿道膜部造影剂通过明显变细，未见显影；尿道周围未见造影剂外溢，考虑膜部狭窄。

2. 小便检查 因尿道狭窄患者常合并尿道感染，故需要检查患者小便。

（1）小便常规：白细胞：32/HP，红细胞：20/HP，脓细胞：无，尿细菌计数 8000/μl。

（2）小便培养及药敏试验：未见细菌生长。

以上结果提示患者存在尿路感染

3. 全腹及男性泌尿生殖系统彩超 未见特殊，膀胱内未见结石。

4. 血常规、血生化、输血前全套检查、凝血、心电图及 X 线胸片 未见明显异常。

（二）治疗方案

1. 术前予艾力克 + 生理盐水清洁会阴部 5 次 / 天。术前予口服头孢地尼抗感染，术中及术后输注头孢西丁抗感染 4 天。

2. 行经会阴入路尿道狭窄瘢痕切除 + 尿道重建手术，术中见尿道膜部高位狭窄，长度约 1.5cm，周围瘢痕明显。

3．术后予留置18Fr双腔硅胶尿管28天。

七、出院医嘱

1．适当活动,多喝水,勤排尿,保持尿管引流通畅。

2．保持伤口清洁干燥,术后两周开始盐水坐盆泡洗,定期艾力克消毒手术伤口。

3．术后4周门诊复诊,视情况拔除尿管后行尿道造影,并安排进一步治疗方案(定期行尿道扩张)。

4．如有血尿、伤口疼痛等不适,及时就诊。

5．门诊随诊。

八、对本病例的思考

对于涉及尿道的医疗操作应轻柔,切忌暴力损伤尿道。对于TURP手术应在手术前与患者及家属充分沟通术后尿道狭窄的可能性,避免医患纠纷。

参 考 文 献

吴阶平,那彦群,郭震华.吴阶平泌尿外科学.北京:人民卫生出版社,2009.

病例 35 车祸伤后下腹部疼痛伴排尿困难 8 小时

患者男性,52 岁 3 个月

一、主诉

车祸伤后下腹部疼痛伴排尿困难 8 小时

二、根据主诉,需要进一步的询问

思维提示: 以创伤为主诉就诊的病例询问病史的重点是创伤史,创伤评估的询问要点包括受伤时间,致伤因素,致伤部位,闭合性创伤还是开放性创伤,致伤力的大小,致伤机制,系统回顾各系统器官的情况了解有无复合伤可能,受伤后的处理情况及患者的生命体征是否稳定。针对该患者,应首先询问车祸发生时的情况,如撞击部位,撞击时的车速,撞击后倒地的着力点,有无碾压等二次伤害等,以了解患者的大致受伤部位及程度。同时应了解患者发生车祸前的状况,如意识情况,衣着情况,有无护具等,从有无保护措施的角度进一步评估患者的受伤情况。

如患者有明确创伤史并存在相应症状,如腹痛、血尿等,应首先明确创伤与症状的关系,即症状是创伤前已有的,还是由于创伤导致或者加重的。创伤后的症状能够提示受伤部位,因此对于症状应当做详细的问诊,并明确症状间的关系,即是同一个部位损伤导致的多种症状,还是不同症状代表了多个部位的损伤。

最后,车祸伤患者多存在合并伤,问诊应当全面,以全面评估伤情。

结合该病例情况,问诊要点如下:

1. 创伤史 首先了解患者的受伤程度和病情的危急状况。了解撞击部位、程度,了解受伤时的膀胱充盈情况等,并询问伤后的情况:意识是否清楚,四肢能否运动,能否站立等。

2. 腹痛
(1) 腹痛的特征:发作缓急? 部位? 性质? 范围? 发作时间? 缓解因素? 有无逐渐加重?
(2) 伴随症状:有无腹胀、腹泻、呕吐、呕血等?

3. 排尿困难 排尿困难的程度包括:伤后立即无法排尿,能够排尿数次后不能排尿,能够排尿但是存在尿痛等。排尿困难的程度能够反映下尿路损伤的情况。

4. 询问既往相关病史 如高血压、糖尿病、心脏病等。

询问结果: 8 小时前,患者醉酒行走时被机动车撞击下腹部,撞击时车速约为 40km/h,撞击后患者背部着地。伤后患者能够行走,但出现下腹部剧烈疼痛,可放射至会阴部及下肢,伤后患者自觉尿意强烈,但无法排尿,伤后患者就近就诊,保留导尿引流出血尿,有血凝块,并行简单包扎处理后转我院进一步治疗。目前患者意识清楚,回答切题,否认高血压、糖尿病、心脏病等疾病。

思维提示：醉酒时膀胱常处于充盈状态，充盈状态下的膀胱在受到外力钝性撞击时易发生破裂，是膀胱损伤的危险因素之一。而非充盈状态下的膀胱破裂多因骨盆骨折或病理膀胱所致。本案例中患者膀胱充盈状态受到外力撞击下腹部，并出现下腹部疼痛，不能排尿和导尿尿中带血凝块，以上证据均提示有膀胱破裂的可能。多数意识清醒患者会出现显著的非特异性症状，如腹部和耻骨上区疼痛、不能排尿等。膀胱损伤常见的临床表现包括：

1. 血尿是膀胱损伤的最可靠体征，占所有患者的 82%～95%。
2. 腹痛，特别出现在腹膜内膀胱破裂的患者中，因尿液进入腹腔引发化学性腹膜炎，可表现为全腹痛、腹胀、板状腹等腹膜刺激症状。
3. 下腹壁、会阴部等局部肿胀，多由尿外渗引起，尿生殖膈、会阴浅筋膜、盆筋膜等筋膜的完整性决定外渗的范围。

三、初步的体格检查

思维提示：首先应该检查患者的生命体征，判断是否存在休克。最重要的检查是心率、收缩压和呼吸，判断大致的失血量。如存在休克应立即抢救。局部查体的关键点是：①判断膀胱是否充盈；②直肠指检：如指检触及直肠前壁有饱满感，常提示存在尿外渗，多由于尿道断裂或膀胱破裂所致；③腹部查体，判断有无腹膜炎体征，评估腹腔内脏器情况。该患者被怀疑存在膀胱破裂的可能。由于其存在排尿困难症状，急诊已安置导尿管，故体格检查可行膀胱注水试验。膀胱注水试验通过比较注入的水量及抽出的水量可以判定有无膀胱破裂，但是其缺点是可能由于注水所致的膀胱充盈加重本来已经存在的膀胱损伤。

体格检查结果：T：37.0℃，P：86 次 / 分，R：20 次 / 分，BP：104/67mmHg。神志清楚，急性病容，头颈心肺及神经系统查体未见特殊。腹部外形正常，下腹壁肌紧张，下腹部压痛及反跳痛，腹部未触及包块，双侧腰部对称，无隆起及凹陷；双侧肾区无叩压痛；双侧输尿管走行区无压痛；膀胱区叩诊示膀胱不充盈，膀胱区压痛明显，保留导尿引流通畅，尿液淡红色；直肠指检示前列腺触及清楚，直肠前壁无饱满感。膀胱注水试验阳性。

四、辅助检查

思维提示：对于该病例而言，膀胱注水试验阳性，表明存在膀胱破裂，之后辅助检查将主要是为达到以下 3 个目的：①膀胱损伤的程度；有无后尿道及直肠合并伤；②腹膜内膀胱破裂还是腹膜外膀胱破裂；③有无腹腔、胸腔器官合并伤及骨折等合并伤。膀胱造影检查是评估膀胱破裂的金标准。一般认为，当此类患者具备以下因素之一时，应考虑行膀胱造影检查：①膀胱损伤患者合并骨盆骨折和 / 或肉眼血尿；②明确的可能伤及膀胱的穿刺伤并伴任何程度的血尿时；③耻骨上区疼痛或压痛；④外伤后尿中有血凝块；⑤计算机断层扫描（CT）或超声提示腹腔内有游离液体；⑥不能排尿或尿量减少；⑦腹部膨胀、肠梗阻或有腹膜炎体征；⑧有膀胱结核、肿瘤等严重膀胱疾病史或膀胱手术史；⑨醉酒或感知异常患者。膀胱造影有单纯膀胱造影和CT＋膀胱造影两种手段，它们对膀胱损伤有相似的诊断敏感性和特异性（总体敏感性95%，诊断特异性100%）。但在实际临床中，膀胱损伤多存在合并伤，因此CT＋膀胱造影可以在明确有无合并骨盆骨折、内脏损伤等的同时，还可以区分液体来自腹膜内还是腹膜外，因此，CT＋膀胱造影更具优势。膀胱造影中，腹膜外膀胱破裂表现为造影剂积聚在膀胱颈周围，特征性表现为造影剂在膀胱周围呈火焰样浓集；腹膜内膀胱破裂表现为造影剂溢出至肠系膜间相对较低的位置或到达膈肌下方，特征性的表现为膀胱造影时出现肠管显影，同时可见腹腔内积液、积气。此外，应该查血尿常规、血生化、凝血、输血前全套检查等，以判断患者内环境是否稳定，并为进一步的手术治疗提供参考。

1. 膀胱造影　腹膜内膀胱破裂（图35-1）。

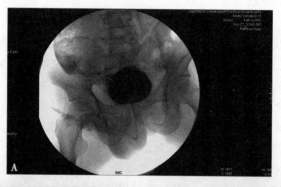

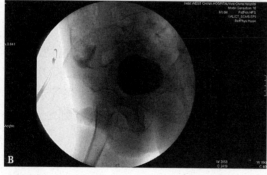
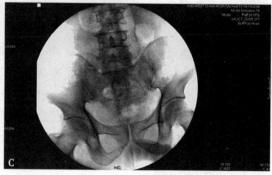

图35-1 膀胱造影
A. 正位；B. 侧位；C. 骨盆

2. 腹部CT检查　示膀胱右侧壁破裂。

3. 血尿常规、血生化、凝血、输血前全套检查　以上可选择检查项目的目的是为术前评估做准备。

五、初步诊断

腹膜内膀胱破裂

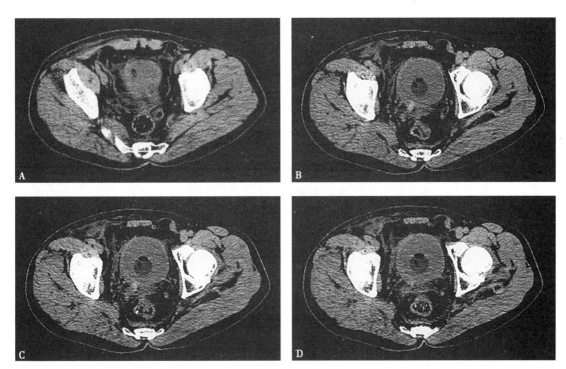

图 35-2　CT 示膀胱损伤

六、治疗方案

> **思维提示**：治疗方案根据膀胱破裂的类型而不同。多数腹膜外膀胱破裂患者为非复杂性膀胱破裂，此类患者即使有尿液广泛性的腹膜后渗透或阴囊外渗，仅导尿仍能够较好的治疗膀胱破裂。但是对于严重的腹膜外膀胱破裂仍需手术修补，如伴发骨盆骨折移位严重或粉碎性骨盆骨折需要行开放性手术治疗时，伴发直肠损伤需要修复时，以及膀胱广泛破裂时。而几乎所有的腹膜内膀胱破裂均需要积极行手术治疗，其原因在于需要通过手术清除腹腔内的尿液，避免腹膜炎的发生，同时探查腹腔内器官有无受损。最后对于膀胱贯通伤、膀胱损伤伴下腹壁或会阴部撕脱伤和 / 或膀胱组织损失等，均需要急诊探查，清除失活组织，并修复受损组织。

　　1. 行经尿道膀胱镜下右输尿管支架管置入 + 膀胱修补术　术中见膀胱内有少量血凝块。膀胱右侧壁右输尿管开口上方约 1.5cm 处有一血肿，血肿下膀胱壁可见一长约 2cm 的破口。腹腔内有较多血性积液及少量血凝块。其余脏器未见确切损伤。

　　2. 术后予心电监护，予吸氧、抗感染、止血、补液、对症等治疗，其中抗感染药物应兼顾厌氧菌感染。

七、出院医嘱

1. 卧床休息 1 周，避免感冒。

2. 半月后门诊就诊，视情况安排进一步治疗。

3. 如有血尿、腰痛等不适，及时就诊。

169

4. 门诊随诊。

对本病例的思考： 当充盈情况下的膀胱受到外力撞击后出现排尿困难、血尿及耻骨上区疼痛时应该怀疑膀胱破裂的可能。发生骨盆骨折时，亦应该考虑膀胱合并伤的可能，特别是在诊断了骨盆骨折合并尿道损伤的情况下，因为尿道损伤的症状与膀胱损伤的初期症状相似，常掩盖了膀胱损伤的存在。创伤性膀胱损伤的首选诊断方法是膀胱造影和 CT＋膀胱造影，其目的是明确有无膀胱损伤，膀胱损伤的程度及判明是腹膜内膀胱损伤还是腹膜外膀胱损伤。钝性损伤所致的腹膜外膀胱破裂的治疗中，如不存在膀胱颈部受累和其他需要需要手术干预的指针，可以采用保守治疗。钝性损伤所致的腹膜内膀胱破裂以及穿刺伤所致的膀胱损伤均需行手术治疗。

参 考 文 献

1. Tonkin JB, Tisdale BE, Jordan GH. Assessment and initial management of urologic trauma. Med Clin North Am, 2011, 95 (1): 245-251.

2. Ramchandani P, Buckler PM. Imaging of genitourinary trauma. AJR Am J Roentgenol, 2009, 192 (6): 1514-1523.

3. Morey AF, Iverson AJ, Swan A, et al. Bladder rupture after blunt trauma: guidelines for diagnostic imaging. J Trauma, 2001, 51 (4): 683-686.

4. Avey G, Blackmore CC, Wessells H, et al. Radiographic and clinical predictors of bladder rupture in blunt trauma patients with pelvic fracture. Acad Radiol, 2006, 13 (5): 573-579.

病例 36　车祸后腹痛伴血尿 1 天

男性，49 岁 9 个月

一、主诉

车祸后腹痛伴血尿 1 天

二、根据主诉，需要进一步询问

思维提示： 机动车交通事故伤可因为直接外力和（或）间接外力导致实质器官损伤，问诊的重点是创伤史及伤后的情况。对于车祸伤后腹痛伴血尿的患者，首先应该考虑的是泌尿系损伤的可能，但同时也不能排除腹部其他器官组织合并受伤。腹部钝性撞击后发生泌尿系损伤的概率约为 10%，而肾脏是泌尿系中最易受损的器官。对于该患者而言，应首先询问患者的创伤史，了解患者的受伤程度、受伤机制、病情是否危急、闭合性损伤还是开放性损伤等。如病情危急应先抢救，维持生命体征。接下来询问腹痛的情况，一般情况下，疼痛是患者外伤后的第一个症状，但是腹痛并非一定只是腹腔器官损伤，因为当腹膜后血肿或外漏的尿液刺激腹膜时，也可以产生腹痛。该患者还伴有血尿，进一步提示泌尿系损伤的可能。但是血尿症状本身和肾脏损伤程度间并无确切关系，因为在一些特殊情况，如肾血管断裂、肾盂输尿管连接部断裂、尿道断裂等情况，可能表现为镜下血尿，甚至无尿；而一些泌尿系器官本身的器质性疾病可能在无外伤或轻微外伤时发生严重血尿。

1．创伤史　首先了解患者的受伤程度和病情的危急状况。其次了解机动车车速、种类、伤者是司机、乘客或是行人。并了解受伤的部位，从后背、侧腰部、上腹部或下胸部均可致肾损伤；下腹部撞击还可导致膀胱损伤等。

2．腹痛

（1）腹痛的特征？发作缓急？部位？性质？范围？发作时间？缓解因素？有无加重的趋势，伤前与伤后有无变化等。

（2）伴随症状？有无腹胀、腹泻、呕吐、呕血、便血等？

3．血尿

（1）小便的颜色，性质（全程血尿、初始血尿、终末血尿）？

（2）伴随症状：是否伴腰痛、尿痛、尿中存在血凝块等？

4．系统回顾各器官系统情况

5．询问既往相关病史　如高血压、糖尿病、心脏病等。

询问结果： 1 天前患者行走时被摩托车从腰部撞击，外伤后有短暂昏迷，现在不能回想起外伤具体过程。伤后感腹痛，为持续性钝痛，移动体位时疼痛加剧，无恶心呕吐，同时出现解全程红色小便，无尿痛，尿中未见血凝块。目前患者意识清楚，回答切题，否认高血压、糖尿病、心脏病等疾病。

思维提示：患者被撞击的部位为腰部，之后出现腹部钝痛及全程血样尿液，以上信息提示患者存在肾损伤的可能性。这时，一些体格检查结果如腰部叩击痛或深压痛、腰部瘀斑或擦伤、肋骨骨折、腹部膨隆及腹部压痛等均可进一步证实肾损伤的存在。与此同时，由于肾损伤多存在合并伤，因此全面的查体必不可少。

三、体格检查

思维提示：首先应该检查患者的生命体征，判断是否存在休克。最重要的检查是心率、收缩压和呼吸，最好能够进行心电监护，因为肾损伤患者的生命体征在诊断和治疗的过程中需要长期监测。在生命体征平稳的情况下着重进行腹部及双侧肾区的查体。腹部查体是重点，除可找到肾损伤的证据外，还可初步筛查有无腹部的其他器官损伤。而肾区的查体动作应该轻柔，避免进行肾区叩击痛等检查，防止加重肾脏损伤。

1. 患者的生命体征。
2. 腹部查体　着重检查有无隆起，呼吸运动，包块，压痛及反跳痛，腹肌紧张度，液波震颤及肾脏触诊。

体格检查结果：T：36.8℃，P：96次/分，R：22次/分，BP：120/76mmHg。神志清楚，急性病容，头颈心肺及神经系统查体未见特殊。腹部饱满，全腹压痛，左腰及左侧上腹压痛明显，无反跳痛，左肾区叩压痛。右肾区外形正常，无叩压痛。双输尿管走行区无压痛，耻骨上膀胱区无隆起，无触痛。

四、辅助检查

思维提示：肾损伤的影像学的目的是明确以下问题：有无肾损伤，肾损伤的程度，肾脏的功能及有无合并伤。可以选择的检查手段包括：CT检查及增强CT检查，腹部彩超检查，静脉肾盂造影，血管造影及磁共振检查。

CT检查已成为腹部损伤的主要诊断手段。对于闭合性腹部损伤CT检查的阳性率为95.6%。CT检查能够在不过多搬动患者的情况下，快速准确地提供受伤相关信息，明确尿外渗的情况；肾周血肿和后腹膜血肿的大小及分布；伴发的肠道、肝脏、胰腺、脾脏及其他脏器损伤；血管损伤；肾脏既往病变；对侧肾脏的存在及位置等，是闭合性及开放性肾损伤的首选检查方法。CT检查对于肾周血肿及尿外渗范围的判断能力优于静脉尿路造影、腹部平片及B超检查。此外，增强CT扫描可以提供肾脏损伤分度及肾脏功能的准确信息：包括肾挫伤的准确位置；肾实质裂伤的深度及肾血供情况。

腹部彩超检查：彩超是一项无创，高效，简便及无辐射的检查方式，它可以提供肾脏裂伤的信息，但是不能明确肾裂伤的深度及尿外渗的范围，因此腹部彩超检查不作为肾损伤的首选影像学检查手段，但可作为肾损伤后随访的检查手段。

静脉肾盂造影（IVP）：IVP能够显示肾实质及集合系统，并能够通过能否显像及显像时间判断肾功能，通过有无造影剂外泄判断有无尿外渗，但由于其无法提供一些细节信息，如准确的肾损伤分级信息等，故其在肾损伤评估方面的临床运用逐渐被CT取代。

血管造影：血管造影不是肾损伤的常规检查项目，一般仅应用于肾损伤后需要血管介入治疗时。

磁共振检查（MRI）：MRI评价钝性肾损伤敏感性高，但由于其成像时间长，故一般不用于肾损伤的急诊评价。

该患者采用腹部CT检查评估肾损伤及肾周血肿的情况。

1. 计算机断层扫描（CT）检查　见左肾挫裂伤，左肾周血肿，脾脏周围少量积液，可疑少许积血（图36-1，图36-2）。

2. 血常规、血生化检查　未见异常。

思维提示：该检查对于发现患者是否存在活动性出血及内环境是否稳定等意义重大。血常规和血生化在肾损伤的处理过程中需要长期监测。血常规检查未见异常说明患者目前失血量不大，内环境较稳定。血生化检查可获得基线肌酐水平，对进一步治疗方案的制订和评估有重要帮助。

3. 尿液检查和分析　白细胞：71/HP，红细胞：4500/HP，脓细胞：无，尿细菌计数80/μl。

思维提示：对于怀疑有肾损伤的患者行尿常规检查可以明确是否有血尿。已经有肉眼血尿的患者通过分析血尿的状况，如有无血块等初步判断出血量的多少及是否需要留置尿管进行膀胱冲洗等。腹部或腰部外伤后出现血尿高度提示肾损伤的存在，但有约9%的肾损伤患者无血尿。其原因可能是肾损伤合并输尿管断裂，或肾血管蒂损伤，肾脏无血供等。

五、初步诊断

左肾挫裂伤

左侧肾周血肿

六、治疗方案

思维提示：肾损伤按照损伤程度分为五级：挫伤为Ⅰ级；无肾实质裂伤的局限性包膜下血肿或局限性肾周血肿为Ⅱ级；肾皮质裂伤<1cm无尿外渗为Ⅲ级；肾皮质裂伤>1cm而无收集系统裂伤或尿外渗以及贯通肾皮质、髓质、收集系统的裂伤为Ⅳ级；肾动、静脉主干损伤出血，肾粉碎性损伤或肾蒂断裂为Ⅴ级。一般而言，Ⅱ级及以下的肾损伤可以进行保守治疗。Ⅲ级损伤倾向于行保守治疗。保守治疗期间应该先合血，以应对可能出现的突然大出血。但是，当发现患者血流动力学不稳定时需要急诊手术治疗，手术探查多采用经腹途径，经腹途径可以顺带探查腹腔器官受损情况，并进行相应修补。在探查肾脏时，目前多认为应该先控制肾蒂，这样可以避免在打开肾周筋膜时出现不可控制的出血，降低肾切除的风险。肾损伤的手术干预可选择肾修补术，肾部分切除术和肾切除术。本病例采用保守治疗。

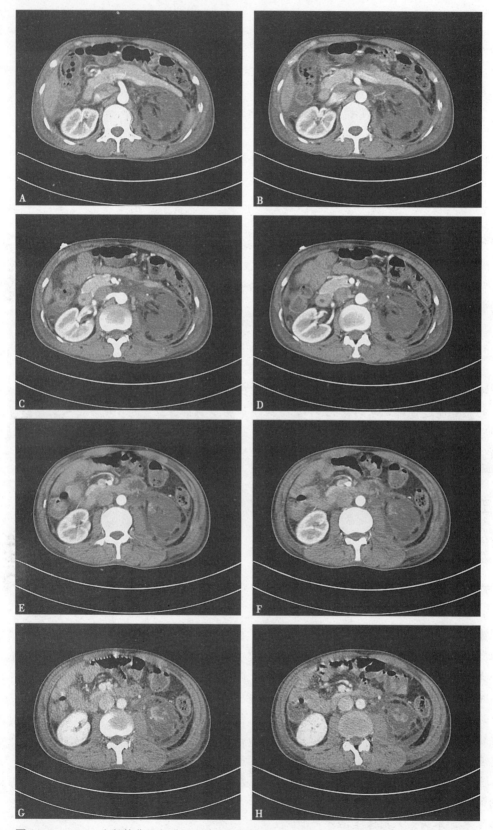

图 36-1 CT 示：左肾挫伤及包膜下血肿（动脉期）

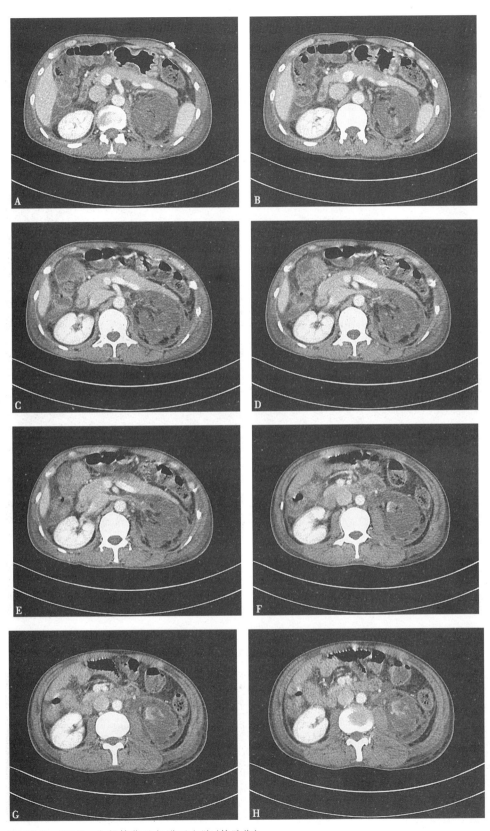

图 36-2 CT 示: 左肾挫伤及包膜下血肿(静脉期)

1. 嘱患者绝对卧床休息,一般需要绝对卧床 2 周,待尿液变清后才能起床活动。

2. 下病危,心电监护,输氧,定时复查肝功、肾功、电解质及血常规。

3. 输注抗生素预防感染。

4. 根据病情适当使用镇静止痛和解痉剂。适当使用止血药物,但使用止血药物时需要防止患者长期卧床所致的血栓形成。

5. 复查腹部 CT(图 36-3,图 36-4)。

治疗 5 天后复查腹部 CT,左肾血肿未进一步扩大。

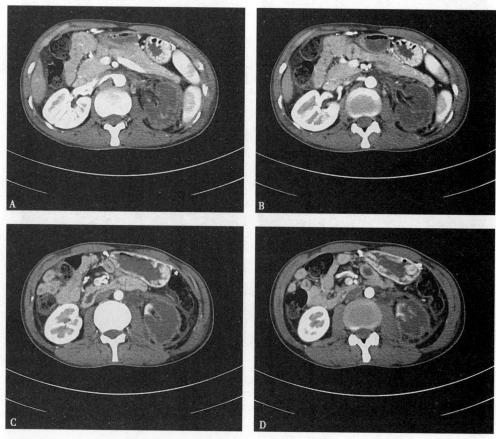

图 36-3 CT 示左肾挫裂伤治疗后(动脉期)

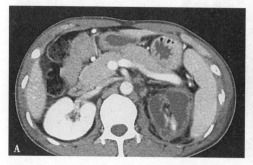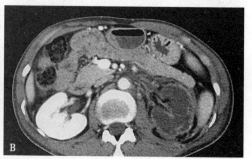

图 36-4 CT 示左肾挫裂伤治疗后(静脉期)

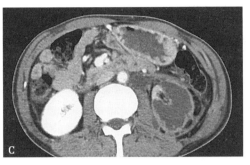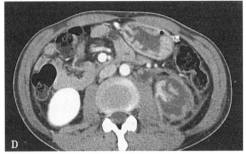

图 36-4　CT 示左肾挫裂伤治疗后（静脉期）（续）

七、出院医嘱

1. 绝对卧床1个月，休息3个月，出院后转入当地医院继续治疗。
2. 注意监测血压。
3. 病情有变，及时就诊。
4. 定期门诊复查。

> **对本病例的思考：** 在日常的医疗工作中，我们应该警惕肾脏损伤的存在。在患者有胸腹部创伤史，并有可疑症状时，应该行CT检查以排除肾脏损伤的可能。对于自发性肾脏损伤的患者，因常无明确的外伤史，可能仅有腰腹部疼痛等症状，这时切不可单纯做急腹症对症处理，需要行腹部影像学检查判断是否有肾脏损伤的存在。

参 考 文 献

1. Kuan JK, Wright JL, Nathens AB. American Association for the Surgery of Trauma Organ Injury Scale for Kidney Injuries Predicts Nephrectomy, Dialysis, and Death in Patients with Blunt Injury and Nephrectomy for Penetrating Injuries. J Trauma, 2006, 60：351-356.

2. Tinkoff G, Esposito TJ, Reed J, et al. American Association for the Surgery of Trauma Organ Injury Scale I：Spleen, Liver, and Kidney, Validation Based on the National Trauma Data Bank. J Am Coll Surg, 2008, 207：646-655.

3. Shariat SF, Roehrborn CG, Karakiewicz PI, et al. Evidence-Based Validation of the Predictive Value of the American Association for the Surgery of Trauma Kidney Injury Scale. J Trauma, 2007, 62：933-939.

4. Thall EH, Stone NN, Cheng DL, et al. Conservative management of penetrating and blunt Type III renal injuries. Br J Urol, 1996, 77（4）：512-517.

5. Cheng DL, Lazan D, Stone N. Conservative treatment of type III renal trauma. J Trauma, 1994, 36（4）：491-494.

病例 37　右侧腰部高坠挤压后疼痛伴血尿1天

男性，44岁3个月

一、主诉

右侧腰部高坠挤压后疼痛伴血尿1天

二、根据主诉，需要进一步询问

> **思维提示**：腰部钝性损伤常会造成肾损伤，当合并血尿时指向肾损伤的证据更加充分。尽管有约36%的钝性肾损伤患者可无血尿，但《坎贝尔泌尿外科学》认为血尿是泌尿系损伤最重要的表现。外伤性肾损伤是最常见的泌尿系损伤，临床上应给予充分的重视。外伤性肾损伤常因多脏器受损或失血而生命体征不稳定，因此急救时因遵照ABCDE复苏方案原则先抢救，稳定生命体征。由于肾损伤常合并其他器官组织损伤，因此在急救时应全面评估患者伤情。创伤史的了解对于大致了解肾损伤的程度意义重大，因为撞击相关的减速程度与器官损伤的程度呈正相关；而伤后到接受有效治疗的时间长短将决定之后治疗方案的选择，如大于8小时的延迟诊断常导致肾脏无法保留。与此同时，要向患者及家属了解患者既往疾病史，如有无高血压，糖尿病，心脏病等，为制订进一步治疗方案提供参考。

1. 创伤史

(1) 受伤时间。

(2) 致伤因素及部位、致伤力大小及作用机制：明确患者发生高坠伤时坠落高度及判断致伤力的大小。这时需要明确的致伤机制主要包括：明确发生落地时的撞击部位及接触面积。

(3) 致伤部位为开放性创伤还是闭合性创伤：受伤部位有无开放性创口？闭合性损伤有无皮肤擦伤、皮下血肿、瘀点或瘀斑等。

(4) 受伤后的处理：包括现场急救及外院处理情况，这对于进一步救治方案的制订意义重大。

2. 血尿

(1) 小便的颜色，性质（全程血尿、初始血尿、终末血尿）？

(2) 伴随症状？是否伴腰痛、尿痛、尿中存在血凝块等？

3. 腹痛

(1) 腹痛的特征？发作缓急？部位？性质？范围？发作时间？缓解因素？是否有加重的趋势？

(2) 伴随症状？有无腹胀、腹泻、呕吐、呕血等？

4. 伤后诊疗情况。

5. 系统回顾各系统情况。

6. 询问既往相关病史　如高血压、糖尿病、心脏病等。

询问结果：1天前，患者从2米高处坠落至钢管上，右侧腰部受挤压，出现右侧腰部持续性胀痛,无法自行缓解。伴有全程肉眼血尿,不伴有恶性、呕吐,可自行进食,不伴有进食后加剧。在院外诊断为"右肾损伤",经过输液(具体不详)保守治疗后疼痛症状缓解。6小时前,患者在院外无明显诱因出现右侧腰痛加剧,伴有血尿,急诊转入我科。自患病以来,患者精神食欲不佳,大便正常,小便如上述,体重无明显减轻,否认高血压、糖尿病及心脏病。

三、初步的体格检查

> **思维提示**:问诊提示患者肾损伤的可能性大,虽然肾损伤患者特征性的阳性体征较少,但对于初诊的急救患者,应按照"美国外科医师学会急性创伤生命支持方案"进行创伤的快速评估和复苏。最重要的检查是心率、收缩压和呼吸,进行心电监护。在生命体征平稳的情况下着重进行腹部及双侧肾区的查体。腹部查体可以发现有无腹膜刺激征、腹腔积液等,初步筛查有无腹部的空腔脏器穿孔。脐周深紫色斑和腰后侧条带状蓝色影提示大量腹腔内出血。而肾区的查体动作应该轻柔,避免进行肾区叩击痛等检查,防止加重肾脏损伤。

　　1. 患者的生命体征。
　　2. 腹部查体　着重检查有无隆起,呼吸运动,包块,压痛及反跳痛,腹肌紧张度,液波震颤及肾脏触诊。
　　体格检查结果:T:36.8℃,P:100次/分,R:22次/分,BP:96/53mmHg。神志清楚,无病容,一般查体未见特殊,专科查体见腹膨隆,无脐周深紫色斑,无腰后侧条带状蓝色影,全腹肌紧张,右侧腰部压痛明显,耻骨上无深压痛,双侧睾丸位于阴囊内,大小质地无异常。

> **思维提示**:患者心率快,血压低,提示血流动力学不稳定,这时需要快速纠正血流动力学不稳定并行影像学检查快速评估患者伤情,同时行血常规、尿常规检查及测定基础肌酐值,为进一步治疗方案的制订提供参考。

四、辅助检查

> **思维提示**:影像学检查是怀疑有肾损伤的患者首要的检查形式。目前公认的观点是伴有肉眼血尿或镜下血尿的钝性外伤患者,以及伴有肉眼血尿或镜下血尿的贯通伤患者均需要行影像学检查,而CT检查是首选。CT检查具备的高敏感性和特异性能够准确判断肾脏损伤的程度,明确肾周血肿和后腹膜血肿的大小及分布;伴发的肠道、肝脏、胰腺、脾脏及其他脏器损伤;血管损伤等,为损伤分级提供依据。与此同时,CT检查对于有无动脉创伤,肾周血肿及尿外渗范围的判断能力优于静脉尿路造影、腹部平片及B超检查。CT检查显示尿外渗,提示集合系统撕脱伤;增强CT显示肾实质显影差提示肾动脉受伤;显示血肿则提示肾包膜破裂或实质受损。腹部彩超在肾损伤的影像学检查中是可选检查手段。它方便可靠,且在治疗过程中亦可以通过彩超监测治疗效果。此外,静脉尿路造影(IVU)、腹部平片、磁共振(MRI)、肾动脉造影和核素扫描也是可选择的影像学检查。

1. 腹部CT结果（图37-1，图37-2） 右肾形态不规则，包膜下见片团状，层状不均匀稍高密度影，右肾中下份断裂分离，肾盂分辨不清。右肾挫裂伤。

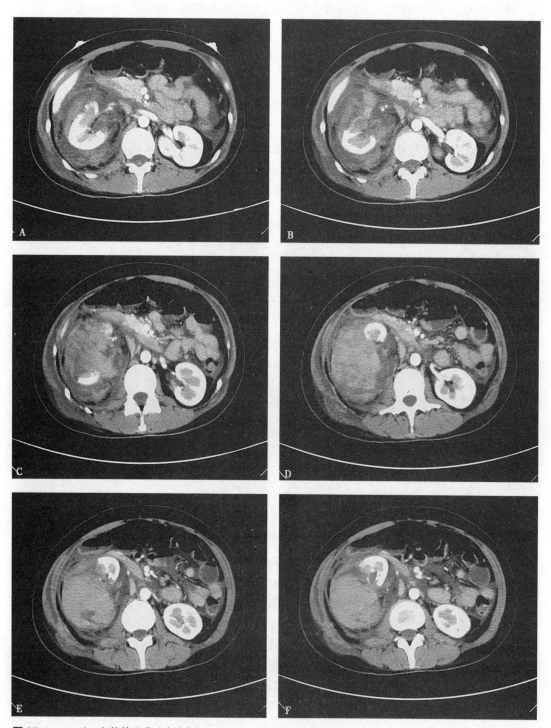

图37-1 CT示：右肾挫裂伤（动脉期）

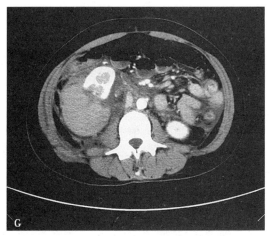
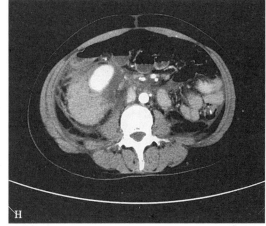

图 37-1　CT 示：右肾挫裂伤（动脉期）（续）

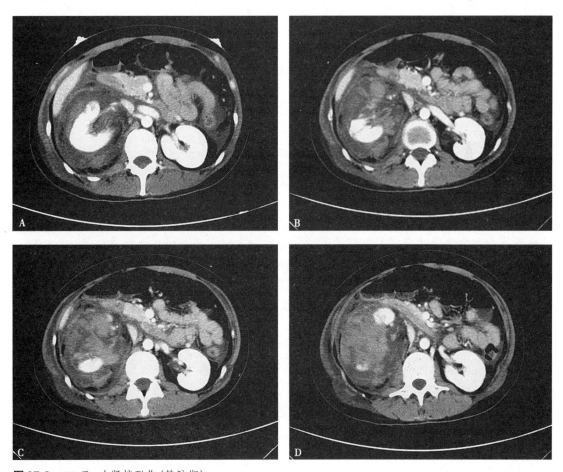

图 37-2　CT 示：右肾挫裂伤（静脉期）

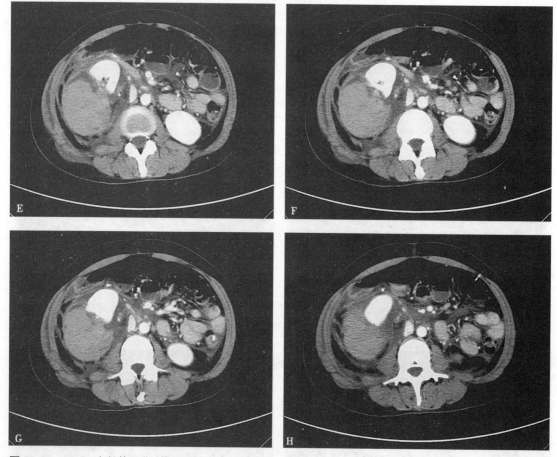

图 37-2 CT示：右肾挫裂伤（静脉期）（续）

2. 血常规、血生化检查　血红蛋白 78g/L，红细胞计数及血红蛋白比容降低，血肌酐正常。

> **思维提示**：该检查对于发现患者是否存在活动性出血及内环境是否稳定等意义重大。血常规和血生化在肾损伤的处理过程中需要长期监测。病人伤后血红蛋白低，属于失血性贫血，提示病人存在活动性出血，血流动力学不稳定。

3. 尿液检查和分析　白细胞：5/HP，红细胞：2000/HP，脓细胞：无，尿细菌计数 40/μl。

> **思维提示**：对于怀疑有肾损伤的患者行尿常规检查可以明确是否有血尿。已经有肉眼血尿的患者通过分析血尿的状况，如有无血块等初步判断出血量的多少及是否需要留置尿管进行膀胱冲洗等。

五、初步诊断

右肾裂伤（Ⅳ级）

失血性贫血：中度

六、治疗方案

> **思维提示**：当患者出现因活动性出血而生命体征不稳定时推荐行手术探查术，必要时行肾修补术或肾切除术。一般认为，肾损伤修复术是最常用的手术方式，特别是对于孤立肾，包含功能性独肾患者应该尽可能行肾修补术。但当患者因活动性出血导致血流动力学不稳定，或腹腔多脏器损伤造成没有时间行肾修补或血管修补，对侧肾功无异常时，可立即行肾切除术。

行剖腹探查术，右肾切除术

术中见右肾从中下份完全断裂分离，肾盂分辨不清，肾周可见大量积血，可见少量积尿。

术后予抗感染，止血，抑酸及补液支持治疗。

术后诊断：①右肾裂伤Ⅳ级；②失血性贫血：中度。

七、对本病例的思考

根据泌尿系损伤诊断治疗指南意见：肾损伤的手术治疗方式包括肾修补术、肾切除术和肾血管修补3种方式。肾修补术的原则是严密闭合损伤肾创面和集合系统，清除坏死组织并缝扎出血血管，覆盖或压迫受损肾组织，如果肾包膜缺损，可用带蒂大网膜瓣包裹肾脏。存在失活肾组织者，可选择肾部分切除术；集合系统应严密关闭；术后应常规置肾周引流，以防发生肾盂和输尿管瘘。处理损伤肾渗血时可使用纤维蛋白胶。肾实质伤无法修补时可行肾切除术；Ⅴ级肾血管伤中，肾动脉及肾静脉的撕裂、断裂，推荐行肾切除术。孤立肾或双侧肾Ⅴ级肾血管伤中，如仅为肾静脉轻度裂伤，可考虑肾血管修补术。

参 考 文 献

1．McAninch JW, Carroll PR, Klosterman PW, Dixon CM, Greenblatt MN. Renal reconstruction after injury. J Urol, 1991, 145 (5): 932-937.

2．Shekarriz B, Stoller ML. The use of fibrin sealant in urology. J Urol, 2002, 167 (3): 1218-1225.

病例 38　脊髓损伤后排尿困难 6 年,尿失禁 2 年

男性,39 岁 11 个月,四川彭州人,轮椅入室

一、主诉

脊髓损伤后排尿困难 6 年,尿失禁 2 年

> **思维提示:** 所有脊髓损伤都可能影响膀胱尿道功能,此类疾病即属于神经源性膀胱尿道功能障碍。在美国,20 世纪 70 年代以前,脊髓损伤患者的主要死亡原因,就是因长期下尿路功能状况的病理性改变,而导致的肾衰竭。而 80 年代后的大规模流行病学回顾研究显示,此类患者的死亡原因,已经变为肺炎、败血症、心血管意外、意外事故和自杀。死亡原因的改变体现出了一个重要事实,神经源膀胱患者的系统化治疗已经得到了长足的进步,其中非常关键的一点是对"安全膀胱"的认识。因此,我们对神经源膀胱的系统化处理主要内容首先就要判断患者膀胱是否处于安全范围。脊髓伤情询问可以得到初步结果,比如早期的骶髓损伤,患者膀胱为低压潴留,只要做好清洁自家问题导尿术(CIC),患者上尿路就可以保证安全;骶上损伤膀胱易出现逼尿肌反射亢进。另外病程长短、膀胱管理状况、患者并发症频率都会影响膀胱状态。最后还要注意患者的生活状况,患者对生活质量的期望值会影响我们采用何种治疗方式。

二、根据患者主诉,需要进一步询问

1. 因何导致伤残? 外伤处理后的诊断及评级如何?
2. 既往和目前的膀胱管理方案如何?
3. 尿失禁的特征和程度? 既往检查结果中是否有肾积水?
4. 有无与泌尿系相关的并发症?
5. 生活质量及对身体状况的期望如何?

患者 6 年前因车祸伤致胸 6～8 椎体骨折,伤后行脊柱骨折内固定手术治疗,诊断为不完全性截瘫,损伤节段为胸 8 水平,ASIA 分级为 C 级。

> **思维提示:** 由于逼尿肌初级神经控制中枢位于骶 2～4 脊髓中间外侧柱,其传出纤维经盆神经支配逼尿肌,对逼尿肌的收缩起直接的控制作用,因此通常将脊髓损伤简单的分类为骶上神经损伤和骶神经损伤。完全性的骶上神经损伤,其下尿路功能障碍主要表现为逼尿肌反射亢进、逼尿肌-外括约肌协同失调;完全性的骶神经损伤,其下尿路功能障碍主要表现为逼尿肌感觉、反射的缺失,在病程初期形成高顺应性膀胱。但在实际的病例中,脊髓损伤的具体情况通常十分复杂,其损伤的节段和分级有时与下尿路功能状态的改变并不一致。因此,在评价患者个体的下尿路功能状态时,需要一个更加直观的检查手段——尿流动力学检查。

病程初期的尿动力学检查（图 38-1）：膀胱顺应性良好，充盈至约 260ml 时开始出现首次逼尿肌无抑制收缩，可见少量尿液溢出。排尿期中逼尿肌呈期相性反复收缩，其收缩力良好，但未见尿液排出。

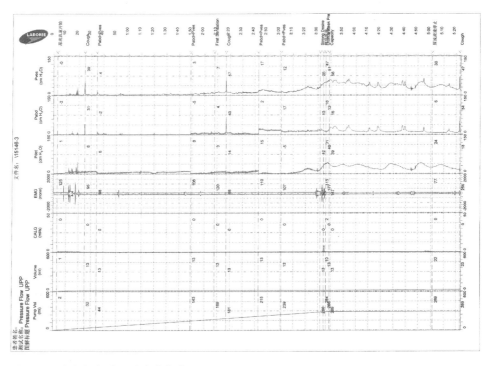

图 38-1 病程初期的尿动力学检查

外伤恢复后通过轮椅辅助生活基本自理，能完成转移、穿衣等动作。由于排尿困难，伤后半年患者即开始接受清洁自家间歇导尿，定时饮水、定时排尿。早晨、睡前各导尿一次，其余白天每三小时自行导尿一次，每次尿量大于 300ml。此后规律复查泌尿系彩超和尿动力学检查，因尿动力学检查见逼尿肌无抑制收缩，加用托特罗定口服治疗，以抑制膀胱逼尿肌反射亢进。

清洁自家间歇导尿术（CIC）：清洁自家间歇导尿术是神经源性膀胱系统化治疗的重要组成部分，应该将正确的导尿方法教给患者本人或其护理者，以使患者达到最大限度的生活自理。CIC 采用已消毒并密封包装好的一次性单腔导尿管，其柔软度近似医用尿管，且光滑不易断裂。首先，患者需用清水和肥皂洗手；然后撕开导管封口，露出导管头端，在不直接触碰到导管本身的情况下，自行将导管插入尿道，直到有尿液自导管流出；最后，待尿液流尽后，拔出导管并抛弃。女患者通常需要一个小镜子来辅助操作，而男患者通常需要将少量润滑止痛胶涂抹于导尿管头端，以方便导管顺利插入膀胱。上述操作一天可进行 4~6 次，操作熟练的患者与常人小便时间无异，且可以有效地避免长期留置导尿管带来的并发症。

2 年前，患者开始出现尿失禁，以夜间遗尿多见。发生尿失禁时，患者不能及时感知和控制，往往尿湿裤子后才有察觉。门诊复查后，增加托特罗定口服剂量，但对尿失禁症状缓解不明显。同时，患者每次导尿尿量下降，约 200～250ml，需增加每日导尿次数来缓解尿失禁的发生。期间因导尿频繁出现过尿中带鲜血，曾因尿路感染输液治疗。

病程中期的尿动力学检查（图 38-2）：安全膀胱容量（膀胱内压力小于 40cmH$_2$O 时的储尿量）约为 200ml，膀胱顺应性下降（10ml/cmH$_2$O），充盈至约 180ml 时开始出现首次逼尿肌无抑制收缩，伴有无法自主控制的尿失禁。排尿期不能形成有效的尿流曲线。

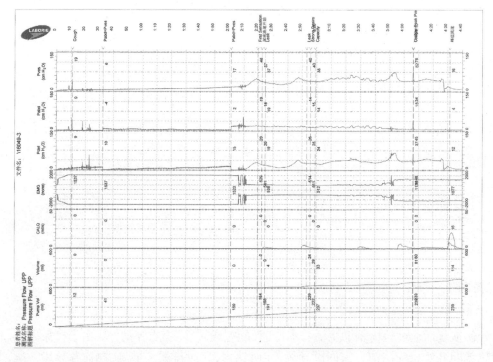

图 38-2 病程中期的尿动力学检查

由于伴发尿失禁和担心尿路感染，患者自行放弃了规律的 CIC 治疗，仅早晨和睡前导尿一次，其余时段通过增加腹压、叩击腹壁的方式来激发排尿，同时每天更换一次成人尿不湿。

思维提示：无论脊髓损伤的程度和分类如何，神经源性膀胱最终都向着低顺应性膀胱发展，其病理改变也由逼尿肌过度的增生肥大向着逼尿肌永久的纤维化转变。患者的尿动力学指标，逐渐由逼尿肌无抑制收缩转向膀胱顺应性下降，表现为膀胱的安全容量越来越低，充盈末期逼尿肌压越来越高，而逼尿肌无抑制收缩在患者症状的组成中越来越不明显。延缓上述病程，合理的避免非安全膀胱储尿，以期避免上尿路损害，同时避免尿失禁给患者带来生活不便，是神经源膀胱系统化治疗的核心思想。

患者既往阵发高血压，高压可至 210mmHg，低压可至 110mmHg，常伴有面色潮红，大汗淋漓等，现通过药物控制血压。

思维提示:自主神经反射亢进(交感神经反射亢进)是高位截瘫的严重反应,轻者出现头痛、恶心、皮肤潮红、出汗及血压升高,重者可发生高血压脑病和高血压危象,甚至出现脑出血、蛛网膜下腔出血、心律失常、心力衰竭等严重并发症,其常见的诱发因素包括膀胱充盈和下尿路的外科操作等。自主神经反射亢进主要出现在脊髓损伤节段在胸6~8 以上的患者。在出现自主神经反射亢进时,及时的移除刺激源(排空膀胱和直肠内容物、停止尿管插入、停止内镜操作等)可以迅速的缓解症状。口服硝苯地平可以有效地缓解血压升高等表现,同时具有良好安全性,在进行简单的外科操作前,亦可预防性地口服硝苯地平,以防止过度的反射。必须指出,即便是完全截瘫的患者,在施行泌尿外科手术时,也必须给予恰当的脊髓麻醉或者静脉全身麻醉,否则将会导致严重后果。

三、初步的体格检查

1. 肢体感觉、运动功能评定,目的在于进一步了解患者的生活质量及对身体状况的期望。
2. 查看患者膀胱管理方式。

检查结果:肋缘水平(胸 8 水平)至大腿前中部(腰 2 水平)感觉功能下降,右侧较左侧稍好,膝、小腿、足及坐骨结节等部位感觉功能完全消失;双侧髋屈肌群(腰 2)、膝伸肌群(腰 3)肌力约 2~3 级,踝背伸、蹈长伸、踝跖屈等肌群(腰 4- 骶 1)肌力约为 0~1 级。双下肢存在不同程度的肌张力升高。球海绵体反射弱阳性,巴宾斯基征阳性。

现阶段膀胱管理方式:腹压排尿和更换成人尿不湿。

四、进一步的检查

1. 泌尿系彩超,重点检查有无肾脏积水,膀胱壁是否增厚。
2. 尿动力学检查。

泌尿系彩超:双肾集合系统分离,左侧约 1.5cm,右侧约 1.2cm,双侧输尿管存在不同程度增粗;膀胱壁不均匀增厚,膀胱形态不规则。

本次外科干预前的尿动力学检查(图 38-3):安全膀胱容量约 50ml,膀胱顺应性下降(小于 5ml/cmH$_2$O),充盈期持续存在强烈的逼尿肌无抑制收缩伴尿失禁。

思维提示:肾脏积水是肾功能开始受到损害的早期表现,它是由于膀胱在储尿和排尿期中持续存在的高压而逐渐引起的,更有甚者,非安全膀胱储尿可以导致膀胱输尿管反流。对于神经源膀胱患者,最理想的解除反流方案,是设法恢复膀胱低压贮尿的功能。

五、初步诊断

神经源性膀胱(逼尿肌反射亢进伴有低顺应性表现),高血压,不完全性截瘫。

六、治疗方案

膀胱逼尿肌肉毒毒素 A 注射

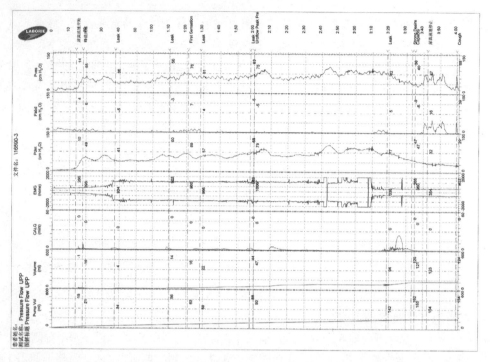

图 38-3 本次外科干预前的尿动力学检查

思维提示：当神经源膀胱表现为逼尿肌反射亢进时，就需要用药物来控制逼尿肌的无抑制收缩，目的是增加贮尿能力，延缓逼尿肌的病理改变。常用的药物有酒石酸托特罗定等，属于神经源性逼尿肌反射亢进的一线治疗。当规律服用药物三个月以上而效果不佳时，或者患者无法耐受药物副作用时，就可以选择第二线的治疗方案——膀胱逼尿肌肉毒毒素 A 注射。在进行治疗前，需要了解患者是否接受清洁间歇导尿，以及有无重症肌无力等明确的禁忌证，并且告知患者此类治疗的不确定性。目前已知，即便在口服药物已不能起到良好效果时，逼尿肌内注射肉毒毒素 A 对神经源性逼尿肌反射亢进仍可有显著的效果，并且有着良好的效益风险比。但肉毒素注射时的最佳剂量、针数、范围和重复注射的时机，以及哪一类患者更容易受益，都还有待继续研究。

七、出院医嘱

坚持自家清洁间歇导尿，定时定量饮水。

八、定期随访内容

1. 出院后密切随访患者尿失禁症状，可于治疗后 1~3 个月内复查尿动力学检查，评估疗效，必要时重复膀胱逼尿肌肉毒毒素 A 注射治疗。

2. 每半年常规复查泌尿系彩超，每年常规复查尿动力学检查。

3. 关注患者生活质量，可采用相关评分量表。

思维提示:肉毒毒素在膀胱内注射1~2周后就开始发挥作用,使患者的症状缓解,尿动力学指标逐渐改善。通常,单次注射治疗起效后可以维持8~9个月,然后逐渐回到术前的状态。根据患者的病情,可以多次施行膀胱逼尿肌肉毒毒素注射治疗,在重复治疗后也可以取得相似的疗效。因此,密切的关注患者尿动力学指标,及时的重复治疗,可以取得良好的效果。肉毒素并非对所有患者都能起到疗效,随着逼尿肌纤维化的发展,膀胱顺应性的下降将不可挽回,最终需要施行创伤较大的膀胱扩大术来达到低压储尿的目的。

病例 39 脊髓脊膜膨出术后尿失禁 12 年

女孩，13 岁 8 个月，四川雅安人，家长带其来就诊

一、主诉

脊髓脊膜膨出术后尿失禁 12 年

二、根据家长及患儿的主诉，需要进一步询问

> **思维提示**：脊膜膨出是先天性疾病，由于会影响到骶髓及马尾神经的发育，患者一生中一般都会出现泌尿系的症状，包括储尿期与排尿期。由于病患的程度不同，患者症状出现的时期会有不同，患者就医时尿路损害的程度也会有所不同，不少患者成年后才逐步出现排尿困难、夜间遗尿或持续尿失禁。对此类患者的处理包括两项内容，即保护肾功和改善生活质量，询问时需主要了解患者泌尿系异常症状的开始时间及类型，时间越长肾功受损可能性越大。尽管尿失禁可以减低膀胱内压，但如属高压漏尿，也可以导致肾脏积水。由于男性尿道压高于女性，一般情况下出现尿失禁时，男性出现肾脏积水的可能性较大，女性则较小。这些症状对患者的生活质量造成较大影响，了解患者的需求有利于决定手术时机。此外，脊膜膨出同样会影响肠道功能，询问大便是否便秘可以判断疾病程度。

1. 术前排尿情况如何？尿失禁症状在术前就有吗？
2. 术后尿失禁有改善或加重？
3. 患者有无便秘症状？
4. 患者上学有无障碍？
5. 朋友、同学是否不愿与患者玩？

询问结果：患儿 2 岁时行手术修补脊膜膨出，此前有尿频，术后尿频症状无改善，并伴遗尿，未予重视及治疗。现患儿尿频、遗尿症状加重，自诉其有膀胱充盈感，常自觉膀胱排空不全，目前患儿自行排尿，常需腹压辅助。大便 2～3 天一次，大便干结。生长发育良好，下肢肌力、肌张力正常。既往未曾治疗尿失禁，生活质量受疾病影响。

根据结果初步考虑到的可能疾病为：神经源膀胱。

三、初步的体格检查

> **思维提示**：由于患者有明确的神经系统手术史，神经系统的检查不应当成重点。患者出现尿频与遗尿症状说明膀胱的储尿与排尿功能均出现了异常，应意识到功能性检查才是重点。常规检查包括耻骨上有无潴留膀胱，会阴皮肤状况等。

1. 耻骨上区未扪及潴留膀胱。
2. 外阴皮肤尿疹明显，未见溃烂。

根据结果进一步考虑到的可能疾病为：神经源膀胱，低顺应性表现。

四、进一步的检查

> **思维提示**：神经源膀胱患者的膀胱病理变化以增厚纤维化为最终结果，应首选 B 超检查了解膀胱状况。如 B 超显示膀胱壁增厚，双肾积水则基本可以判断患者的膀胱为非安全膀胱，可肯定低顺应膀胱的诊断。但要确诊患者膀胱是否为安全膀胱，尿动力学检查是必需的。如患者双肾无积水，可选择常规尿动力学检查；如出现肾脏积水或输尿管扩张，则应当积极选用影像尿动力学检查，因为这样可以观察反流情况，确定反流压。安全膀胱简单的概念就是低压贮尿膀胱。

1. 泌尿系彩超示双侧肾脏集合系统未见分离，膀胱壁不均匀增厚伴小梁形成，膀胱形态不规则。

2. 尿动力学检查示低顺应性膀胱（图 39-1）。

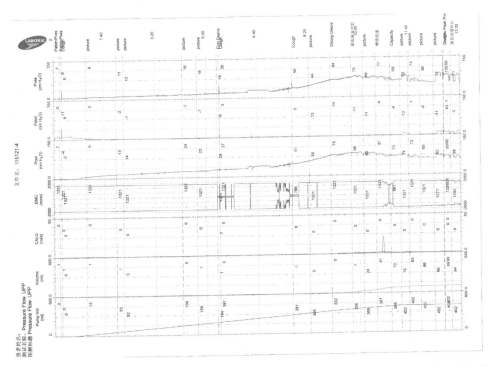

图 39-1　尿动力显示逼尿肌顺应性下降，储尿期膀胱容量 200ml 左右时膀胱内压已超出安全膀胱内压（40cmHg）

五、初步诊断

> **思维提示**：神经源膀胱的种类很多，各时期的表现也不尽相同，所以神经源膀胱的主要诊断内容应当放在膀胱、尿道功能状态的判断上，即是一项功能性诊断。值得注意的是，许多下尿路梗阻患者后期膀胱及上尿路的改变会与神经源膀胱相同，如无明确的神经病变，不宜轻易下神经源膀胱的诊断。

诊断：神经源膀胱（低顺应性膀胱）。

六、初步治疗方案

> **思维提示**：由于患者目前尿失禁的原因为逼尿肌顺应性下降，膀胱内高压导致的尿液不自主流出，所以降低膀胱内压是治疗的目的。因为目前患者膀胱安全容量仅 200 毫升，靠清洁间歇导尿降低膀胱内压不可取，保留导尿持续引流更不能满足患者的生活需求，所以应当选择肠道膀胱扩大术。该患者存在便秘，选用乙状结肠行膀胱扩大术有可能同时解决患者便秘的问题。

施行乙状结肠膀胱扩大术。

七、随访内容和下一步的治疗计划

> **思维提示**：患者接受肠道膀胱扩大术后，排尿活动主要依靠腹压来完成。由于神经源膀胱机制复杂，如排尿时存在括约肌不放松的现象，患者将出现排尿困难，故指导患者施行清洁间歇自身导尿（CIC）是术前、术后都必须重视的内容。

1. 指导患者进行 CIC 操作（术前或术后拔管后均可）。
2. 如有肾脏积水，需持续观察积水的改善情况。

> **思维提示**：如术前患者肾脏积水严重，保留导尿后肾脏积水消退，说明肾脏积水为膀胱高压反流所致，术中没有必要行输尿管膀胱再植术。术后即使还有膀胱输尿管反流，但不会严重，不会影响肾脏功能。

八、出院医嘱

> **思维提示**：患者出院时一般同时带有膀胱造瘘管与尿管。由于乙状结肠的肠道黏液分泌较多，容易导致引流管阻塞，需要产生较多的尿液进行稀释。术后 4 周患者的伤口和吻合口均已愈合完好，此时可以先后拔出造瘘管及尿管，此后进入 CIC 治疗。

1. 适量多饮水。
2. 4 周后来院拔出膀胱造瘘管与尿管，进入 CIC 治疗。
3. 每半年复查泌尿系彩超，每年复查尿动力学检查。

病例 40 咳嗽时尿液不自主流出 10 年

女性,54岁5个月,四川成都人

一、主诉

咳嗽时尿液不自主流出10年

二、根据患者主诉,需要进一步询问

1. 尿失禁的病程?
2. 哪些情况下发生尿失禁,发生尿失禁后如何控制?
3. 是否伴有其他下尿路症状?
4. 尿失禁对生活的影响程度?

询问结果:患者尿失禁病史10年,病情逐渐加重,无好转。每当咳嗽、大笑、喷嚏时可出现漏尿,行走时亦可有尿失禁发生,上述动作停止时尿失禁即刻终止,每天需更换护垫一至两次。不伴有尿频、尿急,排尿次数如常人,夜尿0~1次。不伴有排尿困难及其他下尿路症状。患者诉其因为尿失禁必须减少户外活动,不敢快步行走或跑、跳等,甚至需要减少饮水量来减少尿失禁次数。

思维提示:尿失禁是指尿液在不自主的情况下自尿道口流出,这里我们讨论的尿失禁不包括神经源性膀胱尿道功能障碍。根据尿失禁的特点将其分为压力性尿失禁、急迫性尿失禁、混合性尿失禁、持续型尿失禁、充盈性尿失禁以及其他类型的尿失禁(遗尿、排尿后滴沥等)。压力性尿失禁是指在咳嗽、打喷嚏、腰腹部用力时发生的尿失禁,且用力停止时尿失禁就消失,如果在尿动力学检查过程中能够确认上述症状,就称为尿动力学压力性尿失禁。急迫性尿失禁是指与尿急相关的尿失禁,即使诱发因素消失后尿失禁仍然可以持续。它可以发生在尿急感持续时,也可以与尿急感同时发生或者略微提前。在尿动力学检查中,急迫性尿失禁患者通常可见逼尿肌过度活动。混合性尿失禁是指压力性尿失禁和急迫性尿失禁同时存在,问诊时需要注意询问两者何为首要症状,既患者最想首先解决的症状,以便制订治疗方案。持续型尿失禁是指在膀胱空虚的情况下尿液持续漏出。充盈性尿失禁是指与尿潴留相关的尿失禁。遗尿是指睡眠过程中发生的尿失禁。排尿后滴沥通常提示尿道憩室,需要通过查体和辅助检查来明确诊断。

三、初步的体格检查

1. **一般会阴部查体** 生殖器外观、尿道外口位置、有无肿物、分泌物等。
2. **压力诱发试验** 患者取截石位,嘱其咳嗽或用力增加腹压,此时可见尿液自尿道外口不自主流出,且当腹压停止后尿失禁即刻消失,就记为阳性。检查时需关注患者尿失禁时是否伴有尿急和排尿感,如检查为阴性可于站立位重复检查。
3. **POP-Q 测量** 关注有无并发的盆底脱垂。

检查结果：会阴外观正常，尿道开口位置正常，自阴道前壁触摸尿道走行未及肿物，按压时亦无尿液流出；压力诱发试验阳性；POP-Q：Aa：-1，Ba：-1，C：-5，尿道下移明显。

四、进一步的检查

行尿动力学检查，检查过程中观测充盈期、排尿期的常规指标，同时记录患者的腹压漏尿点压（ALPP）和最大尿道闭合压（MUCP）。ALPP 的含义是在一定膀胱充盈量时嘱患者增加腹压（valsalva），记录其漏尿时的膀胱压力，其值大小反映尿道括约肌功能状况。MUCP 的意义是在保持控尿的情况下，尿道关闭能力所能对抗的最大膀胱压力。

检查结果（图 40-1）：ALPP 小于 60cmH$_2$O，最大尿流率（Qmax）约 25ml/s，MUCP 约 30cmH$_2$O（图中未示），膀胱顺应性良好，充盈期未见逼尿肌不自主收缩。

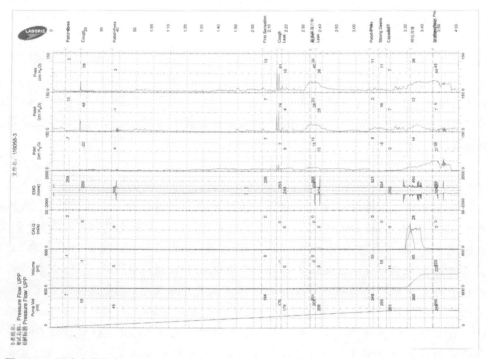

图 40-1 尿动力学检查

思维提示：检查过程中记录 ALPP 和 MUCP 指标对进一步分析患者的病情有帮助，但这两项指标本身都存在偶然性，对于排尿功能正常的女性单纯压力性尿失禁患者，尿动力学检查对治疗方案的选择没有影响。然而，前来就诊的患者除压力性尿失禁成分外，有可能伴有其他类型的尿失禁或排尿功能障碍，这些疾病相互重叠时往往无法从患者的表述中得到正确的诊断。因此，对压力性尿失禁患者行尿动力学检查的意义是，排除问诊时产生的主观偏见，排除其他充盈期、排尿期功能障碍，最终明确诊断。

五、初步诊断

压力性尿失禁

六、治疗方案

择期行无张力吊带尿道中段悬吊术。

> **思维提示**：尿道中段悬吊术已成为治疗压力性尿失禁的金标准，其疗效持久，效果肯定。施行尿道中段悬吊术后，患者的尿道下移受到吊带的限制，其中段尿道闭合压会在腹压增加时明显升高。部分患者可能会因吊带过紧或麻醉等其他因素出现术后排尿困难，甚至尿潴留。根据美国泌尿外科协会压力性尿失禁临床指南，在行抗尿失禁手术的患者中，有 8% 术后 4 周内出现暂时的尿潴留，极少的患者会发生永久的尿潴留。因此，在术前需要告知患者相关并发症的可能性及处理方法。通常在术后第一天试拔导尿管，观察患者排尿情况，如发生尿潴留，需再次留置导尿管持续开放引流，一周后试拔导尿管，直到患者可自解小便。永久的尿潴留较少见，可能与膀胱逼尿肌收缩无力有关，如发生可采用清洁间歇导尿，或者 3 个月后行手术剪断吊带。

七、随访内容

1. 术后复查时进行专科查体，查看有无网片暴露。
2. 询问患者术后尿失禁是否缓解，关注患者有无疼痛等并发症。
3. 关注患者的生活质量，可采用相关评分量表。

病例41 发现阴道脱出物伴排尿不畅10年

女性，63岁，四川成都人，步行入室

一、主诉

发现阴道脱出物伴排尿不畅10年

> **思维提示**：妇科泌尿是泌尿外科的一个重要亚专业，盆腔脏器脱垂（POP）是其诊治的重要疾病之一。POP可以分为三个部分：阴道前壁脱垂（膀胱膨出），阴道后壁脱垂（直肠膨出），以及阴道顶端的脱垂（子宫脱垂或肠道脱垂），脱垂可以是某个部分，也可以几个部分同时发生，通常膀胱的膨出可以引起各类排尿功能异常。一般性询问病史并不足以获取足够准确的信息，医生需要进一步的检查来将患者的疾患进行分类，所以在得知患者有脱垂坠胀感后，只需简单询问以排除患者有无手术禁忌。患者是否需要手术治疗，取决于患者的症状对其生活质量的影像，以及客观的体格检查（POP-Q）。

二、根据患者主诉进一步了解病史

1. 阴道脱出物发生的时间？
2. 阴道脱出物近年来的变化状况？
3. 有无排尿异常发生，与POP有何关系？
4. POP及排尿状况对生活的影响程度？

询问结果：患者10年前开始发现阴道内脱出物，如鸡蛋大小，可自行还纳，无出血、溃烂等，伴有明显的下坠感，随时间推移症状逐渐加重，未曾就医。同时，患者有明显的排尿不畅感，自诉于清晨症状较轻，下午至晚间排尿困难加重，当采用前倾体位时，或自行还纳阴道脱垂物后，排尿不畅可有改善。

患者曾顺产生育三胎，现自身及小孩均体健，已绝经，无手术史，无其他疾病史。

三、初步的体格检查

1. 生殖器外观是否正常。
2. 观察尿道开口的位置、大小及有无肿物；触诊阴道前壁，沿尿道走行查看有无肿物、瘢痕以及压痛。
3. 查看阴道内的一般情况，有无分泌物、肿物等。
4. 查看宫颈有无溃烂、接触出血、肿物等。
5. 记录POP-Q测量结果。

盆腔器官脱垂定量分度法（Pelvic Organ Prolapse Quantification, POP-Q）（图41-1，图41-2）：

关键点	定义	范围（与处女膜环的距离，向内记为负，cm）
Aa	以处女膜环为零点，沿阴道前壁中线向内3cm处	−3至+3
Ba	在Aa点与C点之间的阴道前壁上脱垂最明显的位置	−3至tvl

196

关键点	定义	范围（与处女膜环的距离，向内记为负，cm）
C	宫颈的最远端，或阴道残端	—
D	后穹窿顶端（若子宫和宫颈已切除则与C点相同，不作记录）	—
Ap	以处女膜环为零点，沿阴道后壁中线向内3cm处	−3至+3
Bp	在Ap点与D点之间的阴道后壁上脱垂最明显的位置	−3至tvl
gh（生殖道裂孔）	尿道外口和处女膜环下方中点之间的距离	—
Pb（会阴体）	处女膜环下方中点和肛门之间的距离	—
tvl（阴道总长度）	将C点恢复到正常位置时阴道的深度	—

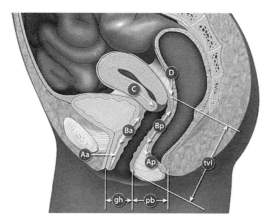

图41-1　正常解剖POP-Q关键点图示
From Bump, R. C., A. Mattiasson, et al. (1996). "The standardization of terminology of female pelvic organ prolapse and pelvic floor dysfunction." American journal of obstetrics and gynecology175(1)：10-17

POP-Q分级标准：

分级	标准
0	Aa，Ba，Ap，Bp均为−3cm，C或D≤−(tvl-2)cm
Ⅰ	不符合0级标准，但最低点<−1cm
Ⅱ	最低点在−1cm和+1cm之间
Ⅲ	最低点>+1cm但<+(tvl-2)cm
Ⅳ	最低点>+(tvl-2)cm

　　检查结果：外阴一般情况良好，尿道开口位置正常，无脓性分泌物。阴道内一般情况良好，无红肿破溃，无脓性或血性分泌物。可深及宫颈，触之未见出血。
　　该患者的POP-Q评分：

关键点	评分	关键点	评分	关键点	评分
Aa	1	Ba	3	C	−2
Gh	4	Pb	2	Tvl	7
Ap	−2	Bp	−2	D	−3

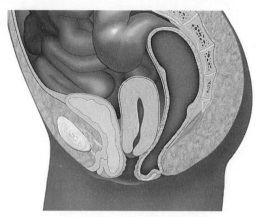

图 41-2 病例 44 患者阴道前壁膨出图示
From Boston Scientific (2011). "Pop-Q 1.0" Boston
Scientific Corporation or its affiliates.

> **思维提示**：Aa 点代表尿道的脱垂程度，Ba 点代表膀胱的脱垂程度。此患者膀胱脱垂较尿道脱垂严重，将导致膀胱与尿道扭曲成角，此为患者发生排尿困难的原因所在。

四、初步诊断

阴道前壁脱垂Ⅲ级

五、治疗方案

经阴道盆底重建术（Prolift A），治疗膀胱膨出的同时，解决患者的排尿困难。

> **思维提示**：盆腔脏器脱垂的手术治疗目前分三类：①经阴道分离、裁剪、缝合自体组织的传统手术，此手术易复发；②经腹的骶前固定术，主要针对中央型缺损，如子宫脱垂，同时也能纠正膀胱膨出，此手术创伤较大；③经阴道人工网片重建盆底手术，此手术微创、效果持久，但有网片阴道暴露的风险。

六、术后病情发展

手术恢复后，患者逐渐开始出现尿失禁。尿失禁于咳嗽、活动时出现，于坐、卧位时停止，不伴尿频、尿急等。

查体可见卧位压力诱发试验阳性，术后 3 个月 POP-Q 评分为：

关键点	评分	关键点	评分	关键点	评分
Aa	−3	Ba	−3	C	−6
Gh	4	Pb	2	Tvl	7
Ap	−3	Bp	−3	D	−7

诊断为隐匿性尿失禁。

思维提示：盆腔脏器脱垂可以伴有下尿路症状，包括尿失禁、排尿困难等，有时尿失禁症状会被脱垂症状所掩盖，当脱垂得到恢复后，尿失禁就会表现出来成为主要症状，这种情况称为隐匿性尿失禁。随着年龄的增长，女性尿道括约肌收缩能力逐渐下降，通常这种变化会发展为压力性尿失禁，同时，严重的膀胱膨出有时会导致女性尿道扭结，形成排尿不畅，当上述两种状况同时发生时，尿失禁就被脱垂症状所掩盖了。压力性尿失禁会影响患者的生活质量，当患者认为尿失禁严重地影响了她的工作、生活时，就可以再次行手术治疗。

七、治疗方案

经耻骨后无张力尿道中段悬吊术（TVT）

八、定期随访内容

1. 术后复查时进行专科查体，查看有无网片暴露，关注患者 POP-Q 有无变化。
2. 询问患者术后症状是否缓解，关注患者有无疼痛、下肢活动不便等并发症。
3. 关注患者的生活质量，可采用相关评分量表。

病例42 婚后2年未生育

男性,28岁,成都人,由其配偶陪同就诊

一、主诉

婚后2年未生育

二、根据患者及其配偶的主诉,需要进一步询问

思维提示:首先应了解和检查患者的男性第二性征发育是否正常,以便排除因为性征发育异常而导致的原发性不育,包括克林菲尔德综合征、卡尔曼综合征以及诸如腮腺炎病毒性睾丸炎等所导致的继发性不育。询问的要点包括:性生活是否正常?性生活的频率、持续时间?每次精液的量、性状?观察患者的体型,是否是瘦高体型?观察胡须、体毛、阴毛的发育、分布情况,有无喉结,是否变音?乳腺有无增生?阴茎的发育情况(长度和周径),有无尿道下裂?双侧阴囊内是否有睾丸?睾丸的外形、大小、质地、硬度?其次,对于第二性征发育正常、能够正常、规律地进行性生活且未采取避孕措施的成年男性在超过1年仍无生育者,应优先考虑为因精子数量、质量、功能异常等导致的不育。这类患者大多因为婚后1年以上仍未生育而到医院就诊,应询问婚后有无采取避孕措施以及避孕措施的具体类型,以排除人为因素所致的不育。还应询问性生活是否正常,一些男性的性功能障碍性疾病也可能是导致男性不育的因素。应询问患者既往有无泌尿生殖系统感染的历史,包括尿路感染、生殖系统感染(睾丸炎、附睾炎、精囊炎、输精管炎、精索炎等)及其他部位感染如肺部感染等。患者既往有无泌尿生殖系统手术史(包括腹股沟疝,隐睾下降手术,精索静脉曲张结扎术,附睾炎、附睾结核、附睾囊肿,精索囊肿,经尿道手术等)。另外,患者有无不良生活习惯和工作环境如何(排除高温、射线、化工等职业暴露),有无因其他疾病而服用特殊药物等因素存在。最后,还应询问患者配偶的身体健康情况,月经是否正常?其配偶有无做过相关孕前检查?在开始诊治男性不育之前,大多需要排除其配偶不育的可能性。针对梗阻性无精症的患者,在采集病史时仔细询问患者的症状尤为重要,如有无尿频、尿急、尿痛,有无阴囊坠胀、有无阴囊内肿物,精液的量、有无血精及射精后疼痛等。

1. 性生活是否正常?
2. 是否两地分居?
3. 性生活的频度?
4. 精液量如何,有无少精症?
5. 精液是否液化,多长时间液化,有无精液不液化?
6. 有无血精?
7. 有无射精后疼痛?
8. 既往或现在有无尿道炎、前列腺炎、附睾炎等泌尿生殖系感染的症状、体征?

9. 有无尿路梗阻?

10. 既往有无阴囊内容物肿大、炎症、疼痛、外伤及手术史?

11. 既往有无腹股沟肿物、外伤、疝气及其他手术史?

12. 有无慢性肺部感染、肺结核以及生殖系统结核病史?

问诊结果：患者无不适主诉，婚后 2 年一直没有采用避孕措施，性生活正常，无早泄、勃起功能障碍等表现，无血精及射精后疼痛，无尿频、尿痛。自述从未发现阴囊内肿物、硬结，也未发现双侧睾丸、附睾有异常表现。既往体健，无结核、肝炎等传染病史，既往无泌尿生殖系统感染病史，无手术史。白领工作，生活规律，无射线暴露、无药物使用史。其配偶在外院妇产科的相关检查提示无异常。

根据问诊的结果，初步考虑到的可能疾病为：精子数量异常(少 / 无精症)、精子功能异常(弱精症)、精子畸形(畸精症)所导致的不育症。

三、初步的体格检查

思维提示：体检时的重点应注意检查腹股沟区、阴囊及其内容物。先让患者取站立位，观察男性外阴发育是否正常，阴毛生长、分布是否正常? 阴囊发育是否良好、是否对称? 触诊阴囊内有无肿物或团块，若怀疑有精索静脉曲张时应作 Valsalva 试验。再嘱患者改为平卧、两腿外展屈膝位检查，检查方法主要为触诊，先感受阴囊皮温是否正常，触诊检查阴囊内结构是否正常，包括：双侧睾丸位置是否正常，有无睾丸未降? 下降的双侧睾丸位置是否对称? 大小、外形、硬度是否正常? 有无睾丸发育不全、硬度不足、有无触痛等异常? 双侧附睾的大小、外形、硬度、表面是否光滑，有无长大、结节及触痛? 双侧输精管有无缺如、闭锁? 粗细是否正常，有无结节、串珠感、触痛等? 双侧精索静脉有无曲张、Valsalva 试验是否阳性、精索静脉曲张的程度? 阴囊内有无肿物、有无触痛，如有肿物是实体性还是囊性，肿物与正常器官的解剖关系如何? 常规观察和扪诊双侧腹股沟区有无肿物及肿物的大小、数量、是否互相融合、是否活动、与周围组织是否紧密粘连、有无淋巴结长大等?

1. 阴囊(阴囊皮肤、双侧睾丸、附睾、输精管、精索血管)。

2. 腹股沟区。

专科检查结果：患者全身一般情况可，第二性征发育正常；男性正常外阴，外生殖器发育良好、无畸形。双侧阴囊对称；双侧睾丸大小正常，无肿大及触痛、质地正常，无变硬和柔软；双侧附睾位置正常，稍长大，无硬结、表面光滑、外形、质地无异常；输精管存在、粗细正常，无硬结、无串珠感、无触痛。未发现阴囊内肿物。由于未发现有精索静脉曲张存在，因此，未作 Valsalva 试验。腹股沟区未触及包块及肿大之淋巴结。

根据上述体检结果进一步考虑可能的疾病为：精子数量异常(少 / 无精症)、精子功能异常(弱精症)、精子畸形(畸精症)所导致的不育症。

四、进一步的辅助检查

思维提示：无论何种病因导致的男性不育症，精液分析都是其诊断、治疗、随访等必须拥有的依据。通常嘱患者在禁欲3～5天时通过手淫的方式获取精液送检，不提倡在体外排精后收集精液，禁用安全套取精（因其内加有杀精剂）。推荐在医院的取精室内取精后尽快送检，如必须在家里取精，则应在取精后30～60分钟内送检，应注意保持精液在体温状态下，外界温度过高、过低、时间过长都会影响精液检查的结果。诊断无精症需要对在两次不同时间获得的精液进行离心后在高倍镜下均不能发现精子才能诊断。若检查提示为精液量过少（<2ml），离心后高倍镜检查结果为无精症或少精症，首先要鉴别是由于梗阻性所致（双侧完全性梗阻、单侧完全性梗阻、双侧不完全性梗阻），还是由于睾丸生精功能障碍所致，这将为治疗提供关键的依据。此时，应在清晨抽取患者的静脉血检查血浆性激素水平，如果睾酮（T）水平过低，即会影响生精过程，如果T、LH、FSH水平正常，均提示梗阻性无精症的可能。精液中的pH值、果糖水平和α葡萄糖苷酶检查也具有鉴别诊断的意义，如果射精量减少（<1～1.5ml），精浆果糖和α葡萄糖苷酶呈阴性或者明显降低以及pH值呈酸性则强烈提示为梗阻性无精症，可以免行睾丸活检术。此外，阴囊超声和经直肠超声对有些精道梗阻体征的发现有所帮助（如一侧或者双侧睾丸网扩张，一侧或者双侧的附睾管扩张、淤积、囊性变，一侧或者双侧的输精管部分或者完全缺如以及一侧或者双侧的精囊扩张，射精管囊肿，射精管结石/钙化等）。阴囊睾丸超声检查还能同时排除睾丸发育不良、睾丸钙化、睾丸微石症，睾丸、附睾、输精管结核等疾病。睾丸活检能够明确无精症是由于精道梗阻还是由于睾丸生精功能障碍所致，但是，由于其为有创性检查，因此，需要严格掌握适应证。当确定为梗阻性无精症后，需要做精道造影以了解梗阻的性质、部位、范围、程度，再根据精道造影的结果判断有无可能行显微外科或者经尿道精道复通术（包括输精管-附睾吻合术、输精管端-端吻合术、经尿道射精管口切开术、经尿道射精管扩张术等）。当外科复通手术不能进行或手术复通失败时，可以同时或者分期作TESE（睾丸精子吸取术）以获取精子进行冷冻保存，或者在配偶做好试管婴儿的各种准备的同时行睾丸、附睾穿刺抽吸取精或者切开睾丸，在显微镜辅助下行取精术以便供ICSI（卵胞质内单精子注射）使用。

1. 精子质量分析。
2. 小便常规。
3. 前列腺按摩液（EPS）常规、支原体、衣原体PCR/培养。
4. 血清性激素水平检测（T、LH、FSH、E、PRL）。
5. 精液果糖浓度检查。
6. 精子功能试验（精子爬高试验、精子穿卵试验）。
7. 腹股沟区及阴囊内容物彩超检查、经直肠前列腺、精囊、射精管超声检查。
8. 睾丸穿刺活检。
9. 精道造影（输精管经皮穿刺造影，超声引导经皮精囊穿刺造影，经尿道射精管逆行造影）。

辅助检查结果：

1. **精子质量分析**　两次不同时间的精液经过离心后的高倍镜检查均未查见有精子存在。

2．小便常规　无异常。

3．阴囊彩超示　双侧附睾管明显扩张，左侧附睾尾区域减弱回声，多系附睾尾区域梗阻，右侧附睾头囊肿。

4．双侧睾丸穿刺活检结果示　查见数十条精曲小管，可见各级生精细胞，基底膜增厚，支持细胞增生。

5．精道造影　双侧输精管远端通畅；双侧附睾输精管连接部梗阻。

五、诊断

梗阻性无精（双侧附睾梗阻）

> **思维提示**：根据患者的专科查体，结合精液常规、阴囊彩超及睾丸活检的结果，比较容易做出诊断：梗阻性无精症。另外在诊断梗阻性无精症时，需要与下列疾病进行鉴别。

鉴别诊断：

1．精子活动力不足（弱精症），数量减少（少精症）、正常形态精子百分比减少（畸精症）等因为各种非梗阻性病因所导致的不育症。通过精液常规分析可以鉴别。

2．生精功能障碍性不育症　精液常规、彩超检查、性激素水平、精液果糖测定，必要时结合睾丸活检可以鉴别。

3．与精索静脉曲张、阴囊肿物、腹股沟疝相关性不育症　既往病史、手术史，现病史、查体结合彩超和精液常规检查可以鉴别。

4．泌尿生殖系感染所致不育症　病史及症状、小便常规、EPS，结合精液常规可以鉴别。

5．睾丸、附睾、输精管结核所致不育症　病史、专科查体结合阴囊彩超结果、胸部 XR、结核菌素试验等可以鉴别。

六、治疗方案

> **思维提示**：精道造影通畅，睾丸活检示生精功能正常，通常考虑附睾或附睾与睾丸连接部梗阻，可以通过显微外科输精管附睾管吻合复通术来治疗。本病例诊断为双侧附睾输精管连接部梗阻所致的梗阻性无精，故手术方式选择显微外科左侧输精管 - 附睾管吻合术。吻合方式有端 - 端吻合及端 - 侧吻合，术中需取附睾管溢液涂片，镜下观察有无精子；其术后复精率为 68%～85%，复孕率为 35%～56%。

手术方式：显微外科左侧输精管附睾管吻合术。

七、出院医嘱

> **思维提示**：出院短期内应避免性生活，改善生活习惯、健康饮食、加强锻炼。术后定期到门诊随诊，复查精液。如有阴囊不适，发热、血尿、血精等不适应及时就诊。

1．一月内避免性生活。

2．术后三月泌尿外科门诊复查。

3．如有发热、血尿、血精、腹痛等不适应及时就诊。

4．泌尿外科定期随访。

八、随访计划

思维提示：手术治疗康复后，随访首要的检查是复查精液，必要时复查阴囊彩超和精道造影。

1．精液检查。

2．阴囊彩超。

3．精道造影。

患者术后三月门诊随诊，复查精液示：

1．精子计数 $38 \times 10^6/ml$。

2．精子活力 a级精子37%；

3．正常形态精子 18%。

嘱患者正常试孕。术后6个月其配偶受孕，术后15个月顺产一正常男婴。

病例43　久站后左侧阴囊坠胀3年余

患者男性,25岁,成都人,配偶陪同就诊

一、主诉

久站后左侧阴囊坠胀3年余

二、根据患者及其配偶的主诉,需要进一步询问

思维提示:青年患者,因慢性"阴囊坠胀"就诊,需要鉴别阴囊内肿瘤、睾丸/附睾慢性炎症(结核)、慢性前列腺炎、睾丸鞘膜积液、精索静脉曲张、腹股沟疝等疾病。阴囊内肿瘤多数为睾丸肿瘤,常表现为无痛性睾丸肿大、包块,常伴有睾丸下坠感;触诊睾丸肿大、包块、睾丸感消失。睾丸/附睾慢性炎症常有急性的睾丸、附睾红肿、疼痛、活动受限史。如果治疗不及时、不彻底可以迁延成为慢性炎症,可出现附睾长大、外形失常、表面凹凸不平,呈结节状,可有压痛和触痛等。非特异性炎症时,病变主要集中在附睾头部和体部,附睾尾多正常,输精管多无异常;而附睾结核大多急性期症状缺如或者不甚明显,病变大多位于附睾尾部和输精管,附睾头部和体部大多正常,输精管增粗、变硬、可呈串珠状改变。慢性前列腺炎多伴有相应的尿路症状,虽然可有阴囊不适感,但睾丸、附睾形态、质地正常,精索无异常。睾丸鞘膜积液患侧阴囊内容物体积增大、扪诊呈囊性感,睾丸、附睾扪不清或者不能扪及,超声检查可以确诊。精索静脉曲张是男性的常见和多发疾病,在青少年男性中的发病率为10%～15%,多数学者认为中‐重度的精索静脉曲张除了可以导致阴囊坠胀不适感以外,还可以影响睾丸的生精功能及精子的质量,甚至导致不育。临床上精索静脉曲张以左侧多见,但双侧者可达40%。其可以分为原发性精索静脉曲张和继发性精索静脉曲张两类:前者多由解剖学因素和不良生活习惯以及特殊的职业特征所致;后者则是由于左肾肿瘤发生肾静脉瘤栓,腹膜后肿瘤、肾脏积水等疾病压迫、阻碍精索静脉回流所致。前者可在平卧后可以缓解甚至消失,久站后加重;后者则不随体位改变而变化。故我们在问诊时应向患者及其家属充分了解任何有助于诊断和鉴别诊断的有价值的线索。

1. 病情是突然发生还是逐渐加重?
2. 曾经或者最近有无发热、阴囊疼痛、局部红肿等病史?
3. 是否自行触及睾丸肿大?
4. 平卧休息后是否缓解甚至消失? 久站后有无加重?
5. 有无腰腹部胀痛等不适?
6. 是否生育? 是否行精子质量检查?

问诊结果:3＋年前患者逐渐出现久站后左侧阴囊坠胀,久站后可加重,平卧后可缓解,3＋年来症状逐渐加重。未触及睾丸肿大,可自行触及左侧阴囊壁及阴囊内蚯蚓状团块;病程中无发热、阴囊局部疼痛、红肿病史;无腰腹部胀痛;婚后1＋年未避孕仍未生育。未行精子质量检查。

根据问诊的结果,初步考虑的诊断为:原发性左侧精索静脉曲张。

三、初步的体格检查

思维提示:查体的目的是为了进一步明确诊断,并与其他相关疾病相鉴别,同时进行临床分度。查体的重点为阴囊区,患者应首先取站立位,检查主要为视诊及触诊。视诊时需判断双侧阴囊发育是否正常、是否对称?有无阴囊皮肤发红、水肿、皮下静脉有无怒张?有无阴囊内容物明显增大?有无肉眼可见曲张的精索静脉团块?触诊的主要内容包括:首先感受阴囊皮温是否正常?其次,再触诊检查阴囊内各个器官结构是否正常?双侧睾丸是否对称,大小、形态、质地是否正常?有无包块、有无触痛、睾丸感是否存在?双侧附睾的大小、形态、质地是否正常?有无结节、包块及触痛、与睾丸的关系是否清楚?双侧输精管粗细、质地是否正常?有无缺如、闭锁,有无结节、串珠感、有无触痛等?阴囊内有无肿物、有无触痛?如有肿物是囊性还是实性?表面是否光滑、是否活动、与阴囊内其他正常结构的解剖关系如何?最后,检查者用拇指、示指及中指仔细触摸精索及睾丸、附睾附近有无呈蚯蚓状曲张的静脉丛。必要时可结合 Valsalva 试验来协助进行临床分度。此外,应嘱患者取平卧位后再次检查阴囊,以排除继发性精索静脉曲张的可能。

1. 全身一般情况,第二性征发育情况。

2. 阴囊(阴囊内容物及阴囊壁)。

3. Valsalva 试验。

4. 平卧后再次检查。

专科检查结果:患者全身一般情况可,第二性征发育正常。站立平静呼吸时左侧阴囊中下份隐约可见有曲张的静脉丛;扪诊左侧睾丸、附睾周围及外上方可触及蚯蚓状的迂曲静脉团块,Valsalva 试验时静脉团块更为明显;患者取平卧后上述团块明显缩小。右侧睾丸、附睾及精索未见异常,阴囊其他内容物亦未查见异常。

根据以上检查结果,可以大致确定诊断:左侧原发性精索静脉曲张(Ⅱ度)。

四、进一步的辅助检查

思维提示:辅助检查的目的是为了进一步明确诊断。精索静脉曲张的主要辅助检查包括:阴囊 B 超、彩色多普勒超声、必要时可以考虑进行放射性核素阴囊血池造影、选择性肾静脉及精索内静脉造影等检查来协助诊断。在大多数情况下,阴囊 B 超结合彩色多普勒超声检查已经能够满足临床诊断的需要。由于多数观点认为,精索静脉曲张会对睾丸生精功能造成不同程度的不利影响,严重者(尤其是双侧中-重度者)常可导致不育,因此,对于育龄期的男性或者不育者应行精液常规检查,以了解是否影响生精功能及其影响程度。必要时,可选择行泌尿系统彩超及腹部彩超或者 CT、MRI 等检查,以排除有无继发性精索静脉曲张的可能。

1. 精液质量分析。

2. 阴囊彩色多普勒超声。

辅助检查结果

1. 精液质量分析显示：精子密度和存活率正常，a级精子 14.6%，a＋b级 30%。

2. 阴囊彩色多普勒超声：双侧睾丸、附睾未见异常；左侧精索静脉走行轻度迂回，平静呼吸时管径约 3.6mm，屏气呼吸时管径约 4.6mm，可探及反流血流信号。

五、诊断

左侧原发性精索静脉曲张（Ⅱ度）、弱精症

> **思维提示**：根据患者的主诉，结合专科查体，阴囊彩超及精子质量分析的结果，比较容易做出诊断：左侧原发性精索静脉曲张（Ⅱ度）、弱精症。但需要与下列疾病进行鉴别。

鉴别诊断：

1. 丝虫性精索炎　病史及症状，结合阴囊彩超结果可以鉴别。

2. 丝虫性淋巴管扩张　病史及症状，结合阴囊彩超结果可以鉴别。

3. 输精管附睾结核　病史、专科查体结合阴囊彩超结果、胸部 X 光片、结核菌素试验等可以鉴别。

六、治疗方案

> **思维提示**：原发性精索静脉曲张的治疗方案应根据有无临床症状、症状程度的轻重、静脉曲张的程度、有无相关并发症以及患者的年龄、对生育的态度等因素来综合考虑。对于无症状或症状较轻，且未合并不育等并发症者，可以采取保守治疗方案，如托高阴囊、局部冷敷、保证大便通畅、避免慢性咳嗽和长时间站立等。对于临床症状明显，临床分级为Ⅱ-Ⅲ级（中-重度）者，尤其是双侧病变者，或已经引起睾丸萎缩、精子质量下降或不育者则应积极手术治疗。手术治疗可以较为迅速和明显地改善患者的局部症状、体征，多数观点认为手术对男性不育有一定的治疗作用。精索静脉曲张的手术方式包括：根据手术方式分为：①开放手术；②经腹腔镜手术；根据手术的部位分为：①经腹股沟管精索内静脉高位结扎术；②经腹膜后精索内静脉高位结扎术；③外环下精索静脉显微结扎术等。需要根据手术医生的相关培训、偏好及患者的要求来综合考虑和决定。

经与患者及家属充分沟通后，决定行经外环下低位小切口精索内静脉显微结扎术。手术顺利。

七、出院医嘱

> **思维提示**：出院短期内应尽量避免性生活，改善生活习惯，健康饮食，加强锻炼。术后定期到门诊随诊，复查精液。如有切口局部红肿，阴囊不适，发热等不适应及时就诊。

1. 一个月内避免性生活。

2．术后三个月泌尿外科门诊复查。

3．如有切口局部红肿，阴囊不适，发热等不适应及时就诊。

4．泌尿外科定期随访。

八、随访计划

> **思维提示**：随访的目的在于检查手术效果、是否有复发或是否有手术并发症，有精液质量异常者可在术后3～6个月以后进行相关复查。患者可根据自己的病情及主管医生的要求进行术后随访。

1．第一次随访时间 术后1～2周，主要检查有无手术并发症及相关症状有无改善。

2．第二次随访时间 术后3个月，主要检查曲张的精索静脉团块的消散情况，复查精液常规以了解精液质量有无改善。此后根据患者的病情择期进行随访。

3．随访的主要内容 症状、体征有无复发、阴囊局部体格检查、精子质量分析、阴囊B超＋彩色多普勒超声检查。

患者术后3个月门诊随诊，无自觉不适，查体曲张的精索静脉团块完全消散，未复发；复查精子质量分析：精子密度和存活率正常，a级精子30%。嘱其正常试孕。术后8个月其配偶受孕，后剖宫产一女婴。

病例 44 早泄 4 年余

男性,27 岁,已婚,四川成都人,家具厂工人,由其配偶陪同就诊

一、主诉

早泄 4 年余

二、根据患者的主诉,需要进一步询问

思维提示:患者为青年男性,在阴茎插入阴道时即射精可以初步考虑早泄(premature ejaculation PE)的可能。早泄的定义存在多个版本,国际性医学学会(international society for sexual medicine, ISSM)的定义如下:总是或几乎总是在进入阴道之前或进入阴道后约 1 分钟内射精,不能在全部或几乎全部进入阴道后主观控制延迟射精并且对患者产生消极的结果,如苦恼、忧虑、挫折感或避免性活动等。与早泄相关的危险因素有多方面,归纳为:①心理性原因:如由于对小时候不正当的性意识或性行为所受到的性心理性创伤而产生的负罪感、不安感、丧失对性交的自信心等;②器质性原因:由于阴茎感觉过敏或感觉神经兴奋性增高,射精中枢对阴茎感觉的分辨功能失调引起;③其他:如包皮炎、龟头炎、前列腺炎、精囊炎、尿道炎等炎性疾病,交感神经节损伤(骨盆骨折、腹部动脉瘤手术、腹膜后淋巴结根治性清扫术),红细胞增多症,毒品戒断综合征等。应向患者及其配偶进一步具体询问每次或者大多数的情况下是否能够进入阴道、进入阴道后多长时间射精? 出现此种现象之前有无性生活或者性生活是否和谐? 以了解早泄是原发还是继发。原发性早泄(Lifelong PE)是指患者自从有性生活以来就持续存在主观不能控制的射精过快;继发性早泄(又称获得性早泄,Acquired PE)则是指原本射精正常,以后以渐进性或突然发病为特征的早泄,通常没有原发性早泄严重。

1. 患者是否结婚,是否有规律的性生活,有性生活的时间有多久了,性生活的种类、频率,是否两地分居?
2. 患者在出现早泄之前是否有过正常的性生活?
3. 患者每次或者大多数的情况下能否进入阴道,进入阴道后大概多长时间射精?
4. 有无其他伴随症状,包括阴茎勃起情况,有无尿路不适症状等?
5. 患者是否有工作,是否有其他家族、遗传、精神、传染疾病史,有无性病病史,有无外伤、手术史?
6. 患者是否服药,服用什么药物?

问诊结果:患者婚前以及婚后一年均能正常进行性生活,能够正常进入阴道,并能够自主控制射精。4^+ 年前不明原因出现早泄、逐渐加重,目前能够正常勃起并进入阴道,但进入后仅能维持大约 10~20 秒后即不能控制地发生射精。自感工作压力大,易疲劳,多梦,时常感心悸、多汗、气短、多梦等。否认勃起功能障碍,无尿路不适等其他病症,否认药物服用史。妻子为其唯一的性伴侣。

根据上述问诊的结果,初步考虑的可能疾病为:继发性早泄。

三、初步的体格检查

> **思维提示**：重点应进行详细的泌尿生殖系统以及神经系统（脊柱、下腹部、腹股沟、会阴、阴茎、阴囊及其内容物、下肢）的查体，以大致排除有无由于包皮炎、龟头炎、神经病变等器质性疾病诱发早泄的可能性

1. 全身一般情况，第二性征发育情况。
2. 生殖系统。
3. 神经系统。

专科检查结果：患者呈轻度抑郁状态；全身一般情况可，第二性征发育正常。男性正常外阴，外生殖器发育良好、无畸形，龟头及包皮未见红肿、溃烂及渗出；双侧阴囊对称，发育正常。双侧睾丸大小正常，无肿大及触痛、质地正常，无变硬和柔软；双侧附睾位置正常，外形、质地无异常；无阴囊内肿物；外阴、会阴部、大腿的皮肤感觉正常，腹壁反射、提睾肌反射、球海绵体肌反射均正常引出，无亢进或减弱。

根据以上检查结果，可以大致确定诊断：继发性早泄。

四、进一步的辅助检查

> **思维提示**：早泄是自述性疾病，诊断主要依据病史和性生活史。此外，还可以采用阴茎震感阈测定法来测定阴茎感觉度阈值的变化，有助于了解阴茎感觉度及感觉神经的功能状况；另外，需要进行泌尿外科常规检查来判定或者排除有无龟头炎、包皮炎、前列腺炎、精囊炎、尿道炎等诱因，以便对症治疗。

1. 小便常规。
2. 前列腺按摩液（EPS）常规、支原体、衣原体 PCR/ 培养。
3. 阴茎震感阈测定。
4. 阴茎背神经躯体感觉诱发电位测定。
5. 球海绵体反射潜伏期测定。

辅助检查结果：
（1）小便常规：未见异常；
（2）前列腺液常规：未见异常；
（3）阴茎震感阈：明显降低。

五、诊断

继发性早泄

> **思维提示**：早泄是自述性疾病，诊断主要依据病史和性生活史。应注意详细了解早泄是否是情境性的，即在特定环境下或与特定的伴侣发生，而在其他情况下或者与其他的性

伴侣则无早泄发生；还是一贯性的。应关注实际的阴道内射精潜伏时间 (IELT)、性刺激的程度、频度及其对性生活和生活质量的影响，以及有无药物使用或滥用的情况。部分勃起功能障碍 (erectile dysfunction, ED) 的患者也会因为难以获得和维持良好的勃起而产生焦虑，进而继发性罹患此病。

六、治疗方案

思维提示：早泄的治疗应首先分析其发病原因，有无伴发疾病及相关临床症状，并根据其发病原因和伴发症状，选择适当的治疗方法。

获得性早泄需要使用药物治疗其潜在的生理性疾病，或通过心理疗法治疗其潜在的心理性疾病，或两者同时治疗：①心理 / 行为治疗；②局部使用麻醉性药物治疗；③选择性 5- 羟色胺再摄取抑制剂 (SSRIs) 和三环类抗抑郁剂 (TCAs)；④Ⅴ型磷酸二酯酶抑制剂 (PDE5Is)。

经与患者及其配偶沟通后，制订治疗方案：

1. 心理 / 行为治疗　首先应通过咨询（必要时转诊至心理门诊就诊），以消除患者存在的紧张、恐惧、担心、沮丧、焦虑等情绪。对其配偶同时进行相关宣教，以便共同应对问题，并且在患者治疗、调整的过程中获得更多的正性鼓励和配合。并建议其通过正规的书籍、视听材料获取相关性知识及性技巧，并且在实践中加以应用和探索，以寻找适合双方的性生活模式。

行为治疗：①动 - 停 (start-stop) 疗法由其配偶刺激阴茎，当患者有射精冲动时，告知其配偶暂停刺激，待射精冲动完全消失后再重新给予阴茎刺激，如此反复进行以使患者增强对射精的控制能力；②挤压疗法与动停疗法相似，但要求其配偶或者患者自己在有射精冲动时采用手法压迫挤捏阴茎头产生不适感觉，直至患者射精冲动完全消失后又重复进行上述过程。

2. 局部使用麻醉性药物治疗　局部应用麻醉剂可以降低阴茎头的敏感性，以延长阴道内射精潜伏期，只要使用得当不会对射精快感产生明显的不良影响。患者选择利多卡因 / 丙胺卡因混合制剂。嘱其在性交前 10~20 分钟涂抹于龟头，性交前擦去药物。

七、随访内容

思维提示：制订治疗方案并据此开始治疗后，需建议患者门诊规律随访，以判断治疗效果及治疗副作用，并据此决定是否调整治疗方案。

4 周后患者门诊复查，诉早泄较前明显缓解，现能正常进入阴道，并能够维持 3~5 分钟。建议其继续目前治疗方案并规律随访。

病例 45 突发性勃起无力 3 个月

男性，41 岁，由其配偶陪同就诊

一、主诉

突发性阴茎勃起无力 3 个月

二、根据患者及其配偶的主诉，需要进一步询问

> **思维提示**：患者年龄相对较轻，突发阴茎勃起无力 3 个月，按常见病优先考虑的原则应将勃起功能障碍（Erectile Dysfunction, ED）放在首位。因此，问诊目的：①评估患者是否存在 ED 及其程度？②问诊应紧密围绕 ED 的危险因素，如躯体疾病、药物影响、夫妻关系、精神心理因素等问题展开，以尽量明确导致患者勃起功能障碍的病因。

1. 性欲如何，有无减弱或者亢进？性交频率？在非性交的性刺激（视听刺激）时阴茎能否勃起，有无晨间勃起？有无与配偶以外的女性发生性关系，是否能够正常勃起？性交时阴茎的硬度如何（Ⅳ级硬度标准评判），是否足以插入阴道？是完全不能勃起，还是起初能够勃起，但是不能良好地维持勃起直至满意地完成性交？能否射精？有无射精异常及不适感？有无早泄？阴道内射精潜伏时间（IELT）多长？有无性高潮异常？

通过以上问诊可以大致评估患者性功能的状况。

2. ED 发病是突然发生，还是缓慢发生？有无明确的诱因？程度是否逐渐加重？ED 是否与患者工作/生活压力、身体状况、疲劳程度以及性生活时的心情、场景、夫妻关系等因素相关？有无糖尿病、高血压、血脂异常、心脑血管疾病及周围血管、神经病变？如有应了解病程长短？疾病控制情况？是否定时就诊？是否遵医嘱治疗？服用药物的种类、剂量？肝、肾功能状况？

通过以上问诊可以大致了解是心理性、器质性或混合性 ED。

3. ED 的严重程度？

可采用国际勃起功能问卷表 -5（International Index of Erectile Function 5, IIEF-5）或中国勃起功能问卷表 -5（Chinese Index of Erectile Function5, CIEF-5）来评估患者 ED 的严重程度。

4. 有无精神、心理、社会及家庭、婚姻等因素影响患者的勃起功能？有无精神、心理疾病的家族史、遗传病史？

5. 有无全身系统性疾病，如心血管疾病、糖尿病、内分泌异常、中枢及周围神经系统疾病、周围血管疾病、泌尿男生殖系统疾病？

6. 有无脊柱、盆腔、外生殖器、会阴部外伤史？有无脊柱、神经系统、盆腔及会阴部手术、放射治疗史？

7. 有无不良生活方式，如酗酒、抽烟、熬夜？有无药物、毒品服用史？

问诊结果：患者为中年男性，ED 为突然发生，无其他伴发的性功能障碍，IIEF-5 评分为 10 分。夫妻关系好，近期无生活不良突发事件；饮酒，每日 100～150ml，抽烟史 20 年，每日 15～20 支，近期抽烟及饮酒均明显增加；余既往史、现病史无特殊。

根据问诊的结果,初步考虑到的可能疾病为:心理性 ED。

三、初步的体格检查

思维提示:查体时应重点注意患者男性第二性征的发育情况,应在平静休息的状况下测量血压,检查并比较双侧上下肢外周血管的搏动有无异常和明显的差异;应详细进行泌尿生殖系统以及神经系统(脊柱、下腹部、腹股沟、会阴、阴茎、阴囊及其内容物、下肢)的查体,以大致排除有无由于器质性疾病所致 ED 的可能性。

1. 一般状况。
2. 心血管系统。
3. 神经系统。
4. 外生殖器。

专科检查结果:患者全身一般情况可,呈轻度焦虑的状态;第二性征发育正常;血压 118/78mmHg,双侧桡动脉、股动脉及足背动脉搏动正常,双侧无明显差异;阴茎大小、外形及包皮正常;双侧睾丸、附睾的形态、大小、质地正常,无鞘膜积液及精索静脉曲张;外阴、会阴部、大腿的皮肤感觉正常,腹壁反射、提睾肌反射、球海绵体肌反射均正常引出,无亢进或减弱。

患者体格检查无阳性体征,结合上述问诊的结果,可大致排除由于器质性疾病所致 ED 的可能。可结合实验室检查及相关辅助检查进一步排除。

四、进一步的辅助检查

思维提示:临床诊断心理性 ED,需进行相应的检查以排除由于内分泌疾病、糖尿病、高脂血症和肝、肾功能不全以及神经系统疾病所致 ED 的可能;此外,尚有一些可以选择进行的评估项目,如夜间阴茎勃起监测(NBT)、阴茎海绵体血管活性药物注射诱发勃起试验、Rigscan 等,可在一线口服药物治疗无效而需要行相应的有创治疗之前,或者患者要求明确 ED 病因,涉及法律与交通事故、工伤事故鉴定等情况时选用。

1. 血常规。
2. 尿常规。
3. 血液生化　包括空腹血糖、血脂及肝、肾功能等。
4. 血清性激素(T、LH、FSH、E、PRL)、甲状腺素、儿茶酚胺。

检查结果:血常规、尿常规、血生化及各种激素检查结果均未见异常。

患者拒绝进一步检查。

五、诊断

心理性 ED

思维提示:至此,根据患者的病史、专科查体,并结合实验室检查,可以排除由于器质性疾病所致的 ED;故比较容易作出诊断:心理性勃起功能障碍。

六、治疗方案

> **思维提示**：ED 的治疗原则为安全、有效、简便、经济。ED 的治疗必须由医生、患者、配偶三方的积极参与，共同努力才能获得较好地疗效。医生应该详细、充分地向患者及其配偶介绍 ED 的可能病因（包括精神、心理、社会、家庭、疾病等）、可供选择的治疗方案及其各自的优缺点，以便让患者及其配偶能够充分认识、主动参与对 ED 治疗方案的选择并积极配合治疗。此外，医生还需要尽可能地减轻和疏导患者焦虑、抑郁的精神心理状态，必要时应建议或者将患者转诊至心理门诊就诊。治疗方案为：①基础治疗，包括放松思想，避免过劳，改变不良生活方式、加强锻炼等；②一线治疗方案：口服药物：选择性磷酸二酯酶 5 型抑制剂（PDE5i）、盐酸阿扑吗啡含片、睾酮（仅在血清睾酮水平低下时使用）、中药制剂；③二线治疗方案：真空负压勃起装置及缩窄环、阴茎海绵体内药物注射、经尿道药物疗法；④三线治疗方案：阴茎假体植入术、血管手术。具体而言，应在基础治疗方案的基础上，按照上述治疗策略的顺序，在与患者及其性伴侣共同商量后制订具体的治疗方案。

经与患者及其配偶沟通后，制订对该患者的治疗方案如下：

（一）基础治疗方案

1．戒烟、戒酒、加强锻炼、注意劳逸结合。

2．调整其焦虑状态，必要时心理门诊就诊。

3．建议其通过正常渠道获取和增强性知识、性技巧。

4．配偶共同参与。

5．近 2～3 周暂停性交，但鼓励双方进行非性交的性刺激、性活动。

（二）口服选择性磷酸二酯酶 5 型抑制剂（PDE5i）

向患者及配偶详细介绍万艾可®、艾力达®、希爱力®等三种目前国内有售的 PDE5i 药物各自的特点和优缺点之后，患者选择口服希爱力®治疗。详细向患者及其配偶介绍口服 PDE5i 药物的用药方案包括：

（1）按需服用：指在性生活之前一定时间按照处方推荐剂量一次性临时服用；可以采取：①小剂量（通常为处方推荐最大剂量的 1/2）起始，根据临床疗效和不良反应逐渐增加剂量，直至到达处方推荐的最大剂量；②足量起始，达到疗效后逐渐减量至最佳剂量，甚至停药。

（2）小剂量按疗程服用：指按照一定的频度（每天 1 次、每周 5 天、间天 1 次 [QOD]）的小剂量（通常是处方推荐最大剂量的 1/4）一次顿服。通过与患者及其配偶的沟通后选择希爱力® 20mg，性生活前 1 小时口服的按需治疗方案。

七、随访计划

> **思维提示**：随访的目的在于评估疗效及不良反应，并据此判断是否需要调整治疗方案和药物用量；并进一步缓解患者的焦虑状态。患者可根据自己的病情及主管医生的要求进行随访。

1．进一步缓解患者的焦虑状态。

2. 观察药物治疗后的效果和有无不良反应发生,如有则应了解其种类、程度、持续时间,是否对患者产生不良影响? 从而据此判断是否需要调整药物类型或者剂量或者更换治疗方案。

患者 2 周后门诊随访,诉能获得满意的勃起,精神状态明显改善,并无不良反应发生。故建议其继续目前治疗方案,并坚持门诊随访。

病例46 右侧阴囊疼痛5小时余

患者：14岁，男性，四川成都人，由其父母陪同前来就诊

一、主诉

右侧阴囊疼痛5小时余

二、根据家长和患者本人的主诉，需要进一步详细询问病史

> **思维提示**：儿童或青少年的急性阴囊疼痛、触痛、肿胀都应该被视为急诊，需要马上进行相关评估，仔细进行鉴别。阴囊区疼痛，尤其是发病比较突然，并在短期内呈进行性加重的情况在临床上常见于睾丸扭转（精索扭转）、睾丸附件扭转、急性附睾炎等病症。此外，鞘膜积液、精索静脉曲张和睾丸肿瘤偶尔也会发生急性疼痛，但是起病多缓慢，症状多较轻。其中，睾丸扭转多见于新生儿、儿童或青少年，多数不伴有外伤史，常在剧烈活动后或在夜间睡眠状态下发病，特别是晨起时突然发生。临床大多表现为患侧阴囊区突发比较剧烈的疼痛，也有少部分患者可为渐进性疼痛或轻微疼痛，疼痛可向同侧腹股沟区、下腹部放射。急性睾丸扭转的患者常伴有恶心、呕吐、腹胀等消化道症状，大多无排尿困难及其他尿路刺激症状。睾丸附件扭转起病一般比较缓和，常在1~2天内逐渐加重，但也有急性发作、剧烈疼痛的病例。急性附睾炎主要表现为阴囊肿胀、疼痛和阴囊皮肤发红，起病相对较缓，疼痛一般不太严重，偶有尿路刺激征，一部分病例伴有体温升高，临床上有时不易与睾丸及睾丸附件扭转相鉴别。鞘膜积液更常见的症状是阴囊区包块和下坠感，无急性发病史，局部无红肿，疼痛不明显，无压痛和触痛，严重者可能伴发排尿或性功能障碍。精索静脉曲张可能引起睾丸、阴囊钝痛、坠胀不适，重体力活动和长时间站立后可能加重。局部无红肿、睾丸、附睾形态正常，无触痛，阴囊内可以查见不同程度的迂曲的静脉团块。睾丸肿瘤一般不会单独导致剧烈疼痛，除非伴发急性出血、感染和扭转。所以在询问病史时应注意询问患者发病时有无明显诱因？发病的时间、急缓程度？阴囊疼痛的性质和程度以及是否进行性加重、有无放射痛？有无发热、恶心、呕吐等全身和消化道症状，有无排尿困难或尿路刺激症状？既往有无类似的剧烈、自限性的阴囊疼痛和肿胀病史？

1. 有无发病诱因，发病急缓程度？
2. 疼痛的部位及性质？
3. 入院前是否应用了止痛药，什么药，效果如何？
4. 有无并发症状？
5. 既往有无类似发作？

问诊结果：患者起病无明显诱因，在夜间睡眠时突然发病。发病急，疼痛明显；表现为突发性右侧阴囊疼痛，呈持续性绞痛，较为剧烈，致使活动受限，拒绝触碰阴囊，并伴有右侧腹股沟区明显的牵涉痛。伴有恶心、呕吐感，但无腹痛、腹胀，无发热，无明显尿路刺激症状。既往无类似发作病史。

根据上述的问诊结果初步考虑的可能疾病为：阴囊疼痛待诊，右侧睾丸扭转（急性期）？

三、初步的体格检查

思维提示：查体的顺序宜先观察患者的神态，一般生命体征。外生殖器的检查应首先观察外观有无异常，注意双侧阴囊是否对称，有无红肿热痛。如患者能够比较好地配合则应在尽量减轻患者痛苦的前提下努力鉴别阴囊区各种解剖结构并与正常侧进行比较，以利于做出正确的诊断。注意：①如果发现一侧睾丸在阴囊中处于高位，可能提示由于精索扭转后引起睾丸垂直变形，继而导致患侧睾丸位置升高，有时也可发现睾丸处于横位。②Kadish 等学者发现，患侧提睾反射消失是睾丸扭转的特征之一，关联性可达99%，而在急性附睾炎时的阳性率仅为14%。③通常由于患儿因剧烈疼痛无法合作或伴随的急性鞘膜积液或阴囊水肿会导致以上 1、2 项检查不易满意进行，此时可进行举痛试验（Prehn 征），如果托举抬高患侧睾丸至耻骨联合平面或者之上可使疼痛加重提示睾丸扭转可能，而在急性附睾炎时抬高睾丸、附睾多可以减轻疼痛。

1．一般情况；

2．腹股沟区；

3．外生殖器。

专科检查结果：T 38.2℃，R 22 次 / 分，P 96 次 / 分，BP 124/80mmHg。患儿神志清楚，痛苦表情，呼吸急促，强迫卷曲体位。胸部、腹部、四肢等系统检查未见异常。双侧腹股沟区均未见明显包块。双侧阴囊不对称，右侧较左侧明显肿大，右侧阴囊内隐约可扪及一包块，大小约 5cm×4cm×3cm，位置较高，接近右侧阴囊根部。包块明显肿胀、触痛明显，透光试验阴性，举痛试验（Prehn 征）阳性。左侧睾丸、附睾的位置、形态、质地均未见异常。阴茎形态正常，无明显弯曲，包皮过长，包皮口缩窄，龟头不能外露。神经系统查体右侧提睾反射消失，左侧正常，其他神经系统检查未见异常。

根据体格检查的结果，结合病史，初步考虑到的疾病为：右侧睾丸扭转（急性期），包茎。

四、进一步的辅助检查

思维提示：彩色多普勒超声对睾丸扭转具有肯定的诊断价值，应作为首选的影像学诊断方法。彩色多普勒超声常被用来观察睾丸、附睾的形态和血流状况以协助诊断。睾丸扭转时患侧睾丸的血流减少甚至消失，而急性附睾、睾丸炎症时往往表现为血流正常或增加。但是在临床上，超声影像多依赖于操作者的经验和判断，也受到发病时间长短、扭转的完全程度、病情的轻重、扭转自发性回复等因素的影响。因此，仅仅依靠彩色多普勒超声并不能完全诊断或者排除睾丸扭转，必须结合临床病史和体检结果，必要时应动态、重复进行检查。

另外，核素影像学检查 ^{99m}Tc 睾丸扫描被认为是诊断睾丸扭转的金标准，该检查可以显示患侧睾丸为放射性不积聚的冷结节。虽然核素扫描诊断睾丸扭转的准确率高，但由于受到医院设备及检查时间的限制，且检查费用较高，故其应用受到较大限制。

实验室检查的鉴别诊断意义不大，急性附睾炎行尿常规检查时可能会有白细胞增多，然而有 40%～90% 的急性附睾炎患者的尿培养结果是无菌的。

1．血常规；

2．小便常规；

3．阴囊彩色多普勒超声。

辅助检查结果：血常规未见异常；小便常规未见异常；阴囊彩色多普勒超声显示：右侧睾丸大小约 12mm×25mm×48mm，未探及明显血流信号，左侧睾丸大小正常，可见点线状血流信号。

五、诊断

左侧睾丸扭转

> **思维提示**：根据患者的病史，结合专科查体及阴囊彩色多普勒超声的结果，比较容易作出临床诊断：左侧睾丸扭转（急性期），包茎。但仍需注意与以下疾病进行鉴别。

鉴别诊断：

1．**急性附睾、睾丸炎** 多发生于成人；起病较缓，常伴发热，外周血白细胞较高；能比较清楚的触及肿大的附睾轮廓；抬高患侧阴囊时疼痛缓解；彩色多普勒超声示睾丸、附睾血供正常或者增多。

2．**绞窄性腹内疝** 应注意与腹腔内隐睾发生扭转进行鉴别。腹内疝具有典型的肠梗阻的症状和体征；隐睾时一侧或者双侧阴囊内睾丸缺如。

3．**睾丸附件扭转** 睾丸附件包括旁睾、迷管、哈勒氏器官，都是副中肾管和中肾管的残余。其发病时睾丸本身并无变化，仅于睾丸的上方或侧方扪及绿豆大小的痛性肿块，起病相对较缓，疼痛程度相对较轻，彩色多普勒超声可与睾丸扭转相鉴别。

其他疾病，如睾丸脓肿、腹股沟斜疝、外伤及肿瘤。可通过病史、查体并结合阴囊彩超进行鉴别。

六、治疗方案

> **思维提示**：睾丸扭转的治疗目标是尽可能地挽救睾丸，保护生育功能。睾丸扭转导致睾丸缺血 2 小时即会引起生精细胞受损，若缺血 6 小时以上则可使细胞产生不可逆的缺血坏死。Barada JH 等学者的相关报道认为，睾丸扭转后在 6 小时内及时复位，睾丸的挽救率可达 100%，超过 10 小时睾丸的挽救率降至 20%。故早期诊断、早期治疗是治疗成功的关键。对于有经验的医生，在发病初期（6 小时以内）可在局部或全身麻醉下对患者首先试行手法复位。但由于手法复位带有一定的盲目性，且当睾丸扭转一定时间后经常伴发阴囊水肿、鞘膜积液等并发症，加之患者疼痛剧烈难以配合，都使得手法复位具体操作的难度增大。除非手法复位成功，否则宜尽早行手术治疗。对于不能明确诊断的病例也应及时行阴囊探查术。术中解除睾丸扭转后，用温生理盐水纱布湿敷睾丸 10~20 分钟，也可用利多卡因封闭精索，以促进睾丸血供的恢复。可根据 Arda 等提出的"三级评分系统"判断睾丸的血供情况，即切开睾丸深达髓质，观察创面动脉血渗出的时间，Ⅰ级：立即出现；Ⅱ级：10 分钟内出现；Ⅲ级：10 分钟不出现。一般Ⅰ、Ⅱ级的睾丸可以保留，行复位固定术；Ⅲ级的睾丸应予以切除。关于健侧睾丸是否需要预防性地施行固定术目前尚存在争论，但建议对患侧睾丸已切除和认知度较差的患者预防性地施行对侧睾丸固定术。

经与患者家属充分沟通后,急诊行阴囊探查术。术中见:左侧睾丸、精索逆时针方向扭转480 度,睾丸呈暗紫红色;解除梗阻复位睾丸后,温生理盐水纱布湿敷睾丸 15 分钟,睾丸颜色未明显改善;切开睾丸深达髓质,髓质仍呈暗紫红色;观察 15 分钟,创面未见渗血。术中再次与患者家属沟通并签署手术同意书后,行左侧睾丸切除术及右侧睾丸固定术,并同时行包皮环切术。术后病理检查证实左侧睾丸广泛梗死。

七、出院医嘱

思维提示:本例患者已行患侧睾丸切除术,故出院医嘱主要关注手术恢复如切口愈合等,以及对侧睾丸情况;若保留患侧睾丸,行睾丸复位固定术者,出院医嘱主要关注患侧睾丸恢复及手术恢复情况。

1. 出院后 2~3 周门诊就诊,了解手术恢复情况;
2. 如有发热、阴囊疼痛等不适应及时就诊;
3. 泌尿外科定期随访。

八、随访计划

思维提示:睾丸扭转术后应长期随访。①观察患侧及对侧睾丸大小:一般术后随访 3~6 个月。②性功能及生精功能:儿童要随访到青春期,单侧睾丸扭转通常不会影响性功能;但约 50% 获救睾丸可出现精液异常。成人应术后 3 个月常规行精子质量分析了解生精功能。

因患者已切除患侧睾丸并行对侧睾丸固定术,故术后门诊随访内容为:①对侧睾丸有无疼痛,大小、位置及质地等有无变化;②建议其长期门诊随访,了解对侧睾丸生精功能。

病例47　左侧阴囊包块3月余

患者：男性，5岁5个月，四川成都人，由患儿母亲带领孩子前来就诊

一、主诉

发现左侧阴囊包块3月余

二、根据患儿母亲的主诉，需要进一步询问

> **思维提示：**患者年龄相对较小，阴囊单侧长大，且随年龄增长而缓慢加重，按常见病优先考虑的原则应将睾丸鞘膜积液放在首位。先天性鞘膜积液的病因是因胎儿在出生前，腹腔液体经过未闭合的鞘状突管在某一水平积聚，形成各种类型的鞘膜积液。先天性鞘膜积液包括交通性鞘膜积液和精索囊肿两类。前者由于鞘膜腔与腹腔相通，因此，鞘膜积液的多少可以随腹压的变化而改变，还可以随患者体位的改变而变化。通常是晨起时较轻，夜晚时加重，且病程多呈进行性发展；后者由于积液局限于鞘膜的精索段，与腹腔及睾丸鞘膜均不相通，因此，包块多位于腹股沟区，包块的大小不随腹压、体位的改变而变化。后天性鞘膜积液，包括鞘膜积水、鞘膜积血、鞘膜积脓和鞘膜乳糜肿等不同类型，多由睾丸或附睾炎症、结核、外伤、肿瘤、丝虫病等原因引起。因此，问诊的目的主要是围绕疾病的诱因（原因）、发病时主要症状及特点、伴随症状、有无外伤、手术史，起病时是否有急性炎症的表现（局部红、肿、痛），是否曾行抗炎治疗、药物种类、疗程及效果如何等问题展开，并兼顾对于鉴别疾病重要的临床表现，以寻找符合睾丸鞘膜积液表现的证据。

1. 发病前是否有咳嗽、感冒、发热史？是否按规定进行免疫接种？有无疫区旅游史及阴囊外伤史？

2. 包块是否一直存在？包块在一天之中大小是否有所变化？是否随时间发展进行性加重？

3. 是否存在小便困难？行走不便？

4. 起病时局部有无急性炎症的表现（红、肿、痛）？

5. 患儿在起病时或者入院前是否使用了抗生素？具体是什么药？疗程及效果如何？

6. 有没有兄弟姐妹？是否有类似的病史？

问诊结果：该患儿发病隐匿，病程较长，既往身体健康，无阴囊外伤史，已按计划进行免疫接种。本次发病前无明确诱因，无疫区旅游史，近1个月未曾有明显蚊虫叮咬史。起病时无全身疾病及不适，局部无红肿痛等急性症状、体征，患儿未曾出剧烈哭闹现象，亦无排尿不适等自觉症状。患儿久站后阴囊包块更为明显并增大，静卧后逐渐变小，其后包块反复出现。入院前未曾在外院就诊，未自行服用药物。无兄弟姐妹。周围无类似患者。

根据问诊的结果，初步考虑的可能疾病为：左侧睾丸鞘膜积液。

三、体格检查

> **思维提示**：由于考虑患儿罹患睾丸鞘膜积液的可能性最大，因此，体格检查的重点是检查阴囊：患侧阴囊体积是否长大？是否可扪及包块，包块是囊性还是实性？挤压包块时有无疼痛，可否变小？透光试验是否阳性？阴囊内能否扪及睾丸和附睾？平卧时包块是否变小或消失？腹股沟区有无明显包块？胸部、四肢、神经等系统检查有无异常。睾丸鞘膜积液重点应与腹股沟斜疝进行鉴别。故查体时还应重点注意：患儿有无哭闹，腹部有无膨隆、包块？阴囊包块的质地(实体或是囊性?)、大小，可否回纳、挤压包块时大小是否有变化？听诊腹部肠鸣是否正常、有无高调肠鸣、有无气过水声，阴囊包块局部有无肠鸣音？

    1.腹部体征；

    2.阴囊；

    3.腹股沟区。

    体格检查结果：腹部平滑、柔软、无压痛、无肠型。听诊肠鸣音正常，无高调肠鸣、无气过水声。左侧阴囊体积长大，可扪及囊性包块，不能回纳。左侧睾丸、附睾不能扪及，右侧睾丸、附睾正常。挤压包块时可变小，听诊无肠鸣音，透光试验阳性。腹股沟区未见明显包块。

    根据结果进一步考虑到的可能疾病为：左侧睾丸交通性鞘膜积液。

四、进一步的辅助检查

> **思维提示**：本病可以依据病史及查体即可诊断，实验室和影像学检查仅用作辅助诊断及鉴别诊断。临床病史、查体加上阴囊彩色多普勒超声，可以准确诊断鞘膜积液。鞘膜积液主要分为睾丸鞘膜积液、精索鞘膜积液(精索囊肿)、交通性鞘膜积液三类。若睾丸鞘膜积液量较多时，可能无法扪及睾丸、附睾，此时彩超可与睾丸肿瘤相鉴别，超声对于精索鞘膜积液的诊断也有帮助。成人患者在鞘膜积液不能确定诊断时，只要能够排除腹股沟斜疝的可能，就可以考虑进行诊断性穿刺，如抽出的液体为淡黄色、清凉透明的液体即可以诊断鞘膜积液。但是，在超声检查广泛普及的今天，诊断性穿刺几乎不再使用。

    1.血常规、CRP、ESR；

    2.胸部X线片；

    3.阴囊彩色多普勒超声。

    辅助检查结果：

    血常规、CPR、ESR：均在正常范围；

    胸部影像学：正常；

    阴囊彩超：左侧阴囊内见液性暗区，范围约4.2cm×2.1cm，左侧睾丸、附睾受压推移；右侧睾丸附睾未见异常。提示：左侧睾丸鞘膜积液。

五、诊断

左侧睾丸交通性鞘膜积液

> **思维提示**：根据病史、体格检查的结果以及阴囊彩色多普勒超声，睾丸鞘膜积液的诊断一般不困难。但仍需与以下疾病进行鉴别。

鉴别诊断：

1．腹股沟斜疝　为可复性包块，咳嗽时内环口处有冲击感；有时阴囊包块局部有肠鸣音，且透光试验呈阴性；彩超可帮助进行鉴别。

2．睾丸肿瘤　为实性包块，质硬且沉重，透光试验阴性，一般呈持续性增长；彩超可帮助进行鉴别。

3．精液囊肿　常位于睾丸上方附睾头部，多呈圆形或卵圆形，体积一般不大，穿刺可见乳白色液体，内含精子；彩超也可辅助进行鉴别。

4．在继发性鞘膜积液的病例中，鞘膜积血常有外伤史，可有压痛、阴囊皮肤青紫等相关症状、体征；鞘膜积糜多见于丝虫病，常有感染史或疫区生活史，常伴腹股沟淋巴结肿大和（或）下肢水肿，阴囊皮肤可呈象皮肿样改变；上述两种情况透光试验均可为阴性。穿刺抽取积液时，前者为血性液体，后者为乳白色，含脂肪滴，乳糜试验呈阳性。

六、治疗方案

> **思维提示**：通常来说，对于大多数出生时即出现的单纯性睾丸鞘膜积液应当予以观察，通常患儿在2岁内鞘膜积液基本会自行消退。对于2岁以上的鞘膜积液患儿，可能存在鞘状突未闭，应采取外科手术来治疗。对于婴幼儿一般不采取鞘膜积液抽吸，因可能导致感染，且复发率较高。对于确诊为非交通性的睾丸鞘膜积液，手术仅需采取经患侧阴囊中份的直或横切口来进行。手术方式有：鞘膜开窗术、鞘膜翻转术、鞘膜切除术及鞘膜折叠术。对于确诊或者不能排除为交通性鞘膜积液者都需行患侧经腹股沟的斜切口来施术：打开腹股沟管，显露精索，解剖壁层鞘膜，再将睾丸挤压、提拉至切口以外，切开睾丸鞘膜的积液部，仔细探查鞘膜积液腔内的情况，确定囊腔内是否有未封闭的开口，开口的大小以及是否与鞘状突相通。确认没有未封闭的开口后即可将鞘膜充分切除；如果存在有未封闭的开口，则应仔细解剖鞘状突直至内环处，并将其高位妥善结扎。当鞘状突明显宽大时，应行高位疝囊结扎、悬吊术，以预防发生腹股沟疝。待鞘状突处理完毕后再处理局部的睾丸鞘膜。

手术方式：采取左侧腹股沟切口，因术中见鞘突状未闭，故行鞘突状高位结扎术，并同时行鞘膜翻转术。

七、出院医嘱

> **思维提示**：出院医嘱应重点关注：手术并发症；手术恢复情况；鞘膜积液有无复发等。

1. 术后一月泌尿外科门诊复查；

2. 如有发热、切口及阴囊内肿痛等不适应及时就诊；

3. 泌尿外科定期随访。

八、随访计划

思维提示：手术治疗康复后，随访的主要目的是评估手术效果，积液有无复发。

1. 体格检查；

2. 阴囊彩超；

患者术后门诊规律随诊1年，体格检查及阴囊彩超均未提示复发。

病例 48   检查发现右肾积水 10 个月入院

患者女性,4 月龄,于 2013 年 4 月 2 日入院

一、主诉

检查发现右肾积水 10 个月入院(注:在早期胎检即发现积水)

二、病史询问

> **思维提示**:肾积水是梗阻最有意义的征象。患者肾积水可以是先天性的,也可以是后天引起的。肾积水可以引起腰痛,也可以无任何症状,因此需要行进一步检查明确诊断。肾积水原因可以是由于各种原因引起的尿路梗阻从而引起肾盂肾盏扩大伴有肾组织萎缩。尿路梗阻原因一般以结石、前列腺增生、炎症等最为常见。尿路梗阻可发生于泌尿道的任何部位,可为单侧或双侧。阻塞的程度可为完全性或不完全性,持续一定时间后都可引起肾盂积水。梗阻以上部位因尿液排出不畅而压力逐渐增高,管腔扩大,最终导致肾脏积水,扩张,肾实质变薄、肾功能减退,若双侧梗阻,则出现无尿、严重的引起尿毒症危及生命。单侧的话往往引起同侧输尿管扩张,若梗阻部位位于输尿管下段,则引起全段输尿管扩张积水,随着病程的发展输尿管管径逐渐增加。男性胎儿肾积水发病率为女性的 4~5 倍。发现有肾积水,首先要寻找引起积水的部位及原因。

(一)问诊主要内容及目的

1. 孕几月检查时发现的胎儿肾积水? 在哪家医院产前检查时发现的? 当时肾盂集合部分离的大小?

2. 随着妊娠的进展,胎儿肾盂集合部分离的变化情况? 有无到相应儿童泌尿专科询问过相应情况?

3. 母亲孕期有无患病? 有无特殊服药史? 分娩时有无特殊?

4. 孩子出生后,小便是什么时候解出? 小便的颜色和量有无异常? 孩子的饮食、睡眠、大便、体重增长等有无异常? 有无将小孩送至专科检查? 检查情况如何?

5. 孩子出生后有无炎症感染病史?

(二)问诊结果及思维提示

患者为婴儿,不能言语。无其他系统疾病。本次发病前无明确诱因。患者自 10 个月前的产前检查发现右肾积水,出生后定期动态检查,积水逐渐加重。无明显不适症状。

> **思维提示**:患儿年龄小,尚不能言语,也未发现不适症状体征。因产前检查发现有肾积水,产后动态监测非常重要。如积水减轻或消失,可定期复查观察,如积水继续加重,需行手术治疗。早期治疗效果较好,肾功能影响较小。患者体格检查通常无明显体征,但通过辅助检查可发现。年纪稍大的患儿,可能出现单侧腰痛,腰部不适等症状,也需要行辅助检查确诊。辅助检查中,确诊肾积水最简单的方法是行泌尿系统彩超检查。绝大多数的肾积水可以通过彩超确诊。

三、体格检查

（一）重点检查内容和目的

在对患者进行系统的、全面的检查同时，应重点注意准确测量体温和腰部体征，尤其是肾区叩痛，输尿管走行区压痛，耻骨上膀胱区压痛均未查见。

（二）体格检查结果及思维提示

T 36.2℃，R 25 次 / 分，P 96 次 / 分，BP 90/60mmHg。神志清楚，呼吸平稳，自动体位。口唇无发绀，气管居中，无三凹征。胸廓对称，双侧呼吸运动一致，双肺叩诊呈清音。双肺听诊未闻及异常。心界不大，心音纯、律齐，未闻及奔马律和各瓣膜区杂音。腹部、四肢、神经等系统检查未见异常。

> **思维提示**：巨输尿管症体检可无任何明显异常发现，也可能有肾区叩痛。常规的体格检查对于巨输尿管症的诊断帮助不大。通常巨输尿管症的诊断需要依靠进一步的辅助检查。随着产前超声检查的常规进行和超声诊断技术的改进，早期发现输尿管扩张的比例比以前明显增加。超声检查是任何一个可疑尿路异常儿童的最初检查。它可以根据存在或缺乏输尿管扩张将巨输尿管症与肾盂输尿管交界处梗阻区分开来，而且可在以后的随访中提供肾盂输尿管积水程度的基线水平，而且可以发现伴随的异常。但超声检查是单纯的描述性影像学检查，缺乏定量评估肾功能及引流情况的能力。相对而言，CT 和 CTU 可明确显示泌尿系统整体积水情况及有无明确梗阻部位，还可以明确整个泌尿系统和周围组织的关系，排除结石及肿瘤性病变，在以后的诊断中起到更为重要的作用。

四、实验室和影像学检查

（一）初步检查内容及目的

1. 泌尿系彩超初步证实输尿管扩张积水；

2. CT 及 CTU 明确输尿管积水梗阻程度及与周围组织关系；

3. 尿常规明确有无尿路感染。

（二）检查结果及思维提示

1. 彩超提示右侧输尿管全段扩张积水，右肾重度积水，右侧输尿管末端囊性占位，未见明显结石及肿瘤病变。

2. CT 提示右肾盂重度积水，右侧输尿管全程扩张，输尿管远端囊状影突入膀胱（图 48-1）。

3. 尿分析示白细胞（+++），268/HP。

> **思维提示**：根据结果初步考虑的疾病可能为：巨输尿管症？右输尿管膀胱交界处狭窄？需要通过手术探查确定。过去关于巨输尿管症的研究：缺乏一个独立可靠的区分梗阻和非梗阻性扩张的诊断标准，不能预测术后肾脏功能恢复的程度。根据术中探查情况再决定具体手术方式。由于细菌感染可以造成肾实质以及肾功能的损伤，故在婴幼儿泌尿系感染的快速诊断和评估是极为必要的。婴幼儿泌尿系感染症状不明显，多表现为全身症状，如发热、易激惹、喂养困难、呕吐和腹泻。治疗多选用第三代头孢类抗生素。住院还是门诊治疗，输液还是口服给药，则取决于患儿的临床状况。

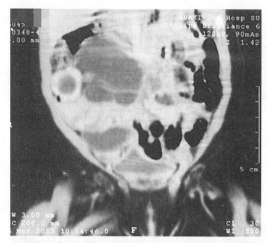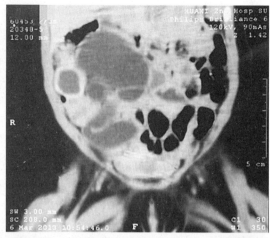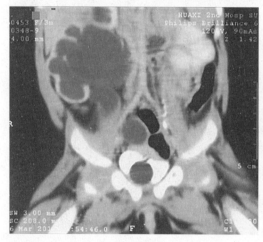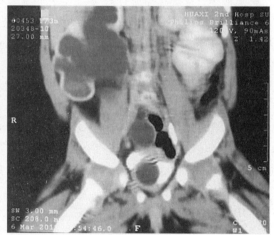

图48-1 CT及CTU显示扩张的右侧肾盂和输尿管

五、治疗方案及理由

1. 方案 头孢克洛 0.5g，静脉滴注，每日一次，控制尿路感染，然后行手术探查。

2. 理由 巨输尿管引起的症状不能通过服药或其他非手术方式纠正，因此需行手术探查及治疗。

六、治疗效果及思维提示

手术探查：术中见患侧肾盂及输尿管全程扩张，输尿管远端未见明显狭窄，将输尿管切断后行输尿管膀胱再植术，并对扩张的输尿管行成形术（图48-2）。手术顺利，患者术后无明显不适。术后门诊随访3个月未见明显异常。

> **思维提示**：巨输尿管症可能会发生梗阻、反流，或两者兼有，或两者兼无。大多数患者两者兼无。既可能来自输尿管内在的原发性因素，也可能来自于继发性病理过程。分类分为梗阻型，反流型，非梗阻非反流型，又反流又梗阻型。各型又可分为原发性和继发性。大多数新生儿巨输尿管症都是原发性非梗阻性非反流性巨输尿管症。对于没有感

染因素的乳幼儿的轻症原发性巨输尿管症可保守观察，自 1960 年以来应用裁剪输尿管远段后做防止反流的输尿管膀胱吻合术，显著地提高了手术效果，对于合并肾盂输尿管连接部梗阻的病例，二期做成形术。有泌尿系感染的患儿，用药物控制感染是治疗的重要措施。一旦准备手术纠正，无论何种巨输尿管症病因，输尿管膀胱吻合术的目的与非扩张输尿管是相同的。对输尿管进行裁剪通常来说对于获取成功再植所需的足够长度 - 直径比是很有必要的。折叠术对于中度扩张的输尿管是有效的。对于极为巨大的输尿管，裁剪更为合适。手术的并发症主要有梗阻和反流。反流性巨输尿管症由于高度膀胱输尿管反流，故输尿管易扩张、伸长和屈曲。本症通常是进行性发展，故原则上应早期做防止反流的输尿管膀胱再吻合术。机械梗阻性巨输尿管症与原发性巨输尿管不易区别，因后者并发感染，则可形成远端狭窄段。诊断用点滴静脉肾盂造影及逆行输尿管造影（此时输尿管较难插入导管）。治疗原则上用防止反流的膀胱输尿管再吻合术。用抗生素是保证手术成功的必要手段，减少肾内感染的目的也是保护肾功能。故宜用肾毒性低的抗生素，并且在药敏试验和肾功能指标的参考下进行，才能有的放矢。

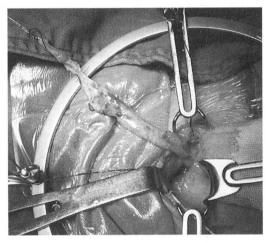

图 48-2　手术探查见扩张的右侧输尿管

七、对本病例的思考

先天性巨输尿管，又称先天性输尿管末端功能性梗阻。男多于女，略好发于左侧，大约 25% 患者双侧出现。大量病例在子宫内胎儿期发现，出生后确诊。临床上，患者有尿路感染、腹痛或血尿。真正的病因不明，可能与输尿管末端，即输尿管与膀胱交界处的肌肉与神经节功能失常，造成近端梗阻扩张。成人发病缓慢，肾功能损害较轻。在小儿，则输尿管大多极端扩张，肾功能受损较重，并往往有上尿路的感染。其主要特点是全程输尿管扩张，但无机械梗阻和反流性病变。治疗包括保守治疗和输尿管膀胱再植术，将有梗阻作用的末段输尿管切除，做抗反流的输尿管膀胱再植术，对于过大的输尿管应作裁剪和折叠。若患者肾功能差，合并感染，全身状况差，可先行肾穿刺造瘘术，等待肾功能恢复、全身状况好转后可行输尿管膀胱再植术。巨输尿管症的患者只要肾功能未丧失，无反复的尿路感染，一般手术治疗效果良好。

病例49　发现尿道开口异位1年半

男孩，1岁6个月，来自四川简阳，父母带孩子来就诊

一、主诉

发现尿道开口异位1年半

二、病史询问

> **思维提示：**小孩的尿道开口异常多为先天性疾病，尿道下裂最常见，较少见的有尿道上裂、重复尿道畸形等。多数患儿不伴有排尿困难和尿失禁，少数患儿由于排尿后因护理不当可发生阴囊、会阴尿疹。尿道下裂可以因病情的程度不同，而畸形的严重程度不一，其合并其他畸形的发生率也不同，如：隐睾、腹股沟疝、前列腺小囊及性别畸形等。一般来说远侧型和中段型尿道下裂的阴茎弯曲较轻，没有阴囊的分裂，而近侧型尿道下裂弯曲严重，阴囊分裂明显。通常认为近侧型尿道下裂的患儿有一定的生殖内分泌缺陷，如雄激素不敏感综合征和性别畸形，其远期的生育能力和性功能会有障碍。尿道下裂的发生除遗传学因素外，早产儿、低体重儿的发生比例也会增加，近年来认为与环境的污染有关，先兆流产和保胎治疗是患病的危险因素。

1．有无排尿异常？
2．有无尿路感染史？
3．有无腹股沟疝及阴囊包括情况？
4．孕产史，母亲孕早期有无先兆流产史，特殊药物接触史等。
5．疾病治疗史。

询问结果：患儿出生时即发现阴茎异样，尿道开口于阴茎腹侧。无排尿异常及尿路感染史，无腹股沟疝，阴囊无包块出现，母亲孕早期有先兆流产情况，曾注射黄体酮保胎。患儿出生后3个月曾来医院就诊，建议1岁以后手术治疗。

初步考虑疾病为：先天性尿道下裂。

三、初步的体格检查

> **思维提示：**整体观察患儿的发育营养情况，然后让患儿平卧，脱去裤子进一步检查。首先观察外阴的整体畸形情况。检查的注意点：①尿道开口的平面；②阴茎弯曲的程度和阴茎体的大小；③包皮的异常分布和发育情况；④有无阴囊分裂；⑤双侧睾丸位置、大小及硬度情况；⑥是否合并腹股沟疝或鞘膜积液。诸项检查结果可以对患儿的病情严重程度、发育情况及合并畸形作出初步判断。

体检结果：尿道开口于阴茎体中份，阴茎轻 - 中度弯曲，包皮不完整，呈头巾状分布，无阴囊分裂，无隐睾、斜疝及鞘膜积液。根据以上的病史及体格检查初步诊断为：先天性尿道下裂，中段型（阴茎体型）（文末彩图49-1）。

四、进一步的检查

1. 泌尿系超声波检查?
2. 是否做染色体核型分析?

> **思维提示**：一般认为，重度尿道下裂（近侧型尿道下裂）合并发生上尿路畸形的几率增加，如：肾输尿管积水。若合并有隐睾和斜疝，其发生性别畸形的几率约为20%，另外，由于苗勒氏管退化不全，部分近侧型尿道下裂会残留前列腺小囊。对于近侧性尿道下裂患儿常规应做泌尿系超声波检查和染色体核型分析。最常见的性别畸形是真两性畸形及条索性腺综合征。

初步诊断：先天性尿道下裂（中段型）。

五、治疗方案

> **思维提示**：尿道下裂的治疗时机依据各医院的技术条件及患儿的发育成熟情况而决定。一般在1~3岁可进行手术治疗。手术方案的选择上分为一期修复和分期修复，分期修复仅适用于严重的近侧型尿道下裂（第一期做阴茎下曲矫正，第二期做尿道成形），现在国内多数医疗中心及患儿家属均愿做一期修复。在一期修复的手术方式中，又分为保留尿道板和横断尿道板的两大类手术方法（见附表）。其选择的原则是：保留尿道板若不能完全矫正下曲，则需选择横断尿道板的手术方式。尿道下裂一期修复的手术内容包括：阴茎下曲矫正、尿道成形、尿道口重建及龟头成形、阴茎成形和阴囊成形（限于近侧型尿道下裂）几个部分。尿道下裂修复的效果应达到：①阴茎下曲完全矫正；②尿道开口于龟头正位；③阴茎外观接近正常；④尿道排尿功能良好；⑤成年后能有正常的性生活。但无论哪种尿道下裂修复手术都一直保持一定的并发症发生率（10%~20%），主要包括：尿瘘、尿道狭窄、尿道憩室、龟头裂开、尿道口退缩、感染、皮瓣缺血坏死、尿道裂开及残余阴茎下曲等。在与患儿家属交流沟通时应注意进行充分说明。

> **本例手术方法**：Snodgrass尿道成形术（TIP尿道板纵切卷管尿道成形术）（图49-2）

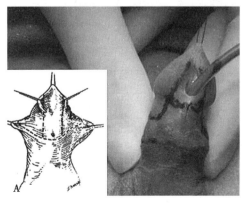

图49-2　TIP手术示意图

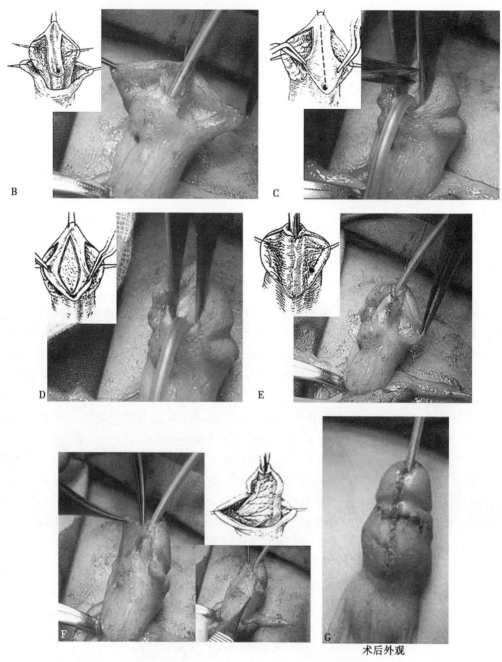

图 49-2　TIP 手术示意图（续）

> **思维提示**：本例患儿阴茎弯曲较轻，阴茎皮肤筋膜脱套后下曲矫正，尿道板宽且龟头槽沟较深，很适合用该手术矫治。

手术后建议：有效的术后镇痛，定期更换敷料，保持尿管的通畅引流，保持尿管 9～11 天，同时静脉使用抗生素 5 天。

六、随访内容和下一步治疗计划

定期的门诊随访,出院后 2 周、1 个月、2 个月、6 个月。

思维提示:尿道下裂修复术后有一个较长时期的恢复过程,早期皮瓣、包皮的水肿约 2～3 周,龟头及包皮表皮损伤的修复约需 2 周,瘢痕的增生稳定 2～3 个月。所以随访过程中因注意包皮水肿的消退情况,有无炎症,注重排尿情况的变化,预防尿道狭窄的发生。

七、出院医嘱

1. 避免损伤;

2. 2%～2.5% 温盐水浸泡,每次 20～30 分钟,每日 2～3 次;

3. 外用聚维酮碘(碘伏)液消毒,每日 3 次,约 1 周;

4. 出院后 2 周、1 个月、2 个月、6 个月定期门诊复查,若有排尿异常,及时复诊。

思维提示:出院医嘱应当详尽,并要与患儿家属逐条说明。出院后阴茎碰撞后致伤口裂开时有发生。由于患儿无保护意识,有些小孩喜好俯卧睡眠都需家长关注。温盐水的浓度十分重要,过高、过低都达不到治疗的需要。温盐水浸泡能达到消肿、消毒、促进血液循环及减轻瘢痕增生的疗效。患儿的排尿情况每天必须观察,早期由于皮瓣水肿可能导致尿线变细,但患儿并不排尿费力,若患儿尿线变细并出现排尿费力情况,常说明有瘢痕性狭窄,常发生在术后 1～2 个月期间,应特别注意。

附表:

尿道下裂修复手术方案

一、保留尿道板手术方式

1. Snodgrass 手术(TIP 尿道板纵切卷管尿道成形术)

2. Matlieu 手术(尿道口基地血管皮瓣加盖术)

3. Onlay 手术(Onlay Island Flap procedure 岛状包皮瓣尿道板加盖术)

4. MAGPI 手术(meatal advancement and glanuloplasty incorporated procedure 尿道口前移龟头成形术)

5. 尿道拖出手术(urethral advancement procedure)

二、横断尿道板的手术方式

1. Duckett 手术(横行岛状包皮瓣尿道成形术)

2. 纵行岛状包皮瓣尿道成形术

3. Koyanagi 手术(用于近侧型尿道下裂)

4. Duckett＋Duplay 手术(用于近侧型尿道下裂)

三、分期手术(Stage-repair procedure)

病例50 检查发现左肾积水8个月余

男孩,4月5天,四川南充人,患儿母亲带孩子就诊

一、主诉

检查发现左肾积水8个月余(注:该患者为胎儿时即发现有肾积水)

二、根据家长的主诉,需要进一步询问

> **思维提示**:随着现代医疗技术的进步,母亲孕期便可发现胎儿神经系统、心血管系统、泌尿系统、消化系统、运动系统的部分先天性畸形,并在产科医生、儿童内科医生、儿童外科医生、影像科医生等的共同专业指导和建议下,决定相应畸形最佳的处理方式和时间。母亲孕期的超声波检查,可比较敏感地发现胎儿的肾积水,故向家长详细了解孩子的妊娠史是非常重要的。
>
> 对于母亲孕期发现的胎儿肾积水,若未合并其他系统的严重畸形,一般不建议终止妊娠,但需向家长说明动态观察的必要性和重要性。除了母亲孕期的超声波检查,婴儿出生后,应注意观察小便的颜色和量,并于1周内到专科医院完善泌尿系超声波检查和小便常规检查,根据如上的系列检查资料,医生可了解肾积水的动态变化情况,以决定最佳的处理方式和时间。

1. 孕几月检查时发现的胎儿肾积水?在哪家医院产前检查时发现的?当时肾盂集合部分离的大小?
2. 随着妊娠的进展,胎儿肾盂集合部分离的变化情况?有无到相应儿童泌尿专科询问过相应情况?
3. 母亲孕期有无患病?有无特殊服药史?分娩时有无特殊?
4. 孩子出生后,小便是什么时候解出?小便的颜色和量有无异常?孩子的饮食、睡眠、大便、体重增长等有无异常?有无将小孩送至专科检查?检查情况如何?
5. 孩子出生后有无外伤病史?有无炎症感染病史?
6. 父母双方有无肿瘤的家族史或其他特殊病史?

询问结果:母亲孕5月余时,在华西妇女儿童医院常规产前检查时发现的胎儿肾积水,当时超声波检查提示胎儿左侧肾盂集合部分离约0.7cm;随着妊娠的进展,胎儿肾盂集合部分离逐渐增大,到华西医院小儿泌尿外科专科门诊咨询后,医生建议继续妊娠并动态观察肾积水的变化;母亲孕期无患病,无特殊服药史,分娩时无特殊,孩子为足月剖宫产;孩子出生后,小便24小时内解出,为清亮淡黄色,量无异常,孩子的饮食、睡眠、大便无异常,体重正常增长;生后1周,将小孩送至华西医院小儿泌尿外科门诊,查体无特殊,小便常规未见异常,泌尿系超声波检查提示左肾积水,肾盂集合部分离约1.8cm,医生建议孩子每月复查一次小便常规检查和泌尿系超声波检查,避免外伤,注意观察小便的颜色和量,因孩子一般情况好,生长发育正常,无特别不适,故未按时坚持复查;孩子出生后无外伤史,无炎症感染病史;父母双方无肿瘤的家族史和其他特殊病史。

根据结果初步考虑诊断：左肾积水。

三、初步的体格检查

> **思维提示**：此类婴儿肾积水，主要的体征为腹部包块，故查体时一定要和家长一起哄着孩子，这样孩子容易合作，不易哭闹。需尽量脱掉外衣，暴露全腹，以利于全面的体格检查，不至于遗漏重要的体征。除评估患儿总体的发育和营养情况外，重点检查腹部外科情况，其腹部查体一般遵循视诊、听诊、触诊、叩诊的顺序，视诊重点观察腹部外观、有无胃肠型和蠕动波、腹壁有无静脉曲张等，听诊重点了解肠鸣音情况、有无异常血管音等，触诊主要了解有无肌紧张、有无压痛和反跳痛、有无包块、包块的大小、边界、质地、活动度等，叩诊重点了解肝浊音界、有无移动性浊音、耻骨上膀胱叩诊情况等。部分特殊患儿需注意检查肾区叩痛、输尿管行径区压痛、直肠指检、会阴部外观及尿道、阴道、肛门的开口位置及大小。对尚无法用语言表达或无法用语言准确表达的婴幼儿，查体时需重点观察患儿突然哭闹或表情突然变化的情况，需仔细体会肌紧张的范围和程度。

1. 患儿的总体发育和营养情况；
2. 腹部的视诊、听诊、触诊、叩诊；
3. 肾区叩痛、输尿管行经区压痛。

体格检查结果：患儿生命体征平稳；生长发育佳，营养情况良好；腹部膨隆，未见胃肠型及蠕动波，未见腹部静脉曲张；肠鸣音未闻及异常，未闻及异常血管音；全腹软，无肌紧张，左侧腹可扪及一囊性包块，大小约 8cm×6cm×5cm 大小，边界清楚，活动度可；移动性浊音阴性，耻骨上膀胱叩诊呈鼓音；叩诊肾区和按压输尿管行径区时患儿未哭闹。

根据结果进一步考虑到的可能疾病为：左肾积水；重度？

四、进一步的检查

> **思维提示**：对于泌尿系统，辅助检查首选泌尿系超声波检查和小便常规检查，该类检查安全、无创、可重复使用；通过检查，可初步了解泌尿系统的发育情况、有无先天畸形、有无肿瘤、有无泌尿系感染等，是泌尿系统最常用的筛查方法。根据上述检查结果，进一步选择泌尿系增强 CT 并三维重建检查 (CTU)、静脉肾造影检查 (IVP)、逆行肾造影检查、泌尿系 MRI 水成像 (MRU)、肾核素扫描检查等。
>
> 　　泌尿系统增强 CT 并三维重建检查 (CTU) 是近年来婴儿肾积水的常用检查方式，该检查无创、快速、准确，能清楚地显示肾脏发育情况、肾积水的程度、输尿管是否扩张迂曲、有无输尿管囊肿、膀胱形态如何，能三维重建，图像清晰直观；能明确肾脏与周围组织的位置关系并能初步了解双侧肾脏功能等，一次检查达到多种目的，对手术方案设计有重要的参考价值；但该检查 X 线射线暴露量较大，短时间内不宜重复检查，若近期内有做手术考虑，应谨慎选用。对造影剂有过敏反应的患儿禁用。
>
> 　　静脉肾造影检查 (IVP) 是泌尿系统最常用且有效的检查方法之一，该检查可显示肾盂、肾盏、输尿管及膀胱内腔解剖形态，还可了解双肾的排泄功能，是肾积水经典的检查方法。但因婴儿尿液浓缩功能较弱、肠道胀气明显，故 IVP 显影常不清晰，特别是重度肾积水的婴儿，故不常规选用。

逆行肾盂造影检查对于分侧肾盂、肾盏、输尿管显影清楚,不受肾脏自然分泌功能影响,但有创,对于婴幼儿,需全身麻醉且要求配套的腔镜和插管设备,故不常规选用。

泌尿系统 MRI 水成像(MRU)是利用磁共振水成像原理,对尿路中的尿液成分进行成像,能清晰地显示肾脏集合系统、输尿管、膀胱;泌尿道内的尿液是天然对比剂,即使肾功能明显受损也能良好显影,在泌尿系有感染时也可使用;非侵袭性、无放射线,不用造影剂,安全性高;能三维重建,图像清晰直观;但检查耗时较长,检查过程中需保持同一姿势,婴幼儿使用需麻醉镇静和监护,且对肾功能的评估有限,故亦不常规选用。

肾核素扫描检查是将含有放射性核素的示踪剂经静脉引入泌尿生殖系统脏器,通过体表探测发出的射线来测定肾脏的功能、显示肾脏形态、了解泌尿系有无梗阻因素存在,该检查无创、简便、灵敏、定量,可较准确地量化双侧肾脏的功能,但无法直观了解输尿管、膀胱的形态和发育情况,以及肾脏与周围组织的位置关系等,故常和 CTU 联合使用,以进一步指导最佳手术方案的选择,并可作为随访肾积水术后肾功能恢复的重要定量指标。

1. 该患儿小便常规、血常规、肾功能及电解质检查均未见异常。

2. 超声波检查,结果如图 50-1 所示。

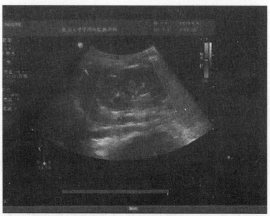
右肾

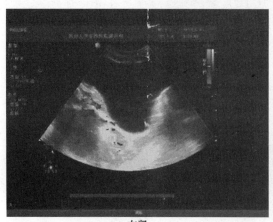
左肾

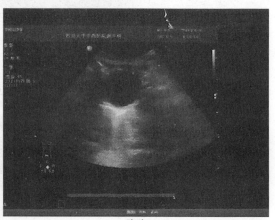
膀胱

图 50-1 超声波检查

3．泌尿系统增强CT并三维重建(CTU)检查，结果如图50-2所示。

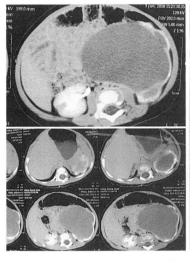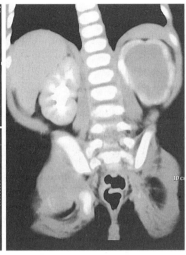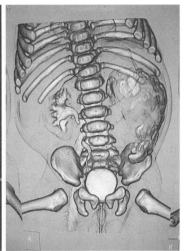

图50-2　泌尿系统增强CT并三维重建(CTU)检查

五、初步诊断

左肾重度积水：肾盂输尿管连接处狭窄？

> **思维提示**：从患儿的超声波检查(图50-1)以及CTU检查(图50-2)上，可发现：左肾重度积水，肾盂明显扩张，肾皮质变薄，左输尿管未见扩张，肾盂输尿管连接处有明显的梗阻存在；右肾形态、功能未见异常，右输尿管未见扩张；膀胱未见异常；故比较容易作出影像学诊断：左侧重度积水，考虑该梗阻的原因以肾盂输尿管连接处狭窄的可能性大。
>
> 另外，在诊断左肾重度积水：肾盂输尿管连接处狭窄？时需要和下列疾病进行鉴别。

1．输尿管膀胱连接处狭窄　病史和查体不容易鉴别，但超声波以及CTU检查可发现肾积水同时伴有同侧输尿管迂曲扩张，部分伴有输尿管下段囊肿。但需特别注意，在婴幼儿的肾积水中，约有2%～5%的患儿在肾盂输尿管连接处狭窄的同时合并输尿管膀胱连接处狭窄。

2．膀胱输尿管反流　患儿有反复尿路感染的病史；部分患儿出现分次排尿现象；排尿性尿路造影比较容易鉴别。

3．重复肾输尿管畸形　重复肾输尿管畸形的临床表现多样，对于以重复上部肾或下部肾积水为主要表现的重复肾输尿管畸形，病史和查体不容易鉴别，但超声波以及CTU检查可发现两套独立的集合系统。

4．单纯肾囊肿　是单侧或双侧肾出现一个或数个大小不等的、与外界不相通的囊腔；患者绝大多数为成年人，儿童中少见；超声波和增强CT检查可见囊壁薄而透明，内含淡黄色清亮液体；肾皮质厚度无明显改变。

5．多囊肾　是一种常见的遗传病，有家族史，超声波和增强CT检查主要发现双侧肾脏有多个大小不一的囊肿。

六、初步治疗方案

> **思维提示**：根据肾盂输尿管连接处梗阻所致肾积水的程度，可分为轻、中、重度，并可根据病情选择不同的治疗方案。
>
> 一般来说，当肾盂集合系统分离 <3.0cm 或肾核素扫描检查提示分侧肾功能 >40% 时，一般建议观察，并根据病情，每 1~6 个月复查一次泌尿系超声波以及小便常规检查；若肾积水进行性扩大或肾核素扫描检查提示肾功受损、分侧肾功能 <35% 或患儿反复出现腹痛、血尿、尿路感染等临床症状，则建议积极完善 CTU 检查，根据检查结果选择不同的治疗方案。手术一般以离断式肾盂成形术为主（常规开放手术或腹腔镜手术均可）；若患肾皮质菲薄且肾核素扫描检查提示患侧分肾功能 <10% 而对侧肾脏功能正常时，可建议行患肾切除术。
>
> 新生儿和婴儿的肾积水较特殊，随着输尿管的发育成熟，大多数肾积水可自行缓解。通常以集合系统分离 1.5cm 以下、1.5~3cm、3cm 以上分为轻、中、重度肾积水。1.5cm 以下者多数可自行缓解；1.5~3cm 的中度积水应密切观察，每 1~3 个月复查泌尿系超声波检查；3cm 以上多数需手术治疗，应根据肾脏积水的程度、肾功能受损情况及患儿全身情况选择适时选择手术时机。

　　该患儿在观察随访过程中左肾积水程度逐渐增加，目前为左肾重度积水，结合影像学资料，以肾盂输尿管连接处狭窄可能性大，因该患儿一般情况好，可耐受大中型手术，故和患儿家属详细沟通以及积极术前准备后，于全麻下行左侧离断式肾盂成形术，术中见左肾体积长大、实质变薄，外观呈分叶状改变，肾盂积水扩张，肾外肾盂体积约 8cm × 6cm × 5cm，肾盂输尿管连接部狭窄，输尿管未见明显扩张，F4 输尿管插管向下顺利探入膀胱，如图 50-3 所示。术后诊断：左肾重度积水：肾盂输尿管连接处狭窄（UPJO）。

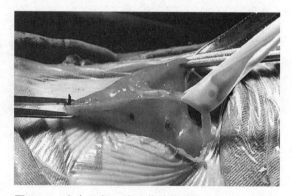

图 50-3　术中见肾盂输尿管连接处狭窄

七、术后处理

> **思维提示**：离断式肾盂成形术后有吻合口狭窄或漏尿的可能性，故除掌握精细的手术操作技术外，还需注意各类引流管放置的位置和时间。若合并输尿管中下段异常无法通过输尿管插管，注意保持肾造瘘管的固定稳固和引流通畅，术后 3 个月行顺行肾脏及输尿管造影以明确输尿管中下段情况，必要时，需行输尿管中下段手术。

　　1. 术后静脉使用抗生素 5 天。

　　2. 术后第 2 日，恢复流质饮食；肛门排气排便后，恢复普食。

　　3. 术后第 2 天，拔除放置于创腔下份的血浆引流管。

4. 术后5天,拔除尿管。

5. 术后9~11天,视伤口愈合情况拆线。

6. 若术中放置输尿管支架管,则术后1个月,膀胱镜下摘除输尿管支架管。

7. 若术中放置肾造瘘管,则予以保留并每月更换一次,待术后3个月行顺行肾脏及输尿管造影以明确输尿管中下段情况,以决定是否需择期行输尿管中下段手术。

八、出院医嘱和随访内容

> **思维提示**:良好的医患沟通是避免矛盾的重要手段,出院医嘱应当尽量的详尽,并且要和家长逐条说明。
>
> 离断式肾盂成形术后6天即可安排出院,故对于出院医嘱主要有两点:一是需详细说明伤口拆线时间和各类引流管的护理要求和拔除时间;二是需说明肾积水术后动态随诊观察的重要性。

1. 术后9~11天视伤口愈合情况拆线。

2. 适量多饮水,勤排尿,避免感染;避免剧烈活动导致明显血尿。

3. 术后1个月门诊复诊,安排泌尿系超声波检查以及小便常规检查,复诊时请携带出院病情证明书,以安排膀胱镜下摘除输尿管支架管。拔除输尿管支架管后3个月,需再次复查泌尿系超声波检查以及小便常规检查,如图50-4所示。

4. 定期到医院随访,病情变化及时到医院就诊。

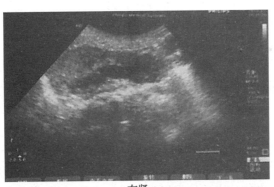

左肾

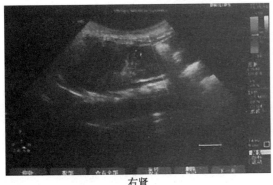

右肾

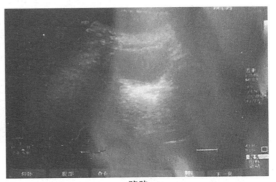

膀胱

图50-4 离断式肾盂成形术后超声波检查结果

病例51 间断腹痛1年余，检查发现左肾积水近1年

男,10岁10个月,四川成都人,患儿父亲带孩子就诊

一、主诉

间断腹痛1年余,检查发现左肾积水近1年

二、根据家长的主诉,需要进一步询问

> **思维提示**:学龄期儿童的间断腹痛可考虑不同的系统来源,如消化系统、泌尿系统等;可由炎症、先天性发育异常、结石、肿瘤、外伤等引起,也可因胃肠功能不适引起;可合并不同的临床表现,如发热、恶心、呕吐、腹胀、腹泻、血便、便秘、黄疸、尿频、尿痛、血尿等。故询问病史时,应仔细询问腹痛的性质、腹痛的部位以及腹痛的伴随症状。因该患儿检查发现肾积水,故询问病史过程中应重点留意泌尿系的情况。

1. 腹痛的部位? 腹痛的性质? 腹痛发作时,有无其他不适症状,如发热、恶心、呕吐、腹胀、腹泻、血便、便秘、黄疸、尿频、尿痛、血尿等? 腹痛发作后,会持续多长的时间?

2. 是否到医院诊治? 情况如何? 有无复诊? 复诊情况如何?

3. 孩子有无外伤病史?

4. 父母双方有无肿瘤的家族史或其他特殊病史?

询问结果:腹痛以左侧腹部阵痛为主,有时伴有恶心、呕吐,不伴发热、腹胀、腹泻、血便、便秘、黄疸、尿频、尿痛、血尿等症状;腹痛发作后,一般要持续1～3天时间,需到相应医院输液治疗后才能好转;腹痛发作的频率大概是每年3～4次;每次发作时的临床症状都基本相似;近1年前,患儿腹痛发作时,于华西妇女儿童医院急诊就诊,行相关检查发现左肾积水,肾盂集合部分离约2.5cm,予以对症治疗并建议于华西医院小儿外科门诊就诊;将患儿送至小儿外科门诊时腹痛已明显缓解,复查泌尿系超声波检查提示左肾轻度积水,肾盂集合部分离约1.0cm,外科医生认为暂无手术指针,建议观察,定期门诊随诊;此后,患儿定期门诊复诊,其复诊结果均相似,每次腹痛发作时,超声波检查便能发现左肾重度积水,抗炎、解痉等治疗后,腹痛可明显缓解,复查的超声波检查提示左肾轻度积水;孩子无外伤史;父母双方无肿瘤的家族史和其他特殊病史。

根据结果初步考虑诊断:腹痛待诊:左肾积水?

三、初步的体格检查

> **思维提示**:此类以间断腹痛为主要表现的学龄期儿童,查体时需细致,应和患儿及家属耐心沟通,取得其信任及配合,应仔细区分腹痛的来源、性质和变化情况。查体时要尽量脱掉外衣,暴露全腹,以利于全面的体格检查,不至于遗漏重要的体征。除评估患儿总体的发育和营养情况外,重点检查腹部外科情况,其腹部查体一般遵循视诊、听诊、触诊、叩诊的顺序,视诊重点观察腹部外观、有无胃肠型和蠕动波、腹壁有无静脉曲张等,

听诊重点了解肠鸣音情况、有无异常血管音等，触诊主要了解有无肌紧张、有无压痛和反跳痛、有无包块、包块的大小、边界、质地、活动度等，叩诊重点了解肝浊音界、有无移动性浊音、耻骨上膀胱叩诊情况等。重点应注意检查肾区叩痛、输尿管行径区压痛。

1. 患儿的总体的发育和营养情况；
2. 腹部的视诊、听诊、触诊、叩诊；
3. 肾区叩痛、输尿管行径区压痛。

体格检查结果： 患儿生命体征平稳；生长发育佳，营养情况良好；腹平，未见胃肠型及蠕动波，未见腹部静脉曲张；肠鸣音未闻及异常，未闻及异常血管音；全腹软，无肌紧张，全腹无压痛，无反跳痛，未扪及确切包块；移动性浊音阴性，耻骨上膀胱叩诊呈鼓音；双肾区无叩痛，双侧输尿管行径区无压痛。

根据结果进一步考虑到的可能疾病为： 腹痛待诊：左肾积水？

四、进一步的检查

思维提示： 对于腹痛的患儿，辅助检查首选腹部超声波、血常规和小便常规检查，该类检查安全、快捷、可重复使用，能初步筛查出腹痛的来源及性质，根据上述检查结果，可进一步安排增强 CT 检查、平片以及相应 IVP 造影检查、相应器官功能检查等。

关于泌尿系统的辅助检查方式，请参见"检查发现左肾积水 8 月余——左侧肾盂输尿管连接处狭窄"一章。

1. 该患儿小便常规、血常规、肾功能及电解质检查均未见异常。
2. 超声波检查，结果如图 51-1 所示。
3. 泌尿系统增强 CT 并三维重建（CTU）检查，结果如图 51-2 所示。

五、初步诊断

左肾积水

思维提示： 从患儿的超声波检查（图 51-1）以及 CTU 检查（图 51-2）上，可发现：左肾体积正常，左肾实质灌注正常，左肾盂、盏及左输尿管上段扩张、积水，梗阻位于左侧输尿管 L4 上缘平面，局部输尿管管腔骤然变细，腔内可见多个分隔样低密度影，远端输尿管未显影；右肾形态、功能未见异常，右输尿管未见扩张；膀胱未见异常；故比较容易做出左侧积水的影像学诊断，但积水原因待进一步考虑。

另外，在诊断左肾积水时，需鉴别的疾病请参见"检查发现左肾积水 8 月余——左侧肾盂输尿管连接处狭窄"一章。

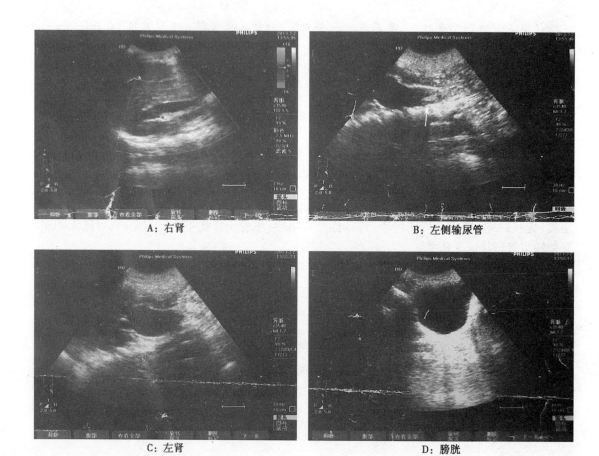

A：右肾　　　　　　　　　　B：左侧输尿管

C：左肾　　　　　　　　　　D：膀胱

图 51-1　超声波检查

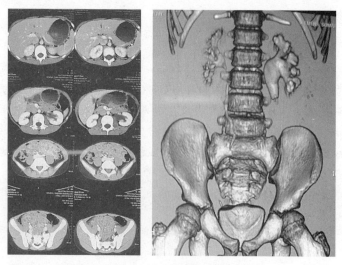

图 51-2　泌尿系统增强 CT 并三维重建 (CTU) 检查

六、初步治疗方案

> **思维提示**:儿童肾积水多数由先天性因素所致,在婴幼儿期,因肾盂输尿管连接部狭窄,常导致重度肾积水,其临床表现主要为腹部包块,肾功能受损较重,少有腹痛的表现。少数患儿因未及时诊治,也可将该类肾积水拖延至学龄期后才诊治。而学龄期后的儿童肾积水,除了上述的病变外,还可由一些梗阻不严重的病变延续到这个年龄才发病,如迷走血管压迫、输尿管息肉、输尿管瓣膜、输尿管高植入、腔静脉后输尿管等;这些病变的特征是肾积水不严重,以间断腹痛为主要表现。在经过一段时间的随访观察后,若病情无缓解,反复发作,而且影像学检查明显提示病变的存在,可选择手术治疗,以解除病变,缓解肾积水。

　　该患儿的左肾积水一直波动于轻至中度之间,但观察期间反复出现间断腹痛的临床表现,其影像学检查提示有明确的梗阻且提示似有充填物,综合临床资料,考虑其梗阻以肾盂输尿管连接处息肉或肾盂输尿管连接处瓣膜可能性大。向患儿及家属详细沟通以及积极术前准备后,于全麻下行左侧离断式肾盂成形术,术中见左肾实质未见异常,肾盂轻度积水扩张,肾盂输尿管连接部息肉,输尿管未见明显扩张,F5 输尿管插管向下顺利探入膀胱,如图 51-3 所示。术后诊断:左肾积水;肾盂输尿管连接处息肉。

七、术后处理

> **思维提示**:离断式肾盂成形术后有吻合口狭窄或漏尿的可能性,故除掌握精细的手术操作技术外,还需注意各类引流管放置的位置和时间。

　　1. 术后使用静脉抗生素 5 天。
　　2. 术后第 2 日,恢复流质饮食;肛门排气排便后,恢复普食。
　　3. 术后第 2 天,拔除放置于创腔下份的血浆引流管。
　　4. 术后 5 天,拔除尿管。
　　5. 术后 9~11 天,视伤口愈合情况拆线。
　　6. 术后 1~1.5 个月,膀胱镜下摘除输尿管支架管。

八、出院医嘱和随访内容

> **思维提示**:良好的医患沟通是避免矛盾的重要手段,出院医嘱应当尽量的详尽,并且要和家长逐条说明。
> 　　离断式肾盂成形术后 6 天即可安排出院,故对于出院医嘱主要有两点:一是需详细说明伤口拆线时间和各类引流管的护理要求和拔除时间;二是需说明肾积水术后动态随诊观察的重要性。

　　1. 术后 9~11 天视伤口愈合情况拆线。

2. 适量多饮水,勤排尿,避免感染;避免剧烈活动导致明显血尿。

3. 术后 1~1.5 个月门诊复诊,安排泌尿系超声波检查以及小便常规检查,复诊时请携带出院病情证明书,以安排膀胱镜下摘除输尿管支架管。

4. 定期到医院随访,病情变化及时到医院就诊。

病例 52　生后发现双侧阴囊空虚 1 年余

男孩,1岁5个月,四川资阳人,患儿父母带孩子就诊

一、主诉

生后发现双侧阴囊空虚 1 年余

二、根据家长的主诉,需要进一步询问

思维提示:隐睾症指睾丸未能正常的从腹膜后降至阴囊内的一组由多种病因造成的临床异常的总和,如睾丸下降不全、异位睾丸、睾丸萎缩等。隐睾症是最常见的男性新生儿泌尿系先天异常,足月男性新生儿中发病率约3%,在早产儿和低体重儿中发病率更高,其中,早产儿睾丸未降发生率约为30%,提示睾丸下降过程直到接近足月才完成,大约70%的隐睾在出生后3个月内自发下降,超过6个月自发下降的几率明显减少。

隐睾的并发症主要有:①癌变:正常人睾丸肿瘤发生率是1:10万,有过隐睾的男性生殖细胞肿瘤的发病率为1:2550,相对危险率是正常人的40倍。且隐睾位置越高,癌变风险越大。几乎有一半的腹腔内隐睾将发生癌性变,是腹股沟隐睾的6倍。②不育:目前已广泛认同隐睾会导致生殖细胞受损,在出现组织病理变化前及早手术使睾丸固定在阴囊内以减少生育能力降低的风险。③疝:约90%的隐睾合并鞘状突未闭,有发生嵌顿疝引起肠坏死、精索血管压迫缺血睾丸萎缩的风险。④隐睾扭转坏死可能:由于隐睾及其系膜的解剖异常,易出现睾丸扭转。如果患儿出现腹痛或腹股沟区域痛,伴同侧阴囊空虚,应考虑隐睾扭转的可能。

1. 患儿年龄,出生时能否扪及双侧睾丸? 什么时候发现阴囊空虚?
2. 夜间入睡时,热水浴时能否扪及睾丸?
3. 有无阴囊外伤史,有无阴囊肿痛病史?
4. 腹股沟区域有无包块?
5. 在外院有无治疗,治疗经过。

询问结果:出生时产科医生曾告知家属患儿双侧阴囊内未扪及睾丸,诊断双侧隐睾,未做任何治疗。入睡、热水浴时均不能扪及睾丸,无阴囊外伤病史,无阴囊肿痛病史,哭闹时双侧腹股沟可扪及拇指大小包块,休息时可自行恢复。

根据结果初步考虑到的可能疾病为:双侧隐睾。

三、初步的体格检查

思维提示:查体要求:检查室温度适宜,安静,检查者操作轻柔,手温暖。患儿仰卧位,充分放松,注意有无其他先天缺陷体征。生殖器检查包括:有无阴茎畸形、阴囊大小、左右是否对称、腹股沟区域及睾丸异位的常见区域。

由于儿童提睾肌过于活跃,查体时由于紧张、不适、哭闹、提睾肌收缩导致睾丸回缩至阴囊以上位置,但安静休息,热水浴及检查中用手可将睾丸向下牵回阴囊,松手后睾丸保持在阴囊内,这种情况称之为回缩睾丸,属于生理现象,多可在学龄期缓解。

检查中如用手可将睾丸牵引至阴囊内,松手后睾丸回到阴囊以上位置,这是可能由于睾丸引带附着位置异常,使睾丸位于阴囊之上,这种情况询问病史如果婴儿期睾丸也未进入阴囊,应称为滑动睾丸,属于隐睾的一种。

异位睾丸:睾丸完成了经腹股沟管的正常下降过程,出外环口后,被错误的引导到异常的位置,称之为异位睾丸。如耻骨上方、大腿根部、会阴、阴茎根部及对侧阴囊,这些情况也属于隐睾的一种。

阴囊、腹股沟、大腿根部、会阴均未扪及睾丸,可能属于腹腔内高位隐睾、或睾丸萎缩,也可能因肥胖造成查体困难。

单侧不可触及睾丸,若对侧正常下降睾丸增大明显,往往提示患侧睾丸缺如。

1. 检查阴茎、阴囊。

2. 检查双侧腹股沟区。

3. 检查大腿根部、会阴区。

体格检查结果:阴囊发育差,双侧阴囊空虚,未扪及睾丸,阴茎发育无特殊。双侧腹股沟区可扪及卵圆形质韧包块,光滑可活动,体积约 1ml,触之患儿有不适感,哭闹时双腹股沟出现包块,包块可还纳腹腔,压迫内环处,哭闹时可感到冲动。

根据结果进一步考虑到的可能疾病为:双侧隐睾合并腹股沟斜疝。

四、进一步的检查

应首选隐睾彩超检查,彩超结果如图 52-1 所示。

彩超描述:双侧腹股沟区查见睾丸样回声,边界较清晰,形态较规则,内见血流信号。双侧阴囊空虚,未查见睾丸回声。

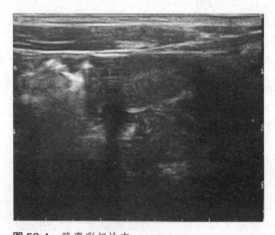

图 52-1 隐睾彩超检查

思维提示：隐睾诊断并不困难，一般根据病史、查体就可确诊。彩超对睾丸的形态大小、发育质地的评价很有意义，但由于睾丸的回缩现象在超声检查时对睾丸的位置的判断是不准确的，所以不可单纯依靠彩超结果作出隐睾诊断。

五、初步诊断

双侧隐睾合并腹股沟斜疝

诊断依据：双侧阴囊空虚，阴囊内未扪及睾丸，双侧腹股沟扪及卵圆形包块。彩超提示睾丸回声可能。哭闹时双腹股沟出现包块，包块可还纳腹腔，压迫内环处，哭闹时可感到冲动。彩超提示包块与腹腔相通，斜疝可能。

思维提示：隐睾可为单侧或双侧，单侧较双侧更为常见，多数患儿无自觉症状，临床主要表现为患侧阴囊发育差，阴囊空虚，无法扪及睾丸，有时可于腹股沟、大腿根部、会阴处扪及睾丸，睾丸体积一般较正常小，隐睾常合并鞘状突未闭，表现为腹股沟斜疝或鞘膜积液。

隐睾症按照查体时睾丸能否触及分为 2 类。可触及睾丸：指睾丸已出腹腔、内环口，占 80%；不可触及睾丸占 20%。在不可触及睾丸中，约 1/3～2/3 为单睾丸。按照手术探查结果分为：腹腔内隐睾、腹股沟管内隐睾、腹股沟管外（耻骨上、下间隙）隐睾、异位睾丸 4 类。

临床上常要注意回缩睾丸与滑动睾丸的鉴别。

六、初步治疗方案

思维提示：隐睾诊断明确后应及时治疗，超过 6 个月，自发下降的几率明显减少，双侧隐睾患儿可试用激素治疗，初诊年龄超过 1 岁的患儿应行睾丸下降固定手术，隐睾的治疗应在 2 岁前完成。随着医疗水平的提高，近年来逐渐提倡 1 岁前完成隐睾的治疗。

睾丸固定术是隐睾手术的主要术式，手术同时还应处理合并的未闭合鞘膜管和腹股沟疝。

术中见：右侧睾丸于腹股沟管内，大小约 0.8cm×0.4cm×0.4cm，质地软，睾丸附睾 I 度分离，疝囊约 3cm×2.5cm 大小，无疝内容物。左侧睾丸于腹股沟管内，大小约 0.6cm×0.4cm×0.4cm，质地软，睾丸附睾 II 度分离，疝囊约 2cm×2cm 大小，无疝内容物。

行双侧睾丸下降固定手术（阴囊肉膜囊内固定术）。

七、随访内容和下一步的治疗计划

术后门诊随访，3 个月后复查阴囊彩超，长期随访观察睾丸的发育和变化。

八、出院医嘱

1．术后一天出院。

2．术后 7 天拆除腹股沟区敷料及缝线。

3．术后 10～12 天拆除阴囊睾丸固定缝线。

4．定期随访，3 个月后复查阴囊彩超。

病例 53　反复尿路感染 2 个月

男孩,8个月,四川成都人,患儿父母带其就诊

一、主诉

反复尿路感染 2 个月

二、根据家长的主诉,需要进一步询问

> **思维提示**:尿路感染是小儿泌尿系统常见疾病之一,其临床症状根据患儿年龄而各有不同。年长儿童发生尿路感染,症状常比较明显:排尿时尿道口灼热感或疼痛、排尿次数频繁、腰部或腹部疼痛、遗尿或血尿等。多数婴幼儿发生急性尿路感染后症状不典型,常表现为精神萎靡、食欲差、高热、呕吐腹泻、睡眠不安及排尿哭闹等;哺乳期婴儿可出现吸吮无力或拒绝吸乳,新生儿可有喂养困难、病理性黄疸,甚至体重不增等表现。此外还有一些儿童无明显临床症状,仅在尿常规筛查时发现尿液异常。小儿尿路感染主要为细菌感染,最常见是大肠埃希菌在尿液中繁殖损伤尿路黏膜所致;也有部分患儿因患肺炎、脓毒败血症等疾病,其细菌可通过血液播散而引起尿路感染。儿童泌尿系感染常合并有一些潜在病因,如泌尿系梗阻、畸形及膀胱输尿管反流等;特别是膀胱输尿管反流,由于膀胱输尿管连接部结构和功能上的异常,导致尿液自膀胱反流入输尿管、肾盂,常引起患儿反复的尿路感染。原发性膀胱输尿管反流(VUR)在健康儿童中发病率约为1%,而在尿路感染患儿中可高达20%~50%。

1.患儿的主要临床症状?

2.患儿平时的排尿情况?

3.有无合并全身其他系统的感染病症?

4.患儿既往有无类似病症及发生频率?

5.家族史有无类似病史及相关泌尿系先天性疾病?

询问结果:患儿发病时主要表现为高热、排尿哭闹及尿液混浊等;平时排尿顺利,尿线可;无咳嗽、咳痰、腹泻及其他系统感染病症;近两个月来已先后两次出现类似病症,予抗感染治疗后可好转,此次为进一步明确病因及诊断就诊;无家族性类似病史。

根据结果初步考虑到的可能疾病为:尿路感染;泌尿系先天发育异常伴尿路感染?

三、初步的体格检查

> **思维提示**:体格检查主要包括全身一般情况、各系统查体及专科体征。急性尿路感染可有全身感染中毒症状表现,长期反复的尿路感染可影响患儿营养状况及导致发育不良,慢性的肾脏损害可引起高血压等。各系统查体主要了解有无泌尿系统以外的感染病灶或合并症。专科查体主要包括腰腹部体征和外生殖器检查:无症状性尿路感染可无任

何特殊体征；上尿路感染可有肾区及输尿管走行区的叩触痛，下尿路感染可致腹盆部不适及外生殖器/腺感染征象。婴幼儿的泌尿专科查体可能不典型或直接，需要取得患儿良好的配合和医生敏锐的观察。

1. 全身情况　血压，营养发育状况，全身其他系统体征。

2. 专科情况　肾区及输尿管走行区、下腹部有无包块及触压痛或叩痛，外生殖器外观有无异常，尿道外口有无红肿及分泌物等。

体格检查结果：血压正常，发育可；无呼吸、消化道等其他系统阳性体征。腰腹部无明显触痛，未触及明显包块；外生殖器外观正常，尿道外口未见明显红肿，局部无分泌物；双侧睾丸位于阴囊内，无红肿及触痛。

根据结果进一步考虑到的可能疾病为：尿路感染，泌尿系先天发育异常？

四、进一步的检查

1. 尿液镜检及尿液细菌培养；

2. 泌尿系统B超；

3. 放射性核素肾脏扫描；

4. 排尿性膀胱尿道造影（MCU）。

检查结果：尿液镜检示：WBC 5～10/HP，RBC 0～3/HP，未见脓细胞；尿液培养结果：无细菌生长；泌尿系B超示：左肾形态欠规则，左肾集合系统分离约2.5cm，左侧输尿管全程扩张，右肾及输尿管、膀胱未见明显异常；放射性核素肾扫描示：左肾功能（GFR）轻至中度受损，未见明显局灶性放射性缺损或减低区，左侧上尿路排泄延缓，右肾未见明显异常；排尿性膀胱尿道造影（MCU）结果（图53-1）示：左侧膀胱输尿管反流。

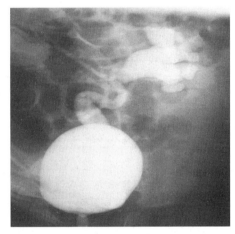

图53-1　排尿性膀胱尿道造影

思维提示：儿童尿路感染的实验室诊断有赖于尿液镜检及尿液细菌培养。泌尿系超声具有无创性及经济性的优点，现已成为胎儿期及婴幼儿期筛查发现和随访泌尿系疾病的重要手段；但其对轻中度的膀胱输尿管反流检出率较低。放射性核素肾扫描可评价肾脏功能损害程度及肾瘢痕形成情况：由于肾实质局部缺血及肾小管功能障碍，可表现为肾内单个或多个局灶放射性减低或缺损；也能发现膀胱输尿管反流，但对膀胱输尿管反流（VUR）的分级不如MCU准确。排尿性膀胱尿路造影（MCU）是诊断膀胱输尿管反流（VUR）的基本方法及分级的"金标准"。因此，对尿液常规及尿液培养结果阳性的患儿，无论其泌尿系超声有无异常发现，均应进一步行肾脏放射性核素检查，并在患儿尿路感染控制后约2周行排尿性膀胱尿道造影（MCU），以明确有无膀胱输尿管反流或其他尿路异常疾病（后尿道瓣膜及尿道憩室等）。

五、初步诊断

左侧原发性膀胱输尿管反流（Ⅴ度）；反流性肾病（RN）

鉴别诊断：

1. 输尿管膀胱连接部狭窄/先天性巨输尿管症　病理生理表现以上尿路梗阻积水为主，部分患儿可合并尿路感染症状，排泄性膀胱尿路造影可鉴别；该患儿放射性核素扫描检查未见明显上尿路梗阻表现，MCU检查提示有膀胱左侧输尿管反流，故可鉴别。

2. 继发性膀胱输尿管反流　下尿路梗阻性疾病（后尿道瓣膜、尿道憩室等）、神经源性膀胱等可导致膀胱内压力增高，从而引起尿液反流至上尿路引起系列病理生理改变；根据该患儿既往临床排尿症状无明显下尿路梗阻表现，结合排泄性膀胱尿路造影可作出鉴别诊断。

> **思维提示**：临床诊断原发性膀胱输尿管反流（VUR）时症状多不明显或仅有非特异性表现，故确诊需依赖相关影像学检查。根据该患儿的临床表现，结合其泌尿系超声、放射性核素肾扫描及排泄性膀胱尿路造影检查，比较容易作出临床诊断：左侧原发性膀胱输尿管反流（Ⅴ度），反流性肾病。VUR是儿童泌尿系常见疾病，其中原发性VUR最为常见，系先天性膀胱输尿管抗反流瓣膜功能不全，包括膀胱黏膜下输尿管过短或水平位、输尿管开口异常、膀胱三角区肌肉组织薄弱等异常所致膀胱内尿液反流。继发性VUR系各种下尿路疾病（反复尿路感染、膀胱颈及下尿路畸形、创伤及神经源性膀胱等）导致膀胱输尿管段失去正常瓣膜作用，从而产生膀胱内尿液反流。按国际反流性肾病协会提出的5级分类方法进行VUR诊断：Ⅰ度：尿液反流只限于输尿管；Ⅱ度：尿液反流至输尿管、肾盂，但无扩张，肾盂穹窿正常；Ⅲ度：输尿管轻、中度扩张和（或）扭曲，肾盂中度扩张，穹窿无（或）轻度变钝；Ⅳ度：输尿管中度扩张和扭曲，肾盂中度扩张，穹窿角完全消失，大多数肾盏保持乳头压迹；Ⅴ度：输尿管严重扩张和扭曲，肾盂严重扩张，穹窿角完全消失，大多数肾盏不显示乳头压迹。反流性肾病（RN）是指各种原因引起的膀胱输尿管反流和肾内反流，导致肾脏瘢痕形成，最终可发展为终末期肾脏功能衰竭；其临床表现主要包括尿路感染（严重时可表现为典型的急性肾盂肾炎），高血压，蛋白尿，终末期肾衰竭等。

六、初步治疗方案

> **思维提示**：原发性膀胱输尿管反流（VUR）的治疗目标主要是消除尿液反流和控制尿路感染，防止肾功能进一步损害。根据VUR的不同分度采取相应的治疗措施：
> (1) Ⅲ度及以下：治疗和预防尿路感染，需定期行尿液常规检查及尿液培养，并根据情况随访核素肾扫描或排泄性膀胱尿路造影检查，观察反流变化情况。此外，应鼓励患儿适量多饮水，训练其按时排尿，并保持大便通畅。
> (2) VUR外科手术治疗，手术指征主要包括：①Ⅳ度及以上反流；②Ⅲ度及以下经观察治疗，有持续反流和新的肾瘢痕形成；③反复泌尿道感染或预防感染不能有效控制的尿路感染；④出现肾发育延迟或合并有尿路梗阻等患者。早期诊断及预防、控制尿路感染可减少后期肾瘢痕的形成以及其他严重并发症的发生；但预防性的抗生素应用只能降低尿路感染的风险，并不能从根本上治疗膀胱输尿管反流；此外，长期的抗生素应用可能

引起相关的副作用或潜在的不良影响。膀胱输尿管反流的外科治疗有多种方式，目前为大家所公认的有效方法主要包括：泌尿内镜下反流输尿管口的注射治疗和输尿管膀胱再植手术治疗，而内镜下反流输尿管口注射治疗在国际上已成为Ⅲ度及以下反流的重要治疗手段。总之，对原发性膀胱输尿管反流需要及早诊断，引起重视，定期随访，建立个体化的有效的治疗方案。

1. 控制和预防尿路感染，保护肾功能 尿路感染的治疗可根据尿液细菌培养的结果选择敏感抗生素；预防尿路感染可选择敏感抗生素治疗剂量的 1/2～1/3，睡前顿服。

2. 手术治疗 左侧输尿管膀胱再植术。该手术方式是治疗膀胱输尿管反流的"金标准"。目前临床上有多种不同术式，其中以 Cohen 与 Politano-Leadbetter 等术式应用最为广泛；手术路径主要包括传统开放手术，腹腔镜气膀胱手术以及机器人手术等。

3. 本例患儿因行单侧的输尿管膀胱再植，故选用 Politano-Leadbetter 术式（如图53-2） 经膀胱内、外联合操作，充分游离输尿管，在膀胱侧壁上方新造一裂孔使黏膜下输尿管距离延长，关闭原来的裂孔；输尿管通过新建的裂孔进入膀胱，经过黏膜下隧道到达新建的输尿管口处。

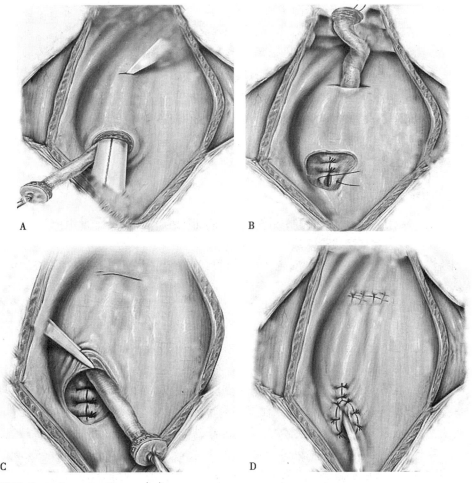

图53-2 Politano-Leadbetter 术式

七、手术相关并发症及术后护理

1. 开放手术相关并发症 出血，伤口轻微的出血和血尿通常会逐渐自行停止，但如有严重的活动出血则可能需再接受手术治疗；伤口感染，可能会导致伤口裂开，需及时换药和早期处理；尿路感染，需围术期预防和治疗；内脏及周围组织损伤，需要处理的损伤应在手术过程中发现并加以处理；输尿管膀胱段梗阻，新的输尿管膀胱吻合口或黏膜下隧道可能会出现梗阻，严重者需再次手术治疗；吻合口漏，一般可通过通畅的膀胱尿液引流及膀胱周围间隙引流解决，对严重的吻合口漏可能需再次手术治疗。

2. 开放手术术后护理 伤口护理，保持敷料完整、清洁，并根据情况给予伤口换药。引流管护理，术中可能需留置其他导管或引流物，术后根据情况应及时拔除，术后导尿管需留置较长时间（5～7天左右）。疼痛护理，如有需要可服用或注射止痛药物。饮食护理，在全身麻醉苏醒、胃肠功能恢复后，可以逐渐正常饮食。出院健康教育，一般可在拔除导尿管后出院，出院后患儿可恢复日常活动；应嘱患儿口服预防性抗生素，定期复查尿液常规；该患儿术中留置有输尿管内双J管，应嘱其于术后1个月左右来院拔除双J管，术后3个月复诊评估术后康复状况。

> **思维提示**：不论是内镜下注射治疗或是输尿管膀胱再植手术治疗，均有其各自相关的手术风险和并发症。内镜注射治疗的风险和并发症主要有出血，尿路感染，尿道损伤以及输尿管梗阻等。输尿管膀胱再植手术的风险及并发症主要包括：出血，伤口及尿路感染，内脏及周围组织损伤，输尿管梗阻，膀胱痉挛，吻合口渗漏。术后的护理对患儿的康复至关重要，尤其是接受再植手术后的患者，主要包括：伤口护理，导尿管及各种引流管护理，疼痛护理，饮食护理及各种健康教育和指导。输尿管再植术后抗反流的功能还需一段时间的建立（3～6个月）。

八、随访内容和下一步的治疗计划

1. 出院后口服抗生素预防和控制尿路感染，每周随访尿液常规；如术中留置有双J管，嘱其术后1个月左右来院复诊拔除输尿管内支架管。

2. 术后3个月随访泌尿系B超，必要时行排尿性膀胱尿路造影（MCU）检查评估术后反流改善情况。

3. 术后长期的定期随访了解尿液分析有无异常，肾积水恢复情况，肾功能改善情况及有无高血压等并发症。

> **思维提示**：原发性膀胱输尿管反流（VUR）的治疗后随访包括早期随访和长期随访两个方面，以便更好的评价治疗效果及监测保护肾功能。研究发现，Ⅰ～Ⅱ度的VUR患儿超过半数可在2年内恢复正常，大部分在5年内自然消失；Ⅲ～Ⅳ度的VUR患儿部分在2年内自然恢复或降级。故对于暂不需手术治疗的VUR患者应长期随访及预防性抗生素治疗，随访期间如反流加重或出现反流性肾病（RN）可选择进一步外科手术治疗。约20%的反流性肾病患者会进展为高血压和终末期肾病，患者的预后与肾瘢痕的程度密

切相关,双侧肾瘢痕患者预后较单侧者更差;婴幼儿时期的肾脏最易受损,新的肾瘢痕也最易形成,故对有患RN高风险的VUR患者应提高警惕严密随访。随访内容主要有:一般情况,记录血压、身高和体重等,评估生长发育情况及血压水平;肾功能情况,随访尿常规、肾脏B超、尿蛋白、肾功能及放射性核素扫描等;反流及上尿路积水情况,随访泌尿系B超及排尿性膀胱尿路造影。

病例 54　反复双下肢水肿伴血肌酐升高 10 个月

患者男性,32 岁,于 2011 年 1 月 13 日入院

一、主诉

反复双下肢水肿伴血肌酐升高 10 个月

二、病史询问

> **思维提示**:血肌酐升高提示肾功能不全,而肾衰竭时常有全身水肿、高血压、少尿甚至无尿等症状。因此,问诊目的主要围绕肾衰竭的诱因、发病时主要症状及特点、伴随症状、是否治疗及效果如何等问题展开,并兼顾重要鉴别疾病的临床表现(肾前性、肾性、肾后性)。肾前性:见于任何原因的休克、大出血、重度脱水、心功能衰竭等;肾性:由于肾实质病变所致肾小球和肾小管功能障碍,如各类肾小球肾炎、间质性肾炎以及肾小管坏死等;肾后性:由任何原因所致的尿路梗阻,如尿路结石、前列腺增生、神经源性膀胱等。

(一)问诊主要内容及目的

1. 发病前是否有少尿、全身水肿及心累气紧等?

肾功能受损常常表现为肾脏的滤过及重吸收功能受损,而终末期肾病(end-stage renal disease,ESRD)滤过功能受损更为明显,故常常表现为尿量减少、体内水钠潴留、体重增加及高血压,情况严重者有心累、气紧等心功能不全的表现。

2. 血压升高原因的鉴别。

血压升高有多方面原因,最常见病因为原发性高血压、家族性高血压、心血管疾病及肾脏疾病。原发性高血压多无明显诱因;家族性高血压可在家族史里与其他疾病相鉴别;心血管疾病可能常常伴有明显的心脏功能受损或相关症状;肾性高血压多伴有尿少、泡沫尿、体重增加及血肌酐升高等。

3. 血肌酐的具体数据,处理措施。

据统计,每 1 万人中,每年约有 1 人发生肾衰竭。尿毒症是肾衰竭的晚期,肾小球滤过率(glomerular filtration rate,GFR)减少至正常的 10% 以下,血肌酐 >707μmol/L。一般来说,血肌酐达到尿毒症诊断水平即应进行透析治疗,以维持人体水、电解质及酸碱平衡。了解尿毒症患者透析方式及规律,以便入院后安排相应的透析治疗。若患者目前为股静脉置管或者曾经有过股静脉置管史,则需要在肾移植术前利用彩超评估髂内、外动脉、静脉血流情况,以便选择肾移植手术侧别及血管吻合方式。

4. 既往有何种肾脏原发疾病?

尿毒症患者多有原发肾脏基础疾病。部分肾脏疾病发病隐匿,可能在疾病进展过程中无明显临床表现,并未引起患者足够重视,导致就诊时已是终末期肾病。肾脏原发疾病的诊断依赖于肾穿刺病理活检,而多数患者就诊时已是终末期肾病,病理活检已不能逆转病情,所以在肾移植术前未能明确肾脏疾病具体病理类型。但是某些原发肾脏疾病在肾移植术后可能会新发于移植肾,这对于肾移植术后随访尤为重要。

5. 既往有无传染病及腹部手术史？

部分尿毒症患者有明确的传染病病史。有些传染病在需要相应药物治疗，比如肝炎患者术后需要长期使用抗病毒药物；既往有肺结核病史患者在术后需要长期使用抗结核药物预防结核活跃。

既往腹部手术史也是肾移植手术选择侧别的重要依据。如有过明确的下腹部手术史尽量手术时候不要选择该侧髂窝。

（二）问诊结果及思维提示

10 个月前，患者因双下肢水肿于当地医院就诊，发现肌酐 1000 多 µmol/L，血压升高，最高达 179/100mmHg，当地医院诊断为慢性肾功能不全、尿毒症期，予血液透析治疗，通路为左侧前臂动静脉瘘，每周一、三、五透析，每次 4 小时；并加用非洛地平、美托洛尔控制血压，目前血压控制于 150/90mmHg，病情控制尚可，无心累气紧及夜间不能平卧等。现患者为求肾移植手术入院。患者自患病以来，精神、食欲、睡眠尚可，大便正常，小便量少，约 300ml/d。体重无明显变化。

发现"乙肝大三阳" 10 年，无腹部手术历史。

> **思维提示**：本病为典型隐匿性肾脏疾病发展至尿毒症。通过问诊可以明确疾病的诊断及目前患者一般情况。

三、体格检查

（一）重点检查内容和目的

考虑患者拟接受肾移植术，腹部检查是重点，特别是下腹部有无手术瘢痕、皮肤有无感染，双下肢及腹股沟区有无插管痕迹。

（二）体格检查结果及思维提示

查体：T：36.3℃，P：90 次 / 分，R：20 次 / 分，BP：135/90mmHg。神志清楚，尿毒症面容，贫血貌，皮肤巩膜无黄染，全身浅表淋巴结未扪及。颈静脉正常。心界正常，心律齐，各瓣膜区未闻及杂音。胸廓未见异常，双肺叩诊呈清音，双肺呼吸音清，未闻及干、湿啰音及胸膜摩擦音。腹部外形正常，全腹柔软，无压痛及反跳痛，腹部未触及包块，肝脏肋下未触及，脾脏肋下未触及，双肾未触及。双下肢轻度凹陷性水肿。专科情况：腹部外形正常，腹软，无压痛反跳痛，肾未触及，肾区无压痛及叩痛，输尿管压痛点无压痛，膀胱区无膨隆，外生殖器未见异常。腹部皮肤完整，无明确手术瘢痕，双下肢无股血管插管痕迹。

> **思维提示**：体格检查结果与问诊结果一致。进一步实验室和影像学检查的主要目的是对患者进行术前评估。

四、实验室和影像学检查

（一）检查内容及目的

1. 血常规、血生化、凝血功能、心电图、胸片　常规的术前检查，评价患者全身情况。

2. 输血前全套、巨细胞病毒　了解患者是否患有常见的传染性疾病及巨细胞病毒感染，以指导围术期是否需要相应治疗。

3．淋巴细胞交叉配型试验　评估患者是否有存在针对供体的抗体。

（二）检查结果及思维提示

1．血常规　白细胞：$6.3 \times 10^9/dL$；红细胞：$2.22 \times 10^9/dL$；血红蛋白：67g/L；血小板：$332 \times 10^9/L$。

2．血生化　肝功能正常，血肌酐 1452μmol/L，尿素氮 15.7mg/dL，血钾 3.75mmol/L。

3．心电图　左室高电压表现。

4．胸部平片　无明显异常。

5．输血前全套　乙肝大三阳；巨细胞病毒：IgM（−），IgG（+）。

6．淋巴细胞交叉配型试验　淋巴细胞破坏率 2%；人类白细胞抗原（human leukocyte antigens，HLA）-Ⅰ类抗体 0%，HLA-Ⅱ类抗体 0%，提示患者体内不存在针对供体的抗体。

> **思维提示**：重要的检查结果有 2 项：①患者有明显肾性贫血，围术期需要补充铁剂及促红细胞生成素以改善贫血状态，必要时可行输血治疗；②输血前全套提示乙肝大三阳，应进一步检查 HBV DNA 了解病毒复制情况，必要时可进行抗病毒治疗。

五、治疗方案

该患者入院后于 1 月 15 日、1 月 17 日进行血液透析两次，1 月 18 日在全身麻醉下行同种异体肾移植术。移植肾移植于右侧髂窝。移植肾静脉与患者髂外静脉行端侧吻合，移植肾动脉与髂外动脉行端侧吻合，移植肾输尿管再植于患者膀胱右后上方（文末彩图 54-1）。

六、治疗效果及思维提示

患者术后尿量立即恢复正常（> 2000ml/d），血肌酐进行性下降，于术后 3 天降至正常范围，并在术后 2 年的随访过程中始终保持稳定（图 54-2）。患者长期使用三联免疫抑制方案：他克莫司、麦考酚酸及泼尼松。

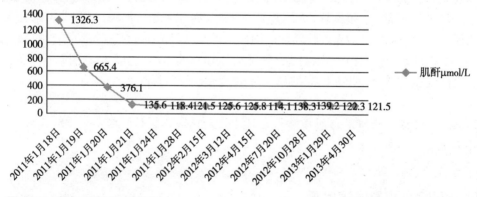

图 54-2　患者血肌酐变化趋势

七、对本病例的思考

本例患者为一名政府机关工作人员，在维持性血液透析 10 个月后，选择接受肾移植手术,并且在移植后重返工作岗位。随访结果也提示在术后 2 年移植肾肾功能保持稳定,没有明显并发症发生。

为什么这位患者会选择接受肾移植手术而不是继续血液透析呢?

血液透析和肾移植的区别:

1. 生存率差别　肾移植后受者 1 年生存率接近 100%,5 年生存率大约 85%;而血液透析的 1 年生存率为 87%,5 年生存率仅 52%。尿毒症患者接受肾移植后由于某些原因移植肾功能丧失后,可再次进行血液透析,所以与血液透析相比,肾移植后人的生存率高于肾的存活率。

2. 医疗费用差别　血液透析按每月 10 次计算,加上抗高血压、抗贫血等的药物,每月约需 8000 元,每年约 12 万元。出现并发症时费用将明显增加。

肾移植术后第一年的费用与血液透析相比,费用相当或略高,约需 12 万元,其中主要费用为手术费、免疫抑制剂和各种实验室检查的费用,术后第二年费用将明显减少,约 5 万即可。若术后出现排斥反应或特殊合并症时费用将增加。

从总体相比,肾移植的费用要远远低于血液透析的费用,所以只要能承受血液透析费用就能承受肾移植的费用,而且若计算长期的费用,肾移植更能节省医疗费用。

3. 生活质量差别

(1) 血液透析:①在治疗上每周必须 2~3 次到医院接受每次 4~5 小时的血液透析治疗,在时间和空间上受到绝对的制约;②在饮食上必须严格地限制水分和盐的摄入,还需限制钾、磷和含嘌呤物质的摄入;③在活动能力上,由于贫血和骨质疏松、肾性骨病等原因,体力较差,易发生骨折,使活动受到明显限制;④血液透析者视力减退或失明的比例较高,明显影响患者的生活自理能力;⑤长期血液透析者中仅有 50% 的患者能恢复工作,不足 40% 的人性功能正常。

(2) 肾移植:①接受肾移植者康复出院后,除定期到医院进行复查,每天准确、按时服药外,可像正常人一样生活;②肾移植后饮食上基本与正常人相同,不必严格的限制,但亦应有所节制,以免体重过度增加而引起高脂血症;③成功的肾移植后 80% 的人能恢复正常工作,超过 70% 的人有满意的性生活;④肾移植后要进行自我管理,及早发现排斥反应和药物的毒副作用;⑤肾移植者也有因药物的副作用引起股骨头坏死和白内障的可能,但这是可以预防和治疗的。

病例55 肾移植术后1个月，腹泻3天，发现肌酐升高1天

患者男性，42岁，于2013年5月16日入院

一、主诉

同种异体肾移植术后1个月，腹泻3天，发现血肌酐升高1天

二、病史询问

思维提示：患者为肾移植受者，术后长期服用免疫抑制剂。近日出现腹泻，免疫抑制剂的吸收会受到明显影响，导致血药浓度降低。故应首先考虑血肌酐升高是否因急性排斥反应所致。因此，问诊目的主要围绕腹泻及血肌酐升高的诱因（原因）、发病时主要症状及特点、伴随症状、是否行相关检查、曾给予何种治疗及效果如何等问题展开，并兼顾重要鉴别疾病的临床表现（如肾移植术后免疫抑制剂中毒所致的腹泻和血肌酐升高）。

（一）问诊主要内容及目的

1．腹泻问诊的要点如何？

腹泻指排便次数增多，粪质稀薄，或带有黏液、脓血或未消化的食物。腹泻问诊的要点是诱因、大便的形状及臭味、伴随症状、同食者群集发病的历史、腹泻加重或缓解的因素、病后一般情况的变化。

2．有无发热、乏力、食欲减退、肌肉酸痛等不适？是否有血压升高？

肾移植受者发生急性排斥反应，常伴有如上述的一些非特异性表现。

3．血肌酐升高和腹泻的时间先后顺序如何？

是腹泻导致的血肌酐升高还是血肌酐升高导致的腹泻？若先有腹泻然后有血肌酐升高，则腹泻导致的急性排斥反应可能性大；如果先有血肌酐升高然后出现腹泻，则肾功能不全导致的腹泻可能性大。

4．有无尿量减少、体重增加，移植肾区有无胀痛、肿大、变硬？

移植肾功能不全时会导致尿量减少、体重增加，出现移植肾肿胀时应高度警惕急性排斥反应的可能性。

5．有无非医嘱自行调整免疫抑制剂用量及用法，合并用药有哪些？

肾移植受者自行调整免疫抑制剂的用量、用法，或者近期合并使用一些可以降低免疫抑制剂血药浓度的药物，均可导致抗排斥反应强度不够，从而引起急性排斥反应。

（二）问诊结果及思维提示

询问结果：患者无不洁饮食摄入史，3天前无明显诱因出现腹泻，一日十余次，为黄色水样便，无黏液、脓血，不伴发热、腹胀、腹痛、恶心、呕吐等不适。1天前出现尿量减少，约600ml/天，至当地医院抽血查肌酐562μmol/L。为求进一步诊治入院。患者自患病以来精神食欲较差，大便如上述，小便量减少，体重增加约1kg。目前免疫抑制方案为：泼尼松5mg每日一次，霉酚酸酯早1000mg，晚750mg，他克莫司1mg bid。

根据初步问诊结果，考虑可能疾病为肾移植术后腹泻导致的急性排斥反应。但不排除肾

移植术后并发腹泻以及原发肾病于移植肾新发可能。但患者无不洁饮食史,无恶心呕吐、腹胀腹痛不适,可基本除外肾移植术后并发腹泻可能;此外,原发肾病于移植肾新发一般为肾移植术后3个月到1年,且血肌酐一般为缓慢爬行。患者肾移植术后才1个月,血肌酐明显升高,原发肾病复发可能性小。故最可能的诊断为移植肾术后急性排斥反应。

三、体格检查

思维提示:体格检查除全身性、系统性检查(如体温、体重、水肿)外,应重点关注移植肾区的专科检查。移植肾区的检查可按视、触、叩、听进行。视诊主要观察移植肾区是否有红肿,手术疤痕是否愈合良好。触诊则需关注移植肾是否有肿大、触痛或者按压痛。若移植肾周有大量积液或有膀胱存在排空障碍,叩诊可呈浊音。对于移植肾动脉阻力指数升高的患者,听诊可闻及移植肾区血管杂音。体检过程中,若发现有上述阳性体征,则应考虑移植肾急性排斥反应的诊断。

查体结果:患者体重56kg,比平常体重略重1kg,体温37.5℃,移植肾区无硬结感,压之有触痛,膀胱区无叩浊,阴茎阴囊未见异常,双下肢无水肿。

四、实验室和影像学检查

思维提示:肾移植术后急性排斥反应的确诊目前缺乏无创性检查方法,尽管近年来出现了一些以血、尿标本做检测的方法,如血清抗HLA抗体、CD30、CXCR3、IFN-γ、miRNA,但敏感性和特异性均不甚满意。最终确诊方法仍依赖移植肾穿刺病理活检。

辅助检查结果:血常规示白细胞$7.73×10^9$/L,中性粒细胞比例93.1%。大便常规及菌群比:未见异常。肾功:肌酐562.9μmol/L。人类白细胞抗原(human leukocyte antigens, HLA)高分辨检查显示血清DSA(donor specific antibody)阳性。小便常规:尿蛋白(1+)。药物浓度:他克莫司5.0ng/ml,霉酚酸29.5mg·h/L。移植肾彩超示:移植肾周积液,移植肾血管阻力升高,阻力指数(RI)=0.9。移植肾穿刺活检病理显示(文末彩图55-1):肾间质水肿和部分淋巴、浆细胞及个别或少许嗜酸性细胞浸润,少许小管上皮内有淋巴细胞侵及,个别基底膜C4d(+),考虑急性排斥反应(小管间质性)。

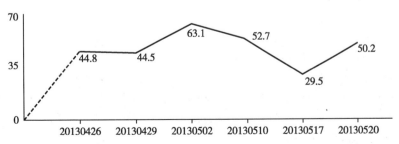

图55-2 排斥反应前后霉酚酸曲线下面积(area-under-curve, AUC)变化趋势图

诊断思维提示：大便常规及菌群比未见异常，可基本排除感染性腹泻。血常规、肾功、尿蛋白、影像学检查结果和移植肾穿刺活检均支持急性排斥反应，诊断明确。患者查霉酚酸血药浓度低（图55-2），考虑急性排斥与此有关。

五、治疗方案

思维提示：患者考虑为移植肾急性排斥反应。急性排斥反应的治疗，首先应给予大剂量激素冲击治疗，以控制病情。若医疗措施不及时不得当，可导致移植肾失功，严重者甚至危及患者生命。

入院后经静脉给予甲泼尼龙400mg每日一次，连续三天冲击治疗，同时静脉使用头孢菌素预防感染，奥美拉唑抑酸预防消化性溃疡发生。冲击治疗结束后，将霉酚酸用量调整为1000mg bid口服。复查霉酚酸血药浓度，调整剂量使之维持在理想范围。

六、治疗效果

使用甲泼尼龙冲击治疗三天后，血肌酐进行性下降（图55-3），2013年5月22日肌酐144.2μmol/L，尿量恢复正常。

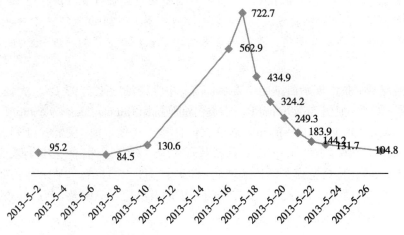

图55-3 移植后肌酐变化图

思维提示：患者考虑为移植肾急性排斥反应。本例为肾移植术后一月，突然出现血肌酐明显升高，诊断为急性排斥，考虑与腹泻致免疫抑制剂吸收障碍有关。肾移植术后尤其是术后初期病人，应定期检测免疫抑制剂血药浓度。对于急性排斥反应的治疗，首要是使用大剂量激素冲击，常用方法是甲基强的松龙6～8mg/kg静滴，连用3天。缓解排斥反应后，还应注意调整免疫抑制剂的用量和用法。冲击治疗完后增加霉酚酸酯用量，强的松加用方法同围术期用法，即从60mg开始，每日减量10mg，直至10mg维持用量。

七、对本病例的思考

肾移植后排斥反应根据其发生时间、病理机制、临床特点和组织学特征可分为四种形式:超急性排斥反应、加速性排斥反应、急性排斥反应、慢性排斥反应。其中,急性排斥反应是临床最常见的排斥反应,是造成移植肾损伤的主要免疫性因素,发生率为 20%～40%。急性排斥反应可发生在移植术后的任何时间,但多发生在移植后 3 个月内,尤其在移植后第一个月内最常见。

典型的急性排斥反应表现为尿量减少,发热(体温可 >38℃),血压升高,体重增加,移植肾胀痛、肿大、变硬,同时伴有乏力、肌肉关节酸痛、腹胀、食欲缺乏、心动过速甚至精神异常等全身症状。随着强效免疫抑制剂的使用,其典型的临床表现已很少出现,症状比较平缓、隐蔽,可能只表现为血肌酐进行性升高。同时也有相当数量的亚临床的急性排斥反应,早期甚至没有血肌酐的升高,仅靠程序性移植肾穿刺活检才能诊断,而一旦出现肾功能异常则已造成不可逆的损害,需要引起相当的重视。实验室检查可发现血肌酐、尿素氮升高、肌酐清除率下降、蛋白尿和血尿、尿比重下降,尿脱落细胞检查发现集合小管、核残余细胞碎片及纤维蛋白沉着增多,血中性粒细胞升高伴毒性颗粒、淋巴细胞增多、嗜酸性粒细胞增多、嗜碱性粒细胞出现及无原因的贫血和血小板减少等。移植肾彩超显示移植肾体积增大、血流减少、皮髓分界模糊、血管阻力增加。虽然目前有诸多无创检查鉴别方法,移植肾穿刺活检仍是诊断急性排斥反应的金标准。

大剂量皮质类固醇激素冲击是治疗急性排斥反应首选和最常用的方法,在急排时其使用率为 88%,有效逆转率为 75%。皮质类固醇的作用机理主要包括干扰 IL-1 mRNA 的产生、减少 HLA Ⅱ类抗原表达和调节淋巴细胞再分布而中断排斥过程。常用方法为甲泼尼龙 6～8mg/kg 静脉滴注,连用 3 天。在应用甲泼尼龙治疗期间,受者的血清肌酐(SCr)可能会有所升高,如果在冲击治疗的第 2、3 天 SCr 升高幅度小于基础值的 10%,则说明急性排斥反应得到控制;如大于 10%,急性排斥反应多数不能逆转。对于一次急性排斥反应而言,甲泼尼龙总剂量不宜超过 3g,否则容易造成严重感染,威胁患者生命。应注意的是,临床症状完全缓解时,可能组织学病变尚未完全终止和消失,故对明确和严重的排斥反应不要过早停止治疗,以免反弹,加重治疗的难度。对皮质类固醇冲击治疗无效的急性排斥反应称为耐皮质类固醇的急性排斥反应,约占急性排斥反应的 20%～40%。清除抗体是治疗耐皮质类固醇排斥反应的有效方法。目前常用的抗体主要有抗人淋巴细胞免疫球蛋白(anti-lymphocyte globulin,ALG)、抗人胸腺细胞免疫球蛋白(anti-thymocyte globulin,ATG)和单克隆抗体 OKT3 三种。抗体治疗可以使 75%～90% 的耐皮质类固醇的急性排斥反应逆转,根据排斥反应的程度,使用疗程为 5～12 天。

对于急性排斥应,预防是关键,良好的供受者配型,定期复查肾功,以及维持稳定有效的抗排斥强度,是预防肾移植术后急性排斥反应的重要措施。对移植肾的活检通常都是在出现移植物功能异常的情况下进行的,此时通过临床或非侵袭性的检测方法已无法明确病因。程序性活检是在移植后按预定的时间间隔进行的,目的是为了发现亚临床排斥反应。程序性活检与仅在出现移植物功能不全后进行的活检相比,有助于我们更好地了解移植物功能不全的发病机制。活检应在移植后 3 个月时进行,以发现亚临床排斥反应。

病例56　膀胱切除术后2年，尿道滴血2个月

男性，67岁，2年前因为"膀胱癌"行根治性膀胱切除术＋回肠尿流改道术（Bricker术），两月前出现反复尿道滴血

一、主诉

膀胱切除术后两年，尿道滴血两个月

二、根据患者的主诉，需要进一步询问的问题

1. 膀胱全切及尿流改道的时间？
2. 出现尿道滴血的时间？
3. 尿道癌的病理类型？

思维提示：

1. 因为膀胱尿路上皮癌曾行膀胱全切及尿流改道的患者，再次出现尿道滴血时，要高度怀疑该患者是否发生了尿道复发。

2. 根据文献报道膀胱全切术后尿道癌复发率为 2.2%～17.2%，其中接受尿流改道患者的发生率高于接受正位膀胱术式患者的发生率，男性患者高于女性患者；复发的尿道癌多为尿路上皮癌，但也有部分远端尿道癌病理分型为腺癌或鳞癌。

3. 如果从尿道分泌物涂片中找到瘤细胞，即可确诊；尿道造影有时可见充盈缺损，但因为操作复杂且为有创检查，目前较少应用；尿道镜可直视下观察到肿瘤的部位、大小、数目、形态等，同时可取活检病理，因此为必做的检查；CT、MR等影像学检查可了解肿瘤浸润的深度及有无盆腔和腹股沟淋巴结转移，对于了解病情、决定治疗方案有重要价值。因此对该患者进行了以下检查：①尿道镜检查；②全腹部增强CT；③胸部CT。

检查结果：尿道镜检查发现球部尿道处有一直径约 7mm 左右菜花样新生物，无蒂；病理结果为高级别尿路上皮癌（图56-1）；肺部、腹腔脏器、盆腔及腹股沟淋巴结未见转移性病变。

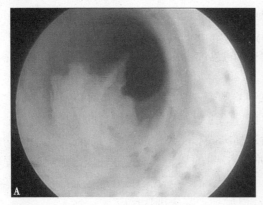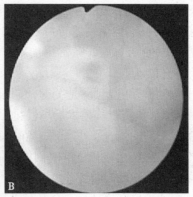

图56-1　相关检查结果及切除标本

A. 膀胱尿道镜检查发现膜部尿道肿瘤；B. 输尿管镜检查前列腺尿道残端肿瘤复发（在外院行膀胱全切术未将前列腺全切除）

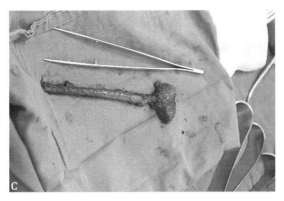

图 56-1　相关检查结果及切除标本（续）
C. 切除后标本

三、治疗

经与患者充分沟通后，患者决定行全尿道切除术。

> **思维提示：**
>
> 1. 确诊为尿道癌后，身体状况不能耐受手术或已经有远处转移的患者，可以考虑行化疗或者局部外照射、内照射等治疗；但若患者身体状况良好，也无其他部位转移，首选行全尿道切除术，切除范围近端为上次手术的尿道残端，远端为尿道外口。因为上次手术切除膀胱后，肠道充填于原膀胱处并粘连于尿道残端，因此全尿道切除时一定要注意防止损伤肠道，避免发生肠瘘，术前行肠道准备是有必要的。
>
> 2. 以前的观点是因膀胱癌行全膀胱切除的同时应该预防性切除全尿道，目前对这种观点存在争议，因为全膀胱切除术后尿道癌复发率相对较低，且预防性尿道切除增加手术时间和创伤，因此多数学者不主张同时行全尿道切除。但对于有多种危险因素，尤其肿瘤侵犯尿道、前列腺部或手术尿道切缘阳性时，还是应该预防性全尿道切除。
>
> 3. 对膀胱尿路上皮癌患者计划行膀胱全切时，一定要常规行尿道膀胱镜检查，明确尿道有无肿瘤累及；术中有必要行尿道远端切缘快速病理检查，如切缘阳性，需同时行尿道切除；术后应定期行尿道镜检或尿道分泌物细胞学检查是必要的。

手术结果：手术过程顺利，术后未发生肠瘘，康复出院；术后病理报告为高级别尿路上皮癌，侵及黏膜下组织。

说明：根治性膀胱癌全切后发生尿道肿瘤复发的概率为 3.7%～8.1%，其中原位回肠新膀胱替代术的尿道复发率显著低于其他非原位尿流改道方式。其原因并不明确，不同学者提出不同的假说，如尿路种植学说提出由于原位回肠膀胱尿流的冲刷作用不利于脱落细胞的定植；尿液环境的改变也是其中可能的重要因素。但都缺乏直接的证据。对于手术切除尿道后是否需要进行辅助放疗或化疗，依赖于肿瘤细胞的分级和临床和病理的分期。由于缺乏高级别的循证医学证据，笔者认为除了少数带蒂的高分化的表浅肿瘤外，多数患者需要进行术后局部的放疗或系统化疗以保证治疗效果，延长无疾病进展或肿瘤特异的生存期。但是从总体上膀胱全切术后尿道复发的预后差。

病例 57　右侧阴囊空虚 3 年余

男孩,3 岁 1 个月,云南昭通人,患儿父母带孩子就诊

一、主诉

右侧阴囊空虚 3 年余

二、根据家长的主诉,需要进一步询问

> **思维提示**:不能扪及的隐睾约占隐睾患儿的 20%,包括腹腔内睾丸、睾丸萎缩、肥胖体形所致的查体困难,单侧多于双侧,双侧患儿应注意有无其他的先天性疾病、是否是一些遗传综合征的伴发病变、是否有染色体畸形、男性化不全等。

1. 患儿年龄,出生时能否扪及双侧睾丸？什么时候发现阴囊空虚？
2. 夜间入睡时,热水浴时能否扪及睾丸？
3. 有无阴囊外伤史,有无阴囊肿痛病史？
4. 腹股沟区域有无包块？
5. 有无其他系统的异常？
6. 在外院有无治疗,治疗经过？

询问结果:患儿平时由爷爷奶奶抚养,父母外地打工。洗澡时幼儿园老师发现患儿右侧阴囊空虚、未扪及右侧睾丸,未做任何治疗。入睡、热水浴时均不能扪及右侧睾丸,腹股沟区无包块,无阴囊外伤病史,无阴囊肿痛病史,未发现其他系统的明显异常情况。

根据结果初步考虑到的可能疾病为:右侧隐睾。

三、初步的体格检查

> **思维提示**:体格检查的主要内容同前病例,同时应注意有无其他系统的异常情况,还应注意阴茎的发育和对侧睾丸有无明显的增大。

1. 检查阴茎、阴囊。
2. 检查双侧腹股沟区。
3. 检查大腿根部、会阴区。

体格检查结果:阴囊发育差,左侧阴囊内扪及睾丸,体积约 2ml,右侧阴囊空虚,未扪及睾丸,阴茎发育无特殊。右侧腹股沟区未扪及睾丸,无可复性包块。

根据结果进一步考虑到的可能疾病为:右侧高位隐睾？

四、进一步的检查

应首选隐睾彩超检查,彩超结果如图 57-1 所示。

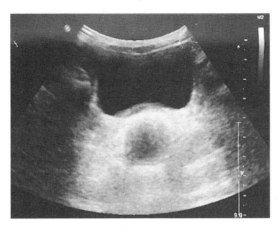

图 57-1　隐睾彩超检查

彩超描述：右侧阴囊及腹股沟区未发现睾丸样组织回声，盆腔和右侧腹膜后未见结节包块影像。

> **思维提示**：不能扪及的隐睾根据致病的原因不同，其检查手段的意义也不同，彩超对肥胖患儿其腹壁的隐睾具有诊断定位的价值，但对于腹腔内隐睾和睾丸萎缩因婴幼儿睾丸体积小、并有肠道气体的干扰，很难作出有意义的诊断，CT 和 MRI 同样价值不大，过去对于双侧的高位隐睾曾采用 HCG 刺激试验的方法判断有无睾丸存在，自从腹腔镜运用来，腹腔镜已是作为高位隐睾诊断与治疗的金标准。

五、初步诊断

右侧腹腔内高位隐睾

诊断依据：右侧阴囊空虚，阴囊内未扪及睾丸。彩超在阴囊、腹股沟区、腹腔和腹膜后均未发现隐睾样影像。

六、初步治疗方案

> **思维提示**：腹腔镜可对高位隐睾的情况作出准确判断，并根据探查的情况作出治疗的方案。
> 探查结果和处理原则如下：
> 1. 睾丸缺如　内环口上方有睾丸的脉管系统的盲端，没有睾丸——探查手术结束。
> 2. 精索、输精管经内环口出腹腔进入腹壁，腹股沟管内隐睾（睾丸萎缩）——转腹股沟切口探查。
> 3. 腹腔内查见睾丸——根据睾丸位置、精索、输精管发育情况选择相应的睾丸下降术式。
> 4. 腹腔内查见睾丸，睾丸发育严重不良或为胚胎性腺组织——切除性腺送病理检查。

术中见：右侧睾丸位于右侧肾下极水平，距离内环口 4cm，睾丸大小约 0.8cm×0.5cm×0.5cm，睾丸附睾Ⅱ度分离，精索细短，精索血管稀疏，鞘状突未闭合，输精管发育尚可。

手术采用腹腔镜下右侧一期 Fowler-Stephen 睾丸下降固定手术（保留输精管血管切断精索的睾丸下降固定术）。

> **思维提示**：腹腔内睾丸根据精索的松弛情况可采用精索松解的睾丸下降固定术和 Fowler-Stephen 手术。睾丸有三支动脉血供，睾丸动脉、输精管动脉、提睾肌动脉。当腹腔内高位隐睾精索过短，无法游离下拉睾丸时，可考虑行 Fowler-Stephen 手术，即切断精索血管、下移睾丸。精索血管切断后，来自膀胱下动脉分支的输精管动脉和来自腹壁下动脉的提睾肌动脉的侧支循环成为睾丸的主要血供。Fowler-Stephen 手术可选择一期手术完成切断精索血管、下移睾丸；也可分期手术完成，先切断精索血管，6 个月后二期手术下移睾丸。

七、随访内容和下一步的治疗计划

术后门诊随访，3 个月后复查阴囊彩超，长期注意观察睾丸的发育变化。

八、出院医嘱

同病例 52。

附：病例诊断结果

病例 1　泌尿系感染

病例 2　淋菌性尿道炎

病例 3　急性细菌性膀胱炎

病例 4　左肾结核

病例 5　膀胱结石

病例 6　左肾结石

病例 7　右肾结石

病例 8　输尿管开口囊肿伴右肾结石

病例 9　肾结石

病例 10　右肾结石

病例 11　左肾结石

病例 12　右输尿管结石合并右肾结石

病例 13　左输尿管结石

病例 14　右输尿管结石

病例 15　左输尿管结石

病例 16　右输尿管结石伴右肾结石

病例 17　前列腺增生症

病例 18　前列腺增生症

病例 19　前列腺癌

病例 20　前列腺癌伴骨转移

病例 21　前列腺癌

病例 22　浸润性膀胱肿瘤

病例 23　肾癌

病例 24　肾盂癌

病例 25　睾丸癌

病例 26　阴茎癌

病例 27　皮质醇增多症

病例 28　肾上腺皮质醛固酮瘤

病例 29　嗜铬细胞瘤

病例 30　精囊腺癌

病例 31　顽固性血精

病例 32　尿道损伤

病例 33　尿道损伤

病例 34　尿道损伤

病例 35　膀胱损伤

病例 36　肾脏损伤

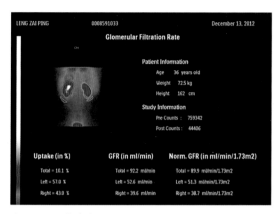
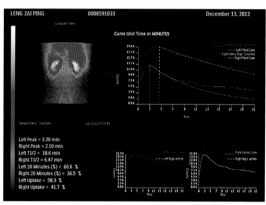

彩图6-3 核素肾显像

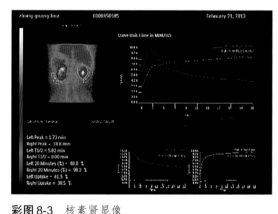
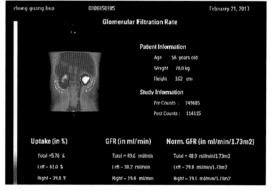

彩图8-3 核素肾显像

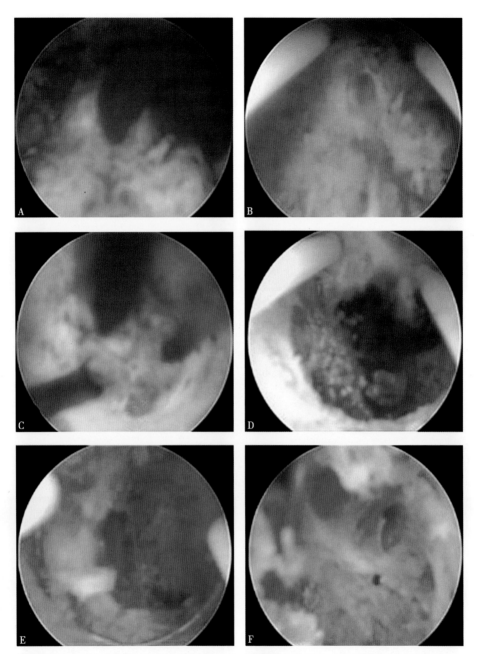

彩图 31-2 本例血精患者的微创手术过程（尿道射精管远端切开，前列腺小囊囊肿切开减压 + 精囊镜检查术）

A. 尿道镜下见精阜显著隆起，行经直肠精囊按摩时双侧射精管开口均未见精囊液溢出，但前列腺小囊开口处可见明显暗红色液体溢出；B. 将隆起的精阜行去顶状电切即射精管远端切开；C. 精阜行去顶状电切后，配合精囊按摩可见精阜区域明显的双侧射精管开口及前列腺小囊开口，均有明显血性液体溢出，三处开口呈等边三角形分布；D. 继续切开扩大前列腺小囊后，可见小囊内有明显血性液体和血块，冲洗干净后，可见有多粒微小结石形成；E. 前列腺小囊右侧后壁可见右侧射精管在该处形成短路开口；F. 前列腺小囊左侧后壁可见左侧射精管在该处形成短路开口

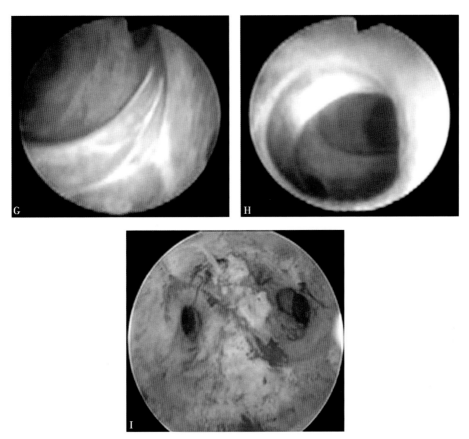

彩图 31-2 本例血精患者的微创手术过程（尿道射精管远端切开，前列腺小囊囊肿切开减压＋精囊镜检查术）（续）

G、H. 分别为右、左侧精囊内影像，显示内膜黄白相间，存在弥漫性毛细血管渗血；I. 精囊冲洗观察完毕后，退镜显示双侧射精管开口影像

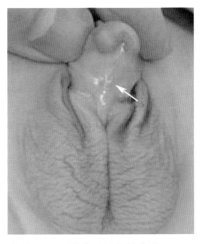

彩图 49-1 尿道下裂术前外观

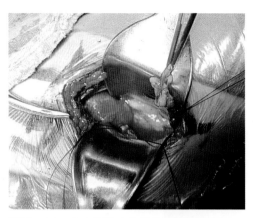

彩图51-3 术中见肾盂输尿管连接处息肉

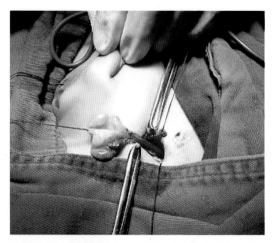

彩图52-2 右侧隐睾已固定完毕,左侧腹股沟探查隐睾

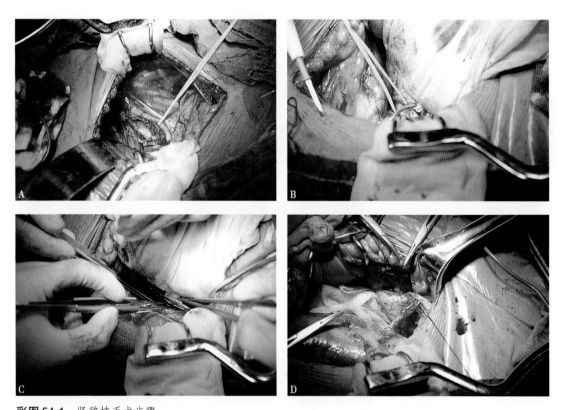

彩图54-1 肾移植手术步骤
A.显露受者髂外动脉及髂外静脉;B.移植肾动脉与受者髂外动脉端侧吻合;C.移植肾静脉与受者髂外静脉端侧吻合;D.移植肾恢复血供后

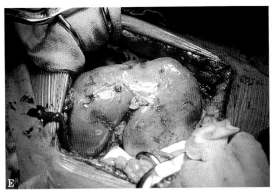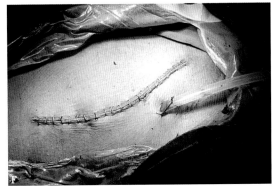

彩图 54-1　肾移植手术步骤（续）
E. 移植肾输尿管再植于受者膀胱；F. 手术结束

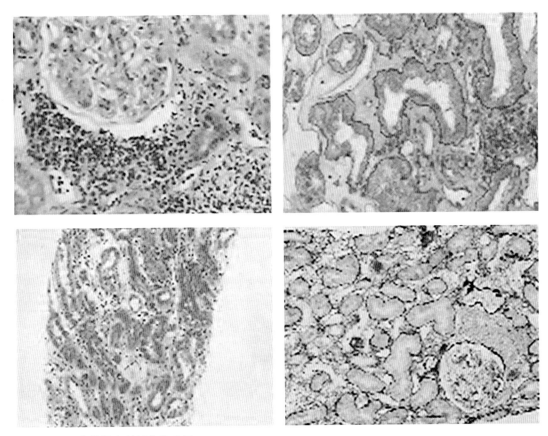

彩图 55-1　移植肾穿刺活检病理图

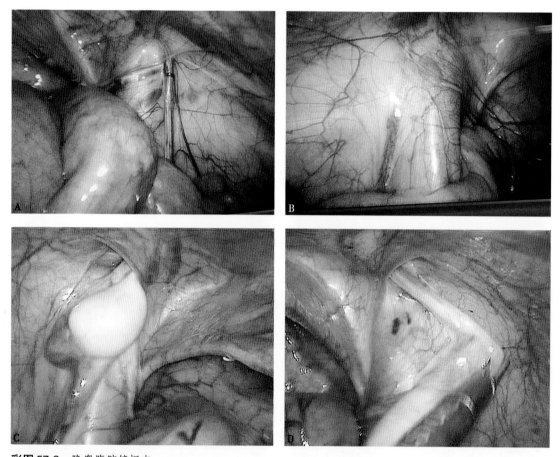

彩图57-2 隐睾腹腔镜探查
A. 内环口已闭，输精管、精索血管正常，睾丸已下降；B. 内环口已闭，输精管、精索血管盲端无睾丸；C. 腹腔内隐睾、睾丸位于内环口附近、内环口未闭；D. 腹腔内隐睾、睾丸距离内环口3～4cm，内环口未闭